临床产科疾病诊疗规范

编 著　杨立黔　杨定英　袁声平

U0350287

天 津 出 版 传 媒 集 团

天津科技翻译出版有限公司

图书在版编目(CIP)数据

临床产科疾病诊疗规范 / 杨立黔，杨定英，袁声平
编著. — 天津：天津科技翻译出版有限公司，2024.1
ISBN 978-7-5433-4320-7

Ⅰ.①临⋯　Ⅱ.①杨⋯　②杨⋯　③袁⋯　Ⅲ.①产科病
–诊疗–规范　Ⅳ.①R714-65

中国国家版本馆 CIP 数据核字(2023)第 037660 号

临床产科疾病诊疗规范
LINCHUANG CHANKE JIBING ZHENLIAO GUIFAN

出　　版：天津科技翻译出版有限公司
出 版 人：刘子媛
地　　址：天津市南开区白堤路 244 号
邮政编码：300192
电　　话：(022)87894896
传　　真：(022)87893237
网　　址：www.tsttpc.com
印　　刷：北京虎彩文化传播有限公司
发　　行：全国新华书店
版本记录：787mm×1092mm　16 开本　16.5 印张　300 千字
　　　　　2024 年 1 月第 1 版　2024 年 1 月第 1 次印刷
定　　价：88.00 元

(如发现印装问题，可与出版社调换)

前　言

　　时代的进步，加上医学科学技术日新月异的发展，为妇产科学的发展注入了许多新概念、新观点和新技术，也显著提高了妇产科疾病尤其是产科疾病的治愈率。为了能够反映产科疾病研究的最新成果，传递全新的实用性知识，提高广大基层医生的诊疗水平，更好地保障女性的健康，我们组织经验丰富的专家、学者，认真总结临床工作经验，编撰了本书。

　　本书主要介绍了产科疾病的临床诊疗，具体包括产前筛查、产前诊断、围生期健康、妊娠并发症、胎儿异常与多胎妊娠、胎儿附属物异常、异常分娩、分娩并发症及产褥疾病。本书将近年产科领域的新技术渗透到各个章节，以诊断和治疗为主。全书内容丰富，结构清晰，语言简明，具有较强的实用性。希望本书能成为系统、全面指导产科临床工作的参考书。

　　鉴于编者经验不足及时间有限，书中若存在欠妥之处，衷心希望广大读者批评指正，以便再版时修正。

目 录

第一章　产前筛查

第一节　染色体非整倍体产前筛查

根据产前筛查原理的不同，可以将染色体非整倍体产前筛查分为以下 3 类。①基于母血清蛋白质标志物的产前筛查；②基于母血浆胎儿游离 DNA（cffDNA）的产前筛查，即无创 DNA 产前检测（NIPT）或无创产前筛查（NIPS）；③基于影像学的产前筛查，包括基于超声软指标的产前筛查和基于磁共振成像的产前筛查。

需要注意的是，本节涉及的染色体非整倍体是指胎儿常见染色体非整倍体，即唐氏综合征、18-三体综合征和 13-三体综合征，不包括其他染色体非整倍体。

本节将分别对基于母血清蛋白质标志物的产前筛查和基于母血浆 cffDNA 的产前筛查两种方法进行阐述。

一、基于母血清蛋白质标志物的产前筛查

基于母血清蛋白质标志物的产前筛查（以下简称"母血清学筛查"）的目标疾病是唐氏综合征、18-三体综合征以及开放性神经管缺陷（ONTD），是指通过定量测定妊娠期女性血液中与妊娠有关的生物标志物浓度，对胎儿患有常见染色体非整倍体和 ONTD 的风险进行筛查评估，从而筛查出需要做产前诊断的高风险妊娠。产前筛查可降低活产婴儿中唐氏综合征和 ONTD 的发病率。我国 2005 年的一项调查显示，在未做产前筛查和产前诊断的地区，住院分娩的活产婴儿中唐氏综合征的发病率约为 1/785，而开展产前筛查和产前诊断干预以后，住院分娩活产婴儿中唐氏综合征的发病率可下降至 1/1750。

（一）母血清学筛查的基本概念和原理

当评价一项筛查的效率时，需要对一些基本参数进行计算，下面对这些基本参数进行阐述。表 1-1 是评价筛查试验效率的计算表格，其中 A 是指筛查结果和"金标准"检测结果均为阳性的数量，即真阳性；B 为筛查结果为阳性，但"金标准"检测结果为阴性的数量，即假阳性；C 为筛查检测结果为阴性，但"金标准"检测结果为阳性的数量，即假阴性；D 为筛查结果和"金标准"检测结果均为阴性的数量，即真阴性；N 是全部接受筛查的数量；A+B 是全部筛查阳性的病例数；C+D 是全部筛查阴性的病例数。

表 1-1   筛查试验效率评价计算表

		金标准		合计
		阳性（+）	阴性（−）	
某筛查方法	阳性（+）	A	B	A+B
	阴性（−）	C	D	C+D
合计		A+C	B+D	N

1. 中位数倍数（MoM）

常见胎儿染色体非整倍体的母血清学筛查，往往涉及 AFP、hCG 等各种血清学筛查标志物的测定以及超声指标如 NT 等的测量。但这些标志物或指标随孕周的不同而不断地发生变化，并且在人群中呈非正态分布，这些标志物或指标的正常值范围较宽且个体间差异较大。在这种情况下，为了消除孕周不同的影响，对于每个单独的指标，取每一孕周正常妊娠人群检测值的中位数代表该指标在该孕周下的最正常水平，而将同孕周下每例筛查病例的实际测定值与中位数的比值代表该测定值偏离正常的程度。该比值即为 MoM。用数学表达式表示如下。

$$MoM = \frac{实际测定值}{该孕周正常妊娠人群测定中位数值}$$

MoM 值是母血清学筛查中一个非常重要的概念，所有实际测定值都必须先转化为 MoM 值，再进行常见胎儿染色体非整倍体风险计算及所有其他相关的表述。MoM 值的引入，使得各项筛查指标检测结果的表述更为简洁直观。

2. 检出率（DR）

DR 是指筛查结果为阳性的病例数与"金标准"检测结果为阳性的病例数的比值，即经过母血清学筛查呈高危的妊娠期女性人数与所有胎儿罹患常见染色体非整倍体妊娠期女性人数的比值。DR 值体现了一个产前筛查体系的检出能力，即有多大比例的常见染色体非整倍体妊娠能够通过某一产前筛查体系被识别。对于产前筛查而言，检出率越高，说明这个筛查系统的特异性越高。用数学表达式表示如下。

$$DR = \frac{A}{A + C}$$

3. 特异性

特异性是指筛查结果为阴性且"金标准"检测结果为阴性的病例数的比值，即经过母血清学筛查呈低危的妊娠期女性人数与所有胎儿未罹患常见染色体非整倍体妊娠期女性人数的比值，也就是说在胎儿未罹患某种疾病的病例中有多少能够通过筛查被排除。对于产前筛查而言，特异性越高，说明这个筛查系统的检出率越高。用数学表达式表示如下。

$$特异性 = \frac{D}{B+D}$$

4. 假阳性率（FPR）

又称为误诊率或第 I 类错误，是指筛查结果为阳性且"金标准"检测结果为阴性的病例数的比值，即实际无病但根据筛查被判为有病的百分比。对母血清学筛查而言，假阳性率是指经过母血清学筛查被判定为高危但胎儿正常的妊娠期女性人数与所有参与筛查的胎儿正常妊娠人数的比值。假阳性率描述了一个产前筛查系统会将多大比例的正常妊娠识别为高危。对于产前筛查，假阳性率越低，说明这个筛查系统的准确性越高。用数学表达式表示如下。

$$FPR = \frac{B}{B+D}$$

从定义和计算方法上可以看出，FPR=1-特异性。

5. 假阴性率（FNR）

又称为漏诊率或第 II 类错误，是指筛查结果为阴性且"金标准"检测结果为阳性的病例数的比值，即实际有病但根据筛查被定为无病的百分比。对母血清学筛查而言，假阴性率是指经过母血清学筛查被识别为低危但胎儿患病的妊娠期女性人数与所有参与筛查的胎儿患病的妊娠人数的比值。假阴性率反映的是筛查漏诊的情况，描述了一个产前筛查系统将会遗漏多大比例的染色体非整倍体妊娠。在产前筛查中，假阴性率应该尽可能地控制在较低的水平。与此同时也应该认识到，由于筛查不是确诊性检查，假阴性病例是不可能完全避免的。对于产前筛查而言，假阴性率越高，说明这个筛查系统的准确性越差。用数学表达式表示如下。

$$FNR = \frac{C}{A+C}$$

6. 阳性预测值（PPV）

阳性预测值是指"金标准"检测结果为阳性且筛查检出的全部阳性病例数的比值，即真正"有病"的病例数（真阳性）所占的比例。具体到母血清学筛查试验，阳性预测值是指胎儿罹患染色体非整倍体妊娠的病例数占全部筛查高危病例数的比例，即"真阳性"的比例。阳性预测值反映筛查结果阳性者患目标疾病的可能性，也反映了一个筛查系统的效率，阳性预测值越高，筛查效率越高。用数学表达式表示如下。

$$PPV = \frac{A}{A+B}$$

7. 阴性预测值（NPV）

阴性预测值是指"金标准"检测结果为阴性且筛查结果为阴性的病例数的比值，即真正"没病"的病例数（真阴性）所占的比例。具体到母血清学筛查，阴性预测值是指胎儿未罹患染色体非整倍体妊娠的病例数占全部筛查低危的病例数的比例，即"真阴性"

的比例。阴性预测值反映筛查结果阴性者未患目标疾病的可能性，也反映了一个筛查系统的效率，阴性预测值越高，筛查效率越高。用数学表达式表示如下。

$$NPV = \frac{D}{C+D}$$

8. 风险切割值及其与检出率、假阳性率的关系

风险切割值是指在某一产前筛查系统中人为设定的高危和低危风险临界值。对于一个特定的筛查系统，它的检出率和假阳性率不是唯一不变的，而是相互关联、连续变化的。当风险切割值设置为较低风险水平时，检出率将提高，但同时假阳性率也将上升；反之，当风险切割值设置为较高风险水平时，检出率将下降，但同时假阳性率也将下降。一旦确定了风险切割值，也就确定了这一筛查系统的检出率和假阳性率。所以风险切割值的选择需要在检出率和假阳性率之间找出一个适宜的平衡点，既实现了较高的检出率，同时又能够保证假阳性率处在一个可接受的水平。以妊娠中期血清学筛查为例，国内外的临床实践和科学研究都习惯将假阳性率控制在 5% 左右，此时的风险切割值在 1/270，检出率为 60%～70%。

当对不同的筛查模式进行比较时，有较高的检出率和较低的假阳性率的筛查模式被认为是筛查效能高的模式。但由于筛查模式的检出率和假阳性率是相互关联又连续变化的，此时往往将待比较的筛查系统的假阳性率都保持在 5% 水平，考察和比较在这一假阳性率水平下检出率的高低。此时的检出率可用 DR_5 表示（5% 假阳性率水平下的检出率）；相应地，FPR_{85} 用来表示 85% 检出率水平下的假阳性率。

（二）常用母血清学筛查的标志物

1. 甲胎蛋白

在正常妊娠期女性血清中甲胎蛋白（AFP）是一种胎儿来源的糖蛋白，妊娠早期由卵黄囊分泌产生，妊娠晚期由胎儿肝脏大量产生。胎儿血清 AFP 通过胎儿泌尿系统排泄到羊水中，再通过血循环到达母体外周血中，妊娠期母血清 AFP 的浓度较非妊娠期明显增高。母血清 AFP 的浓度是随孕周变化的。胎儿罹患唐氏综合征或 18-三体综合征时母血清 AFP 值均偏低。以唐氏综合征为例，研究发现单独用母亲年龄 35 岁为标准，DR 为 31%，FPR 为 7.5%；单独使用 AFP 为 0.5MoM 值为标准，DR 为 20%，FPR 为 5%；两者结合后，DR 为 33%，FPR 为 5.1%。值得说明的是，胰岛素依赖性糖尿病患者 AFP 浓度较正常值低 10%，黑色人种的母血清 AFP 浓度偏高，母亲体重高者 AFP 浓度偏低，母亲吸烟者 AFP 浓度高 3%。在母亲肝功能异常的情况下，母血清 AFP 浓度也会增高。

2. hCG、β-hCG 和游离 β-hCG

hCG 是由胎盘合体滋养层细胞分泌的妊娠期激素，由 α 和 β 二聚体的糖蛋白组成。其 β 亚单位具有特殊的氨基酸顺序，有不同于其他激素的免疫学特征，用于检测可避免交叉反应，故更能准确地反映胎盘功能及胎儿状况。在妊娠期，母血清游离 β-hCG 的浓度一般为总 hCG 浓度的 1%。在妊娠早期，游离 β-hCG 的浓度升高很快，妊娠 8 周时达

最高峰，之后逐渐下降，至妊娠 18 周时维持在一定水平。在妊娠中期胎儿罹患唐氏综合征时，母血清中 hCG 和游离 β-hCG 浓度偏高，而胎儿罹患 18-三体综合征时母血清中 hCG 和游离 β-hCG 浓度则偏低。结合母亲年龄及分别用 hCG 和游离 β-hCG 作为唐氏综合征筛查的指标，检出率分别为 50% 和 59%，假阳性率同为 5%。在早期筛查时，游离 β-hCG 更是一个有高度特异性的指标，这是一个可同时用于妊娠早期及妊娠中期筛查的指标。

3. 非结合雌三醇

非结合雌三醇（uE₃）是由胎儿肾上腺皮质和肝脏提供前体物质，最后由胎盘合成的一种重要雌激素，它以游离形式直接由胎盘分泌进入母体循环。从妊娠 7～9 周开始，在妊娠中期母体血清中 uE₃ 水平随孕周增加而上升。在胎儿罹患唐氏综合征和 18-三体综合征的母血清中 uE₃ 均表现为较同孕周正常水平降低，一般低于 0.7MoM 值。

4. 妊娠相关血浆蛋白 A

妊娠相关血浆蛋白 A（PAPP-A）是 1974 年报道的一种妊娠期母体血浆中逐渐增多的高分子糖蛋白。20 世纪 90 年代初分离出 PAPP-A 亚单位。PAPP-A 是由胎盘合体滋养层细胞分泌的，在妊娠期女性血清中可能存在某种因子刺激其合成，在非妊娠期女性子宫内膜、卵泡液、黄体、男性精液中也有少量分泌。PAPP-A 的基因定位于染色体 9q33.1 区段，它属于一种胰岛素样生长因子结合蛋白 4（IGFBP4）相关的蛋白酶，能协调细胞滋养层的增生分化并能影响母体免疫系统，保护胎儿免遭排斥，促进凝血过程，对早期配子发育、受精卵着床、保持胎儿胎盘生长发育起至关重要的作用。PAPP-A 在单胎受精后 32 天、双胎受精后 21 天即可在妊娠期女性血清中被检出，妊娠 7 周时血清浓度上升比 hCG 显著，随孕周持续上升，足月时达高峰，产后开始下降，产后 6 周即低于检测低限。在整个妊娠期间的胎血中均检测不到 PAPP-A，这是因为 PAPP-A 分子量大，不能透过胎盘屏障进入胎儿血循环所致。母血清 PAPP-A 水平可反映胎儿宫内发育情况、胎盘功能，并对双胎妊娠的早期诊断有帮助。有研究表明，在妊娠早期胎儿核型异常的妊娠期女性血 PAPP-A 水平明显低于正常妊娠期女性组，与年龄及游离 β-hCG 联合应用检出率达 70% 以上，是妊娠早期胎儿染色体非整倍体筛查的可靠指标。如加上超声测量 NT 厚度，将大大提高筛查的准确率，检出率可达 85%～90%，是妊娠早期产前筛查的标准模式。

5. 抑制素 A

抑制素 A（Inh A）是一个异二聚体的糖蛋白，其来源可能是胎盘的合体滋养层。其 β 亚单位与 1 个 βA 亚单位组成 Inh A，与 αB 亚单位组成 InhB。Inh A 在妊娠 10～12 周时升高并达高峰。与同期其他的血清学标志物不同的是，Inh A 在妊娠 15～25 周达到稳定状态，期间无孕周差别。InhB 在妊娠期女性血清中不能被检出。因此，与唐氏综合征相关的抑制素为 InhA。在妊娠中期筛查中加入 InhA 指标后，提高筛查的检出率是较为肯定的。

（三）常用母血清学筛查方案

1. 二联筛查

二联筛查是指以妊娠中期（妊娠 15～20 周）AFP 和 hCG 或游离 β-hCG 为指标，结合妊娠期女性年龄等参数计算胎儿罹患唐氏综合征风险的联合筛查方案。

2. 三联筛查

三联筛查是指以妊娠中期（妊娠 15～20 周）血清 AFP、hCG（游离 β-hCG）和 uE_3 为指标，结合妊娠期女性年龄等参数计算胎儿罹患唐氏综合征风险的联合筛查方案。

3. 四联筛查

四联筛查是指以妊娠中期（妊娠 15～20 周）血清 AFP、hCG（或游离 β-hCG）、uE_3 和 InhA 为指标，结合妊娠期女性年龄等参数计算胎儿罹患唐氏综合征风险的联合筛查方案。

4. 联合筛查

联合筛查是指妊娠早期（妊娠 10～13 周）通过超声测定胎儿 NT 厚度，并结合妊娠期女性血清游离 β-hCG、PAPP-A 水平以及妊娠期女性年龄，计算胎儿罹患唐氏综合征风险的方案。

5. 整合筛查

整合筛查是指整合不同妊娠阶段的各个筛查标志物的测定值以综合计算胎儿罹患唐氏综合征风险的方案，一般指妊娠早期 PAPP-A、游离 β-hCG、超声测定胎儿 NT 厚度再结合妊娠中期三联/四联筛查的整合筛查方案。

6. 血清学整合筛查

血清学整合筛查是结合妊娠早期 PAPP-A、游离 β-hCG 和妊娠中期三联/四联筛查，最终计算出一个胎儿罹患唐氏综合征风险的方案。

（四）常用母血清学筛查的模式

1. 独立的序贯筛查

独立的序贯筛查是指先进行妊娠早期产前筛查，给出妊娠早期风险值，高危者建议行产前诊断，低危者至妊娠中期接受妊娠中期筛查，依据妊娠中期筛查结果决定进行产前诊断与否。

2. 逐步的序贯筛查

逐步的序贯筛查是指先行妊娠早期筛查，并给出妊娠早期筛查风险值，由患者选择。①是否依据妊娠早期风险值进行妊娠早期产前诊断；②至妊娠中期进行筛查后，结合妊娠早期的筛查结果共同计算风险值并决定是否进行产前诊断。

3. 分层的序贯筛查

分层的序贯筛查是指在进行妊娠早期联合筛查后，依据妊娠早期风险将妊娠期女性分为 3 类。①高危组，风险值＞1/60，行绒毛取样（CVS）进行妊娠早期产前诊断；②低危组，风险值＜1/1000，继续随访至妊娠终止，记录妊娠结局；③中间组，指风险值介于前两者之间的妊娠期女性，至妊娠中期完成全面的整合筛查后再决定是否进行产前诊断。

（五）母血清学筛查模式的选择

1. 唐氏综合征妊娠中期母血清学筛查

妊娠中期唐氏综合征筛查始于 20 世纪 70 年代，最初是依据妊娠期女性的年龄，对高龄妊娠期女性（超过 35～38 岁）行妊娠中期羊膜腔穿刺。由于观察到妊娠中期唐氏综合征母血中 AFP 处于低水平的现象，开展了根据妊娠期女性年龄和血清 AFP 水平的单血清指标产前筛查。随后，相关研究报道妊娠中期唐氏综合征母血中 hCG 呈高水平状态，产生了二联的筛查模式（年龄、AFP 和 hCG）。第三个指标是 uE_3，它在妊娠中期唐氏综合征母血中呈低水平状态。年龄、AFP、uE_3 和 hCG 结合的筛查模式通称为三联筛查。最后一个妊娠中期筛查的指标是 Inh A，它在唐氏综合征妊娠母血中有较为明显的上升。目前在美国等国家，妊娠中期四联筛查是主流的唐氏综合征妊娠中期产前筛查的模式（年龄、AFP、hCG、uE_3 和 Inh A）。上述各种妊娠中期筛查模式在 5% 假阳性率下的检出率（DR_5）及 85% 检出率下的假阳性率（FPR_{85}）如表 1-2 所示。

表 1-2　不同研究的妊娠中期二/三/四联筛查检出效果

	DR_5（%）	FPR_{85}	PPV
二联筛查	71	13	1/68
三联筛查-SURUSS	77	9	1/49
三联筛查-FASTER	69	14	NA
四联筛查-SURUSS	83	6	1/32
四联筛查-FASTER	81	7	1/37

2. 唐氏综合征妊娠早期母血清学及 NT 筛查

唐氏综合征的妊娠早期筛查模式是伴随着妊娠早期（妊娠 11～13^{+6} 周）超声测量 NT 厚度的开展而日渐成熟的。其依据是超声发现唐氏综合征等多种先天性染色体异常胎儿的 NT 在妊娠早期多有不同程度的增厚。但由于 NT 的检测技术要求较高，质量控制标准不同，许多研究报道的 NT 检测效果不一。血清、尿液和超声筛查研究（SURUSS）的研究结果显示，NT 用于妊娠早期产前筛查的 DR_5 为 69%，而 FPR_{85} 为 20%。在其他两个类似研究中也有相近的结果。在 BUN 研究中，DR_5 为 69%，而 FPR_{85} 为 15%。在妊娠早期和中期风险评估（FASTER）研究中，DR_5 为 68%，而 FPR_{85} 为 23%。这些研究的结果显示，虽然 NT 作为一个单独的指标，加上年龄因素可以在妊娠早期筛查中实现和妊娠中期血清筛查类似的效果，但伴随的是较高的假阳性率。同时，也有一些研究显示了不同的结果。Nicolaides 等对 19 个相似的研究（共约 200 000 例病例入组）进行荟萃分析后得出，NT 妊娠早期筛查的假阳性率为 4%，检出率为 77%。另一项研究也对某一个单位的 30 564 例筛查病例进行回顾性分析，结果显示 DR_5 为 82%，FPR_{85} 为 8%。

造成这些研究结果存在较大差异的原因是 NT 测定对技术及设备的要求较高以及受检测人员的主观因素影响较大，NT 检测的结果很难精确化和重复。不仅如此，不同的检测机构和人员对于 NT 检测的中位数存在差异，甚至同一操作者在不同时期检测的 NT 中位数也会发生漂移。所以对于 NT 的测定，需要有完善的质量控制和监测系统来不断地加以修正，才能达到较好的筛查效果。

3. 唐氏综合征妊娠早、中期联合/序贯筛查

1999 年，Wald 等首先提出进行妊娠早、中期两次筛查，并将两次筛查结果共同计算得出一个风险值的筛查模式。这种筛查模式的思路是，由于不同的筛查指标有着各自最佳的筛查时间而且不一致，为了更大限度地增强筛查的效能，将不同的筛查指标在各自最佳孕周进行检测后，共同计算得出妊娠中期胎儿染色体异常的风险，这将最大限度地提高检出率。目前，所谓的妊娠早、中期联合筛查即为妊娠早期进行 NT 及 PAPP-A 的检测，妊娠中期进行血清 AFP、β-hCG、uE_3 和 Inh A 的检测（四联筛查）。在这种筛查模式下，Wald 等的研究提出 DR_5 为 94%，这与 SURUSS 及 FASTER 研究相应得出的93% 与 95% 的结果相似。这种筛查模式的另一个主要优势在于阳性预测值较高（SURUSS 研究为 1/6），这意味着更少的妊娠期女性需要接受羊膜腔穿刺术，同时也有助于减少妊娠期女性因进行高危人群筛查带来的焦虑感。但妊娠早、中期的联合筛查也不断受到伦理学的质疑。Canini 等认为联合筛查对于那些妊娠早期已经明确高危的妊娠期女性不加以早期干预，而必须到妊娠中期筛查后再行产前诊断和处理，使其在一定程度上丧失了妊娠早期筛查的优势。Bishop 等的研究表明，对于妊娠期女性而言，医务人员更主张将产前筛查和产前诊断的时限提前至妊娠早期。Palomaki 等的研究也表明，筛查时限和模式的选择更应该基于妊娠期女性自主的决定。联合筛查的另一个缺陷在于妊娠中期回访率不高（SURUSS 研究为 60%），而且受检者一旦经妊娠早期筛查判定为高风险妊娠期女性，有可能发生妊娠中期失访，如此不但无法完成整个筛查的过程，也丧失了妊娠早期干预的时机。所以，目前妊娠早、中期联合筛查尚没有成为大规模筛查的选择模式。在这种情况下，FASTER 研究提出了妊娠早、中期序贯筛查的模式，即接受妊娠早期联合筛查后风险相对较高（>1/60）的妊娠期女性妊娠早期即建议行绒毛取样进行产前诊断，风险非常低（<1/1000）的妊娠期女性可不再接受妊娠中期筛查，而风险处于中间值的妊娠期女性至妊娠中期建议再次行妊娠中期四联筛查，其最终风险计算包括妊娠早期及妊娠中期的所有检测结果，最终风险高危的妊娠期女性建议行羊膜腔穿刺进行产前诊断。这种序贯的筛查模式在 FASTER 研究中得到的 DR_5 为 95%，与妊娠早、中期联合筛查相似（假阳性率为 4%，检出率为 96%）。在此结果基础上，FASTER 研究认为目前筛查效能最为理想的是妊娠早、中期序贯筛查模式，但还需要通过进一步研究加以评价和验证。

4. 适宜的唐氏综合征母血清学筛查模式的选择

如前所述，唐氏综合征的母血清学筛查模式经历了很多发展和变革，从妊娠中期筛

查发展为妊娠早期与妊娠早、中期筛查，筛查指标也由单纯的血清学指标发展为血清学指标和超声联合，随之而来的是检出效率不断上升。但应该注意的是，在检出率不断提高的情况下，一些筛查模式的假阳性率也不断上升（如妊娠早、中期单纯的二次筛查模式），这也意味着更多不必要的羊膜腔穿刺和更多正常胎儿的丢失。所以在选择合适的筛查模式时，一定要将假阳性率控制在合适的范围内（5%左右）。也应该注意到，许多筛查模式在实现高检出率的同时也带来筛查成本的大幅增加。例如，NT的超声检查由于技术要求高、通量低，需要较多训练有素的专业人员以及一整套完善的质量控制体系才能较好地开展。此外，联合及序贯筛查需要妊娠早、中期的两次随访，它所带来的医疗资源负担及成本也不应该忽视。由于各个实验室所处地区的医疗资源、环境及医疗政策等方面的不同，面对的筛查人群特性也不尽相同。每个实验室都需要根据所面对的筛查人群的就诊孕周、受教育程度、可随访性、医疗保险或支付能力、妊娠期女性人群的意愿等多方面因素选择最适宜本地区的筛查模式，最终的筛查目标应该为最大的涵盖范围、最有效的检出程度、可接受的假阳性率以及最低的医疗成本和最好的接受度。

（六）母血清学筛查的结果咨询

1. 检测前咨询

在进行母血清学筛查之前，应按照知情同意的原则向妊娠期女性说明该筛查的目标疾病为胎儿唐氏综合征、18-三体综合征以及ONTD。应告知妊娠期女性该筛查方法的优点、局限性，说明筛查的检出率、假阳性率和阳性预测值等，强调该检测结果不是产前诊断结果，如为高风险结果建议该妊娠期女性进行介入性产前诊断以确诊。不得强制妊娠期女性进行母血清学产前筛查。

2. 检测后咨询

筛查结果揭示的是在抽血检查的孕周时胎儿罹患唐氏综合征和18-三体综合征的风险。在实验室对各个指标进行计算分析之后，结合妊娠期女性的年龄，再对体重、既往病史、妊娠史等影响因素进行修正后，通过专业计算软件得出罹患唐氏综合征的风险。最终风险率以$1/n$的方式表示，即出生某一患儿存在$1/n$的可能性。一般唐氏综合征筛查采用1/270作为高风险切割值，18-三体综合征筛查采用1/350作为高风险切割值，筛查结果分为高风险和低风险，与临床检验上的阳性和阴性结果是有区别的。

对于筛查结果，产科医生应熟悉实验室报告，能对筛查结果进行正确的解释。实验结果的判断要结合临床，特别注意病理状态对实验结果的影响。对于有高风险的妊娠期女性应详细说明风险值的含义以及筛查与确诊检查的区别，并建议该妊娠期女性进行产前诊断。应告知妊娠期女性，尽管筛查结果为高风险，但胎儿患病的风险仍然远远低于其不患病的风险。对于低风险的妊娠期女性，也需要向其说明筛查结果提示胎儿罹患唐氏综合征和18-三体综合征的可能性较小，但作为筛查试验的结果，低风险并不能完全排除生育唐氏综合征或18-三体综合征患儿的可能性。

在充分知情同意的基础上，对筛查结果为高风险的妊娠期女性建议行胎儿细胞遗传学检查。推荐细胞遗传学检查的时间为绒毛取样的时间，应在妊娠 10 周以后；羊膜腔穿刺的时间应在妊娠 16～22 周；脐带血取样的时间应在妊娠 22 周以后。值得一提的是，对筛查出的高危病例，在未做出明确诊断前，不得随意建议妊娠期女性终止妊娠。

对于所有筛查病例，进行妊娠结局的随访也是筛查工作的重要环节。只有通过对绝大多数病例的结局进行随访，才能得出本单位筛查的检出率、假阳性率、阳性预测值以及阴性预测值等重要参数，从而对筛查的水平有准确的评估，找出不足，不断提高筛查工作的质量。所以，当产科医生填写产前筛查申请单时应包括被筛查人的电话号码，以便随访。筛查后对于高风险妊娠期女性，若其同意进一步进行产前诊断，应追踪诊断结果；若其不同意进行产前诊断，应继续追踪随访至分娩后，了解妊娠期是否顺利及胎儿或新生儿是否正常。同时，对于筛查结果为低危的妊娠期女性也应随访至分娩后，以便进一步计算筛查的假阴性率。对于筛查后出现流产或死产的病例，由于胎儿存在染色体异常的概率更高，应尽量取得流产组织的标本进行染色体分析以明确是否为唐氏综合征、18-三体综合征或其他重大染色体异常。

（七）母血清学筛查的临床质量控制

母血清学筛查是涉及门诊、实验室和随访等多个部门以及妇产科医生、实验室人员、护士及标本转运人员等多种人员的一项系统工程，不仅是对某几项生化指标的实验室检测，而且是涉及组织管理、临床产前咨询、实验室检测、报告发放、后续产前诊断直至妊娠结局追访等多个方面的一个完整的筛查体系，因此也需要从这几个方面进行严格的质量控制。下面将从几个方面对母血清学筛查的临床质量控制进行阐述。

1. 工作程序

产前筛查工作应由经过专门培训并已经取得产前筛查资质的医疗保健机构和医疗人员承担。妊娠早期产前筛查应在妊娠 11～13^{+6} 周进行，妊娠中期产前筛查应在妊娠 15～20^{+6} 周进行。在确定筛查对象后，对自愿接受产前筛查的妊娠期女性收集病史，签署《知情同意书》，确定孕周，采集外周血，测定血清学指标，并计算风险，解释筛查报告；对高风险人群进行遗传咨询，对同意介入产前诊断者进行产前诊断；随访妊娠结局。

2. 知情同意原则

产前筛查应按照知情选择、妊娠期女性自愿的原则，医务人员应事先告知妊娠期女性或其家属产前筛查的性质。提供产前筛查服务的医疗保健机构，应在《知情同意书》中标明本单位所采用的产前筛查技术能够达到的检出率以及产前筛查技术有出现假阴性的可能。各机构所使用的产前筛查《知情同意书》应报所在机构医学伦理委员会审议通过并报医务处备案。医疗机构只对已签署《知情同意书》，同意参加产前筛查的妊娠期女性做产前筛查。

3. 实验室检测质量控制要求

（1）标本的接收。标本采用唯一编号，实验开始前应再次核对标本编号与被筛查者姓名，检查产前筛查申请单的相关信息及《知情同意书》。

（2）实验室检测部分应在有相应资质的临床实验室内进行。产前筛查实验室应符合 WS/T 250 的要求，应用定量检测系统而非半定量或定性检测系统检测。应选择获得国家市场监督管理总局批准上市使用的产前筛查设备、试剂盒和风险计算软件。AFP 检测按 WS/T 247 执行。

（3）实验室人员需经过培训，须获得从事产前筛查的资质。接收血液标本时，核对编号及申请单信息无误后，检查血清质量，保证标本符合实验条件；保存血清须符合 $-20\,^{\circ}\!\text{C}$ 条件，应在实验当天解冻，切忌反复冻融。实验过程严格按照说明书操作，每次实验应做标准曲线或进行标准曲线校正，并有高、中、低 3 个质量控制样品。同时，需符合临床实验室相关规范的要求，定期做批内及批间误差测定，保证测定值在可接受的误差范围内。

（4）实验室检测结果的计算和转换。产前筛查实验室应将检测的标本标志物浓度转化为相应孕周的 MoM 值，计算风险时应结合妊娠期女性的年龄、孕周、体重等资料，使用专门的风险计算软件分别计算胎儿罹患唐氏综合征、18-三体综合征和 ONTD 的风险。

（5）结果的风险率表达方法。唐氏综合征、18-三体综合征的风险率以 1/n 的方式表示，意味着出生某一患儿存在 1/n 的可能性。ONTD 筛查结果可以采用风险率（1/n）的方式表示，也可以采用高风险或低风险的方式表示。

（6）结果的审核与签发。产前筛查报告需两名以上相关技术人员核对后方可签发。其中，审核人应具备副高级以上检验或相关专业的技术职称或职务。

（7）实验室技术的精密度要求。以变异系数为代表，批内变异系数小于 3%，批间变异系数小于 5%。

4. 产前筛查的检出率要求

（1）各筛查方案的检出率，假阳性率要求如表 1-3 所示。

表 1-3 各筛查方案的检出率、假阳性率要求

	唐氏综合征		18-三体综合征		ONTD	
	DR	FPR	DR	FPR	DR	FPR
妊娠中期二联法	≥60%	<8%	≥80%	<5%	≥85%	<5%
妊娠中期三联法	≥70%	<5%	≥85%	<5%	≥85%	<5%
妊娠中期四联法	≥80%	<5%	≥85%	<1%	≥85%	<5%
妊娠早期筛查	≥85%	<5%	≥85%	<1%		
妊娠早、中期联合筛查	≥90%	<5%	≥90%	<1%		

（2）阳性预测值。阳性预测值为筛查阳性病例中的真阳性率，唐氏综合征母血清学筛查的阳性预测值应不小于 0.5%。

（3）实验室质量控制。每次实验应根据相应试剂盒的要求做标准曲线或校准标准曲

线、质控样品测定，以评估该批次实验测定结果的可靠性。实验室每年应参加 1～2 次国家卫生健康委员会指定机构的室间质量评价计划，并取得合格证书。连续 3 年不参加或者未取得室间质量评价合格证书的产前筛查视为质量控制不合格。

5. 结果的告知和报告的发放

（1）筛查结果以书面形式告知被筛查者，应通知妊娠期女性和（或）家属获取筛查结果报告单的时间与地点，便于其及时获知筛查结果。

（2）报告应包括如下信息。①妊娠期女性的年龄与预产期分娩的年龄；②标本编号；③筛查时的孕周及其推算方法；④各筛查指标的检测值和 MoM 值；⑤经校正后的筛查目标疾病的风险度；⑥相关的提示与建议。

（3）报告发放应在收到标本的 7 个工作日内。对于筛查结果为高风险的，应尽快通知妊娠期女性，建议该妊娠期女性进行产前诊断，并有记录可查。对于筛查结果为低风险的，应向妊娠期女性说明此结果并不完全排除风险的可能性。

6. 高风险妊娠期女性的处理

（1）对于筛查结果为高风险的妊娠期女性，产前咨询和（或）遗传咨询人员应向其解释筛查结果，并向其介绍进一步检查或诊断的方法，由妊娠期女性知情选择。

（2）对筛查结果为高风险的妊娠期女性建议行产前诊断，产前诊断率宜不小于 80%。

（3）对筛查结果为高风险的妊娠期女性，在未进行产前诊断之前，不应为妊娠期女性做终止妊娠的处理。

（4）产前筛查机构应负责产前筛查结果为高风险的妊娠期女性的转诊，产前诊断机构应在妊娠 22 周内进行筛查结果为高风险的妊娠期女性的后续诊断。

7. 妊娠结局的随访

（1）强调对所有筛查对象进行随访，随访率应不小于 90%。随访时限为产后 1～6 个月。

（2）随访内容包括妊娠结局、妊娠期是否顺利及胎儿或新生儿是否正常。

（3）对筛查结果为高风险的妊娠期女性，应随访产前诊断结果、妊娠结局。对流产或终止妊娠者，应尽量争取获取组织标本行遗传学诊断，并了解引产胎儿发育情况。

（4）随访信息登记。产前筛查机构应如实登记随访结果，总结统计分析、评估筛查效果，定期上报省级产前诊断中心。

二、扩展的母血浆胎儿游离 DNA 无创产前筛查

（一）概述

常用的无创产前筛查是针对唐氏综合征、18-三体综合征、13-三体综合征这 3 种最常见的染色体非整倍体疾病，但这仅覆盖约 10% 的严重遗传病，仍然有很多常见的严重遗传病未被覆盖，因此，很多机构开始研究能覆盖更多严重遗传病的无创产前筛查技术，即对既往的无创产前筛查的疾病谱进行扩展。近些年来，科研工作者们尝试将无创产前

筛查的范围扩大到其他染色体非整倍体疾病（尤其是性染色体非整倍体疾病）和一些常见的致病性基因组 CNV，并取得一定成就。目前，已经有很多机构开始推行类似的扩展形式的无创产前筛查（NIPT-plus）。我国的相关机构推出的 NIPT-plus，覆盖了 13-三体、18-三体、21-三体、性染色体非整倍体疾病及 7 种大于 3Mb 的微缺失疾病［1p36 缺失综合征、2q33.1 缺失综合征、22q11 缺失综合征、Angelman 综合征、猫叫综合征、Langer-Giedion 综合征和 Prader-Willi 综合征］，可以覆盖约 50% 的严重遗传病。国外的公司也推出了针对其他常染色体非整倍体和染色体微缺失/微重复的 NIPT-plus。

（二）适用人群

尽管无创产前筛查的扩展版已经较既往的无创产前筛查覆盖了更多的严重遗传病，但这并不意味着该技术适用于所有人群。对于一些特殊人群，该技术仍不能被采用，而需要通过有创产前诊断或其他方法进行诊断或排除其可能患有的遗传病。该技术适用于无下列禁忌证的妊娠中期女性，最佳检测孕周为妊娠 $12^{+6} \sim 22^{+6}$ 周。

（1）筛查时孕周小于妊娠 12^{+6} 周。

（2）妊娠期女性 1 年内接受过异体输血、移植手术、异体细胞治疗或免疫治疗等。

（3）胎儿影像学检查怀疑胎儿为基因病或为检测目录以外的染色体缺失与重复综合征。

（4）染色体异常妊娠期女性。

（5）夫妇之一为显性遗传单基因病患者或夫妇双方为隐性遗传致病基因携带者。

（6）各种基因病高风险妊娠期女性人群。

（7）有遗传病家族史或生育过患儿但未明确诊断的妊娠期女性。

（8）已知妊娠期合并恶性肿瘤的妊娠期女性。

（三）常见疾病介绍

1. 性染色体非整倍体疾病

性染色体非整倍体（SCA）疾病包含了一系列与性染色体数目异常相关的疾病，通常是在减数分裂形成配子的过程中 X 染色体或 Y 染色体的同源染色体或姐妹染色单体不分离所致，包括特纳综合征、Klinefelter 综合征、超雌综合征、超雄综合征等，其最常见的核型分别为 45，X、47，XXY、47，XXX、47，XYY。性染色体非整倍体疾病在新生儿的发病率为 1/400，除超雄综合征、超雌综合征外，大多数患者会出现性发育异常和身高异常等临床表现，部分患者也会出现不同程度的智力障碍、生长发育迟缓和器官畸形。例如，Klinefelter 综合征患者大多表现为身材高大、性发育异常和不育，部分患者智商稍低，智商（IQ）为 85～90 分，少数患者出生时可发现隐睾。

2. 1p36 缺失综合征

1p36 缺失综合征是由 1 号染色体短臂 3 区 6 带杂合性缺失或关键基因 RERE 突变导致的一系列临床表型异常，是最常见的染色体末端缺失综合征。多数患儿无语言能力或仅能说少量词汇，多有发育迟缓、智力低下、肌张力低下、运动发育迟缓、大脑发育异常、易激惹、吞咽困难等，50% 以上的患者可见癫痫发作；面部特征可见小头、头型短且宽、前囟闭合晚（出生时大于 3 cm）、一字眉、深眼窝、鼻梁宽平、低位耳、后旋耳、长人中、小下颌等；躯体特征可见短足、短趾、屈曲趾；其他临床异常可见视力及听力障碍，骨骼、心脏、消化系统以及生殖器异常，少数病例伴肾脏异常及甲状腺功能减退。该综合征在新生儿中的发病率为 1/10 000～1/5000，患者男女比例约为 2∶1，多为新发。1p36 缺失综合征在产前多表现为大脑发育异常，包括脑室扩张、巨脑回、脑萎缩、胼胝体缺失等，可伴胎儿宫内生长受限。2008 年 Campeau 描述了两例因产前超声检查提示胎儿脑室扩张、脑积水而发现的 1p36 缺失综合征病例。患者缺失片段为 1.5～10Mb 不等，有的甚至超过 10Mb，其中 70% 是末端缺失，7% 是位于亚端粒处的中间片段缺失，还有一些是与其他染色体发生易位造成（部分来源于父母之一为平衡易位携带者，部分新发）。新发的末端 1p36 缺失发生在父源染色体和母源染色体的概率几乎是相等的，但发生在母源染色体上的片段缺失通常比发生在父源染色体上的片段缺失小。

3. Williams 综合征

Williams 综合征是由 7q11.23 微缺失导致全身多系统发育异常的疾病，主要临床表现包括中重度智力障碍、认知障碍、特殊面容、心血管系统异常等。Williams 综合征患者具有典型的视觉空间认知障碍，如绘画、拼图等，但擅长语言表达、音乐以及对重复性事件的学习。患者性格外向，与人相处过分热情，但注意力难以集中，易激惹，易对事物产生恐惧。Williams 综合征患儿通常具有特征性面容，如宽额头、短鼻或朝天鼻、鼻梁低平、长人中、牙齿小而稀疏且咬合不正、面颊饱满、大嘴、双唇饱满等。随着年龄增长，患者面容更显憔悴。患者心血管系统畸形常见主动脉瓣狭窄，可导致气短、胸痛，严重者可致心力衰竭，也可伴高血压。其他临床症状可见生长发育迟缓、身材矮小、关节活动受限或关节皮肤松弛，婴儿期可见高血钙。少见症状包括眼睛异常及视力障碍、消化系统异常以及泌尿系统异常。该综合征在染色体上的所在区域包含 3 个特殊的低拷贝重复序列（LCR），分别为着丝粒 LCR、中间 LCR 和端粒 LCR，可分为 A、B、C3个区域。95% 以上患者的缺失片段约为 1.55Mb，发生机制是着丝粒 LCR 和中间 LCRB 区的非等位同源重组，不到 5% 患者的缺失片段约为 1.84Mb，是由于着丝粒 LCR 和中间 LCRA 区的非等位同源重组所致。

4. 22q11 缺失综合征

22q11 缺失综合征是由 22 号染色体长臂 1 区 1 带 1.5～3.0Mb 杂合性缺失或关键基因 TBX1 突变导致的一系列临床表型异常，包括 DiGeorge 综合征、腭心面综合征和椎干异常面容综合征 3 个主要亚型。DiGeorge 综合征常见于新生儿，临床主要表现为腭裂、心脏流出道异常（法洛四联症、主动脉弓离断、室间隔缺损以及动脉干异常等）、特殊面容、由胸腺发育不良导致的免疫缺陷、由甲状旁腺发育不良导致的低血钙等；腭心面综合征临床主要表现为腭裂、先天性心脏病、特殊面容、认知和精神异常；椎干异常面容综合征临床主要表现为特殊面容合并心脏流出道畸形，包括法洛四联症、动脉干异常以及先天性主动脉弓离断等。本病多由 22q11 缺失引起，也偶见由其他染色体片段异常引起，如 10p13-p14。本病多为散发，即 22 号染色体新发缺失所致，但也有 7% 左右由父母遗传所致。本病在新生儿中的发病率约为 1/4000，是人类最常见的微缺失综合征。

5. 猫叫综合征

猫叫综合征是由 5 号染色体短臂不同长度片段杂合性缺失导致的一系列临床表型异常，包括出生体重低、小头特殊面容、肌张力低下、生长发育迟缓、严重智力低下等，特殊面容包括小头畸形、宽眼距圆脸、小下颌、眼裂下斜、内眦赘皮、低耳位等。神经系统方面患儿还可能出现行为问题，包括攻击行为、自残行为、多动、注意力不集中、焦虑等。此外，部分患儿还可能有先天性心脏病、唇腭裂、短颈、腹股沟疝、腹直肌分离、脊柱侧弯等。由于患儿喉肌发育不良，哭声酷似猫叫，故而得名猫叫综合征。本病的群体发病率为 1/50 000～1/15 000，在严重智力低下患者（IQ＜20）中的发病率约为 1%。大多数患儿为新发，约 12% 患儿因双亲之一为染色体平衡易位或臂内倒位携带者，在其生殖细胞形成过程中染色体发生重组后 5 号染色体短臂缺失。缺失片段大小从 5p15.2 至整个 5 号染色体短臂不等。其关键片段位于染色体 5p15.3-p15.1，其中，猫叫哭声症状定位于 5p15.31 远端，语言发育迟缓相关区域定位于 5p15.33-p15.32，SEMAF 基因和 CTNND2 基因可能是猫叫综合征的关键基因。

6. Wolf-Hirschhorn 综合征

Wolf-Hirschhorn 综合征是由染色体 4p16.3 杂合缺失导致的影响全身多系统的疾病，主要表现包括特征性面容、生长发育迟缓、智力障碍以及癫痫发作。患者的特征性面容包括额头突出、鼻梁宽而低平，被称作"希腊头盔面容"；患者还可有小头、面部不对称、眼距宽、眼球突出、短人中、嘴角下斜、小颌、小耳、耳郭异常、耳前有小坑或赘生物。患儿生长发育迟缓可体现为产前胎儿宫内生长受限及出生后发育迟缓，喂养困难，体重增加缓慢，肌张力低下，肌肉发育障碍，运动能力如竖头独坐、独站、独走等都较同龄儿有所延迟，且身材也较同龄儿矮小。患儿可有轻至重度智力障碍，但相比于其他原因导致智力障碍的患儿，Wolf-Hirschhorn 综合征患儿的社交能力较为突出，但语言表达能力相对较弱。多数患儿可有癫痫发作，且难以医治，但随着年龄增长癫痫可逐渐消失。患儿的其他异常包括皮肤异常（血管瘤或皮肤干燥）、骨骼异常（脊柱侧弯或驼背）、牙齿异常（牙齿稀疏）、唇腭裂，以及心脏、生殖系统和脑部异常。约 35% 的患儿在两岁以内因先天性心脏病、呼吸道感染等死亡。本病男女发病率之比约为 1：2，无明显种族特征。本病在新生儿中的发病率为 1/50 000～1/20 000。患者的缺失片段大小不等；当缺失片段小于 3.5Mb 时，患者往往仅有轻微的表型，畸形少见。

7. Angelman 综合征

Angelman 综合征，又称为快乐木偶综合征，约 70% 是由母源性 15q11-q13 缺失导致，约 2% 由父源单亲二体导致，2%～3% 由印记缺陷导致，另外 25% 由关键基因 UBE3A 突变导致。患儿出生时大多貌似正常，而后在 1～6 个月内逐渐表现出喂养困难、肌张力减退等，6月龄到2岁时逐渐表现出生长发育迟缓。多数患儿在1岁时表现出典型的临床特征，如严重智力障碍、严重语言障碍、小头、上颌骨发育异常、上颌前凸、巨口，有不合时宜的大笑及双手扑翼状动作。精神症状包括木偶步态、共济失调、癫痫发作、脑电图异常等。其他临床表现包括欢乐面容、无攻击性的多动、注意力难以集中、听力灵敏、对水有特殊喜好。随着年龄增长，以上这些临床表现逐渐变得不明显，随之主要表现为面容粗糙、胸部脊柱侧弯以及运动障碍。约20%的患者存在胸部脊柱侧弯，多数为女性患者。癫痫发作可持续至成年，但多动、注意力难以集中以及睡眠障碍可随年龄增长有所改善。在15q11缺失的患者中，常见虹膜及脉络膜色素沉着不足。本病多数不影响寿命。Angelman综合征多为母源性15q11-q13新发缺失所致，再发风险较低。本病的发病率为1/20 000～1/1200。

8. Prader-Willi 综合征

Prader-Willi综合征约70%是由15q11-q13父源性缺失导致的，也可由母源单亲二体或关键基因NDN、SNRPN突变导致。本病多见于男性，是最常见的导致肥胖的遗传综合征之一。围生期可见新生儿平均出生体重为2.8kg，严重肌张力低下常导致新生儿窒息、各项反射减弱、喂养困难，常需管饲3～4个月，生长发育迟缓。儿童期开始食欲增大，逐渐导致长期摄食过量及肥胖，甚至发展为2型糖尿病。患者临床表现可见智力障碍、身材矮小、窄额头、杏仁眼、三角嘴、手脚偏小等。患者一般青春期延迟或出现性发育不全，多数患者不能生育。一些患者可表现为皮肤细嫩、毛发色浅。常见行为问题包括脾气暴躁、固执、强迫性行为（如戳皮肤）等，也可见入睡困难。产前可表现为胎动较正常胎儿显著减少，甚至超声检查可能检测不到胎动，以及胎儿宫内生长受限。男性患儿可见隐睾，阴茎、阴囊发育不良，女性患儿可见阴唇发育不良。本病的发病率为1/30 000～1/1500。

9. Langer-Giedion 综合征

Langer-Giedion综合征也称为毛发-鼻-指（趾）综合征Ⅱ型，是由8q23.3-q24.11区域缺失导致，该缺失区域通常包含TRPS1、RAD21和EXT1等基因。患者主要表现为特殊面容、外胚层发育异常、骨骼畸形、多发性骨软骨瘤和智力障碍。特殊面容主要表现为大鼻、宽鼻梁、眉毛浓密、长人中、上红唇薄、大耳等；外胚层发育异常包括头发稀疏、生长缓慢、脱色，指（趾）甲萎缩等；骨骼畸形包括身材矮小、小脚、短指（趾）、早期明显的髋关节发育不良等；骨软骨瘤多发生在肩胛骨、肘关节和膝关节附近，出生后1个月到6岁均可发现；智力障碍通常为轻、中度，部分患者也可无智力障碍，运动发育迟缓也可见，但通常为髋关节发育不良的继发性表现。缺失区间内的TRPS1基因杂合突变可引起毛发-鼻-指（趾）综合征Ⅰ型，临床症状与Langer-Giedion综合征/毛发-鼻-指（趾）综合征Ⅱ型高度相似，但毛发-鼻-指（趾）综合征Ⅰ型患者不会出现多发性骨软骨瘤（Ⅱ型独有，是由EXT1基因缺失所致）。

（四）结果咨询

结果咨询不仅是为了让妊娠期女性或家属对结果有一个清晰的认识，而且还需要根据结果为妊娠期女性及家属提供合适的指导和意见。为了进行准确的结果咨询或者在为妊娠期女性提供 NIPT-plus 服务之前，医师往往需要了解如下内容。

（1）与传统的血清学筛查和细胞遗传学分析不同，无创产前筛查无结果（检测失败）是相对普遍的现象，应该在向妊娠期女性提供 NIPT 或 NIPT-plus 服务时告知：通常大约 2% 的 NIPT 实验会出现无结果的结局。最常见的检测失败原因是母血浆内的 cffDNA 含量过低，通常如果 cffDNA 含量低于 4% 则认为无法进行检测。与 cffDNA 含量相关的因素包括母亲年龄、孕周、血清标志物 PAPP-A 和 hCG 等。其中 cffDNA 含量与血清标志物的关系可能与胎盘容量相关，已有研究发现当胎儿为 18-三体综合征、13-三体综合征、唐氏综合征时胎盘容量更小，cffDNA 含量也低。此外，第一次检测发现 cffDNA 含量低后进行第二次检测，往往有更高的概率出现类似的结果。在 135 例第一次无创产前检测发现 cffDNA 含量低的病例中进行研究发现，其中 59 例（44%）在第二次检测时也出现了 cffDNA 含量不足，因此，对于无创产前检测发现 cffDNA 含量低的妊娠期女性，直接进行有创的产前诊断是应该被考虑的，尤其是对血清学筛查或超声检查提示胎儿罹患 18-三体综合征、13-三体综合征、特纳综合征的高风险妊娠期女性。

（2）必须了解妊娠期女性接受的 NIPT-plus 技术的一些参数，包括该技术的检出率、敏感性、特异性、假阳性率、假阴性率等，不同的技术检测准确性是不同的，而不同的实验室即使使用同一技术，也会因为测序深度等因素不同导致检测准确性不同。例如，对于特纳综合征（患者最常见的核型为 45，X），Bianchi 等使用鸟枪法大规模平行测序（s-MPS）可检测出 75%（15/20）的 45，X 核型样本，假阳性率为 0.2%（1/462），还有 10.2%（49/482）的样本无法确定；而 Mazloom 等使用 s-MPS 方法可检测出 81%（17/21）的 45，X 核型样本，假阳性率为 0.3%（1/390），5.1%（21/411）的样本无法确定。此外，使用靶向大规模平行测序（t-MPS）时，45，X 核型样本的检出率可达 91.5%（43/49），假阳性率为 0，无法确定的样本比例是 2.8%（5/177）。基于 SNP 的方法，45，X 核型样本的检出率可达 92%（12/13），假阳性率为 0.1%（1/954），无法确定的样本比例是 8.3%（87/1051）。

（3）NIPT-plus 技术对其所检测的疾病都存在错误（与"金标准"——绒毛、羊水、脐带血的染色体核型分析或染色体微阵列分析结果不一致）的可能性，即存在假阳性和假阴性，而假阳性和假阴性的原因多种多样，大致可分为以下 5 类。

1）cffDNA 含量低和（或）覆盖度不够，包括 s-MPS 和 t-MPS 等在内的多种技术都是基于 cffDNA 含量和检测到的 cffDNA 的数量（如覆盖度）分析出结果的，当 cffDNA 含量或覆盖度低时就有可能出现漏检。

2）胎儿和胎盘的嵌合。众所周知，在染色体异常的嵌合型样本中不同组织中染色体异常细胞所占比例不同，因此，当胎盘和胎儿存在嵌合时就可能导致检测结果错误。

一个常见的情况就是 CPM，即胎盘存在正常细胞和异常细胞两种细胞系，而胎儿仅有正常细胞系。由于 cffDNA 来源于胎盘，这就可能导致检测结果出现假阳性。

3）母源的染色体异常。尽管染色体异常大多会导致疾病，甚至严重的遗传病，但仍有一些"正常"的女性可携带染色体异常。例如，一些染色体异常不会导致疾病，或所导致的疾病发病时间较晚或临床症状很轻，不易识别（如 47，XXX 核型女性），或存在低比例嵌合现象。一旦妊娠期女性本人携带这样的染色体异常，就可能导致检测结果错误。

4）双胎或多胎妊娠。当为双胎或者多胎妊娠时，可能因为染色体异常胎儿的 cffDNA 无法检测到导致假阴性的结果。另外，由于胎盘是一直存在的，如果染色体异常的胎儿发生自然减灭，则可能导致假阳性结果的产生。

5）实验室错误。尽管每个实验室都会进行质量检测，但仍然无法完全避免实验室错误的产生。此外，报告的制作环节也可能出错。在了解上述内容的情况下，医生再根据妊娠期女性的病史和检测的结果对妊娠期女性和家属进行咨询，包括分析其结果的准确性、后续的临床管理方案以及必要的心理干预等。结果的准确性根据检测时签署的《知情同意书》中关于本次检测技术对相应疾病的敏感性、特异性、假阳性率和假阴性率进行解读，如为异常结果，还应详细告知该异常可能引起的后果。但需要注意的是，对于额外发现的染色体异常（目前临床上通常以补充报告形式提示医师和妊娠期女性），应充分告诉妊娠期女性和家属目前诊断的不确定性以及该异常可能导致的后果。后续的临床管理方案主要是根据检测结果给出后续的指导和建议。对于检测结果为正常或者提示低风险的，仍应建议妊娠期女性之后进行正常产检，一旦发现异常，应及时进行遗传咨询；对于结果为异常或者提示高风险的，应建议其选择合适的时间和合适的遗传学检测方法进行产前诊断。此外，部分妊娠期女性得到异常结果的检测报告时，可能出现悲伤、焦急等不良情绪反应，少数甚至出现极端的情绪，因此，医生在对妊娠期女性进行咨询时应注意妊娠期女性的情绪变化，再次向妊娠期女性及家属解释技术准确性相关信息可能对缓解妊娠期女性情绪有所帮助，必要时应提供心理方面的辅助治疗或者将妊娠期女性转诊至心理科进行专科治疗。

第二节　单基因病无创产前检测

单基因病是指由单个基因的突变引起的遗传病，其传递符合孟德尔遗传规律，又称为孟德尔遗传病。根据致病基因所在染色体和遗传方式的不同，一般可将单基因病分为常染色体显性遗传病（如软骨发育不全）、常染色体隐性遗传病（如 β 地中海贫血）、X 连锁显性遗传病（如抗维生素 D 佝偻病）、X 连锁隐性遗传病（如血友病）、Y 连锁遗传病（如 Y 连锁无精症）、线粒体遗传病等类型。根据 WHO 的统计，全球所有单基因病的累积发病率约为 1/100，且某些单基因病在特定地域或种族人群中的发病率尤为突出，如囊性纤维化在欧洲某些人群中的携带率高达 1/25，而 β 地中海贫血在东南亚某些地域人群中的携带率超过 1/10 等。目前已报道的单基因病超过 6700 种，绝大多数无法治愈，其中严重单基因病致残、致死率高，产前筛查和产前诊断是最有效和可行的防控措施。传统的产前遗传学诊断方法是通过创伤性的手段如绒毛穿刺、羊膜腔穿刺、脐带血穿刺获取胎儿遗传物质，然而这些有创取样手段会带来一定的流产及感染风险，对这些风险和创伤的担忧甚至恐惧成为妊娠期女性及其家属的巨大心理负担，从而显著降低了产前诊断的依从性。因此，精准、便捷和低成本的 NIPT 方法成为"人口与健康"领域的重大需求。

一、单基因病无创产前检测技术的发展

1997 年，卢煜明教授等通过 PCR 法扩增母体外周血血浆中 Y 染色体特异性 DNA 序列的方式，证明在孕育男性胎儿的妊娠期女性血浆中存在 cffDNA；2010 年，卢煜明教授等证明妊娠期女性外周血血浆中存在胎儿的全基因组 cffDNA 序列，这些重要的发现为利用 cffDNA 进行胎儿各种单基因病无创产前检测提供了理论依据。近年来，随着无创产前检测（NIPT）方法学研究的进展，基于第二代测序技术的针对染色体非整倍体综合征的 NIPT 已经在临床上广泛应用，同时向基因组 CNV 检测发展，促使包括微缺失/微重复综合征的 NIPT（也称为 NIPT-plus）逐渐在临床推广应用，最新的 NIPT-plus 方案已经覆盖全部染色体非整倍体和一些临床意义明确的 CNV 所导致的微缺失/微重复综合征。很显然，NIPT 的另外一个主要技术发展方向和应用领域就是可靠和准确地查出单基因病。

由于单基因病种类繁多、遗传方式不同、致病基因的序列特征和突变类型各异，甚至还有各种类型的重复序列等复杂变异，要实现单基因病的 NIPT，不仅检测分辨率需要达到单个碱基的水平，而且还要能够检出包括小插入/缺失（Indels）等常见的单个基因内部的致病性突变。另外，由于母亲外周血中大部分总游离 DNA（cfDNA）是母源 cfDNA，在妊娠 11～20 周时 cffDNA 的比例只有 5%～15%，这时平均每毫升血浆中 cffDNA 的绝对值约为 25 基因组拷贝。如此低含量和低比例嵌合状况的片段化 DNA 序列（平均长度为 166bp）对现有的诊断技术与方法是一个重大挑战。母血浆中 cffDNA 的比例还受到母亲体重、吸烟和先兆子痫等多种因素影响，因此，单基因病的 NIPT 技术发展仍然面临巨大困难。

在近年的相关研究中，数字 PCR 和高通量测序逐渐成了单基因病 NIPT 的两个主流技术平台。一些分析方法也被证明在某些类型单基因病 NIPT 中具有可行性和应用前景，如直接检测 cffDNA 变异的相对突变剂量（RMD）法已用于 β 地中海贫血、血友病和镰状细胞贫血等疾病的 NIPT，其优点是所需样本和实验步骤较少、快捷低廉，但也存在某些变异位点和类型难以检测的技术难点；基于高通量测序检测 DNA 标记进行连锁分析

的相对单倍型剂量（RHDO）法已用于先天性肾上腺皮质增生症和β-地中海贫血等，这种方法对不同变异类型和序列特征的适应性较强，易于构建多病种的检测集合，但需要有足够数量的信息标记，检测成本也比较高。在全基因组测序方面，首先采用高通量测序技术结合 RHD 分析方法证明了母血浆中存在完整的胎儿基因组；之后，在此基础上，母血浆胎儿全基因组和靶向捕获的全外显子组深度测序也得以实现。然而，由于临床相关的基因组区域通常仅代表整个基因组测序数据的一小部分，而且迄今为止大部分人类基因组变异的基因型-表型关系尚未明确，基于全基因组/全外显子组测序（WES）的单基因病 NIPT 显然是不具有成本-效益的，对基因组变异的临床解读也有巨大的困难。因此，现阶段针对母血浆 cffDNA 进行基因组选择区域的靶向性突变检测分析成为更加经济可行和广泛应用的策略。这是一种基于高通量测序的直接线性扩增和突变等位基因定量检测分析技术，结合 RMD 计数方法，已被证明适用于各种遗传方式的单基因病 NIPT，被誉为"分子诊断的革命性突破"。

二、数字 PCR 平台上的单基因病无创产前检测

数字 PCR 被称为第三代 PCR，是在 TaqMan 探针法实时荧光定量 PCR 的基础上，通过制备仅包含单个模板分子的微反应和统计代表各个检测目标位点的阳性微反应个数，实现高精度绝对定量的技术。其基本流程包括配置 PCR 反应体系、制备微反应、进行实时荧光定量 PCR、读取荧光信号和进行数据分析。由于数字 PCR 采用的 TaqMan-MGB 探针可特异性区分序列间单个核苷酸的差异，可以直接针对单核苷酸多态性（SNP）位点设计探针，从而进行准确检测。数字 PCR 由于具有高精度的特点适用于探测胎儿变异给母血游离 DNA 的 SNP 分型带来的微小变化，可通过胎儿 SNP 分型实现单基因病致病性点突变/拷贝数变异的 NIPT。

针对父源致病突变的 NIPT 在数字 PCR 平台上率先取得了突破。由于致病突变不存在于母体基因组，仅需检测妊娠期女性血浆游离 DNA 中是否存在父源致病突变，通过定性判断有无父源致病突变的阳性反应信号即可实现胎儿待测位点的分型，无须定量分析。在结果解读方面，如果怀疑胎儿患有来自父亲的常染色体显性疾病，检出胎儿携带的父源突变等位基因就可以确诊。相反，如果怀疑胎儿患有常染色体隐性疾病，没有检出父源突变等位基因就可以判定胎儿为携带者或者是正常。根据以上原理，强直性肌营养不良、软骨发育不全、β 地中海贫血、亨廷顿病、早发原发性肌张力障碍Ⅰ型、致死性骨发育不全和囊性纤维化等单基因病的 NIPT 相继实现。然而，由于存在高背景的母源 cfDNA，检出父源突变并不能评估胎儿携带母源突变的概率，显然也不能对胎儿是否遗传母源致病突变进行判定。如果胎儿携带隐性疾病的复合杂合突变，这种情况的判定就显得尤为重要。

对于母源致病突变的 NIPT，由于 cffDNA 平均仅占妊娠期女性血浆总 cfDNA 的 10%～20%，胎儿与母亲的基因型差异可导致妊娠期女性血浆 cfDNA 中待测位点定量数

据的微小波动以及检测的系统误差，进而导致胎源突变与母源突变难以区分。因此，必须找到一种能够将数字 PCR 的定量数据转化为定性的胎儿待测位点分型结果并能够同时评价结果可信度的数据分析方法，才能够在统计学上对母亲来源致病突变是否已传递给胎儿进行客观的判断。2008 年，卢煜明教授等在为唐氏综合征的 NIPT 所开发的数字相对染色体剂量（dRCD）法的基础上，针对母源 SNP 位点变异的 NIPT 开发了数字相对突变剂量（dRMD）法，实现了 β 地中海贫血母源致病性点突变的 NIPT。该方法根据含待测位点的分子在大量微液滴中遵循泊松分布的基本原理，采用了序贯概率比检验（SPRT）的统计学方法进行分析。在实际应用中，只要分别读取母血浆 cfDNA 样本数字 PCR 检测结果数据中代表野生型和突变型 SNP 位点的荧光信号阳性微反应数量，并测定母血浆 cfDNA 样本中 cffDNA 的比例，就能够对胎儿的基因型进行假设检验，通过比较样本的实验数据与计算出的上、下阈值实现结果的客观判定，并以"阈值似然比"表述结果在统计学上的可信程度。后续的研究应用相对突变剂量（RMD）法实现了常染色体隐性镰状细胞贫血和 X-连锁血友病的 NIPT。

拥有高精度定量能力的数字 PCR 为母血浆中低比例的 cfDNA 突变等位基因的直接检测提供了良好的技术平台，且相对低廉的成本是其应用于临床的一大优势。然而，数字 PCR 的主要缺点是低通量，每次最多只能检测几个位点，虽然利于少量临床样本检测的周转，但难以实现大量位点的同时检测，在一定程度上限制了数字 PCR 在单基因病 NIPT 中的进一步发挥。

三、高通量测序平台上的单基因病无创产前检测

高通量测序，也称为第二代测序、新一代测序、下一代测序（NGS），是染色体非整倍体 NIPT 的主流技术平台，也是单基因病 NIPT 技术发展的研究热点。NGS 由 3 个主要技术环节——文库制备、测序和数据分析构成，在每个环节上均有很大的灵活性和宽广的创新空间，可根据不同检测需求选择适宜的文库制备方法，施以不等的测序深度，应用不同的分析算法。尽管基于不同平台的 NGS 技术原理各异（如 454 焦磷酸测序、边合成边测序、半导体测序等），但均能同时分析上百万个位点，这种特性为单基因病 NIPT 提供了新的思路。目前基于 NGS 的单基因病 NIPT 主要有两种策略：直接检测致病突变策略和致病单倍型分析策略。后一种策略首先通过分析双亲的 SNP 得到致病突变与遗传标记的连锁关系即致病单倍型，进而利用母血浆 cfDNA 中的父源 SNP 信息获知胎儿遗传自父亲的核型，再通过 RHDO 法对 SNP 逐个进行分析获知胎儿遗传自母亲的核型，从而对胎儿是否遗传致病突变进行推断。在胎儿单倍型分析策略下，理论上可以针对任何致病基因明确的单基因病开展 NIPT，也可利用全基因组大规模测序实现全染色体组的胎儿单倍型构建。利用该策略，Hui 等于 2010 年率先实现了 β 地中海贫血的 NIPT，随后的研究相继实现了肾上腺皮质增生症、杜氏肌营养不良、进行性脊髓性肌萎缩等单基因病的 NIPT。2016 年发表的基于单倍型的普适性单基因病 NIPT 技术将标签与长片段

DNA 在微液滴中一对一结合后再进行扩增制备测序文库。该技术在数据分析中通过标签将致病突变所在序列与相同单倍体的其他序列相联系，因而仅需检测胎儿父母的样本即可获知致病突变与基因组标记的连锁关系，而无须先证者样本。该技术为多种单基因病的 NIPT 提供了统一的技术平台，减少了样本需求、实验步骤、检测时间等给单倍型分析策略带来的局限性。

与直接检测致病突变相比，单体型分析策略的技术开发难度较小，易于集成多病种的统一检测平台。但是，在检测母血浆 cfDNA 之前必须对胎儿父母进行基因组标记的分型，且需足够数量的可提供单倍型识别信息的基因组标记。此外，该策略还可能受到基因组结构重排的影响，无法检测新发突变，且检测成本相对较高。

NGS 技术创新也对直接检测致病突变的 NIPT 产生了重要影响。要精确定量血浆中随机片段化的 cfDNA 分子，靶向等位基因捕获和测序是最合理和直接的策略。基于传统PCR 结合多个突变位点桥接引物的技术方法已经用于直接检测致病突变的 NIPT。然而，由于母血浆中 cffDNA 片段的平均长度低于母源 cfDNA 片段，若以传统引物扩增，在线性对指数式 PCR 扩增过程中会产生偏向于更长的母源 cfDNA 的定量误差，造成真性等位基因比率偏倚，难以对单一独特序列进行精准定量。为此，有学者于 2014 年将自主研发的 cSMART 技术用于单基因病 NIPT 临床试验，这种方法在 PCR 扩增前用独特的标签和接头对 cfDNA 分子进行标记和环化，然后设计靠近突变位点的背对背引物进行反向PCR 扩增制备测序文库，在文库测序的数据分析中将带有同种标签的序列只计数一次，从而消除扩增偏倚和定量误差，准确检出和精确定量携带突变等位基因的 cfDNA 分子。cSMART 的另外一个显著优点是可以同时检测 100 个以上的突变/目标位点，可以设计多个热点突变位点开展突变集合筛查。如果将检测的目标位点设计为基因组标记 SNP，也可将 cSMART 技术应用于胎儿单倍型分析。目前，cSMART 技术已经应用于威尔逊症、耳聋、苯丙酮尿症、地中海贫血等各种遗传方式单基因病的 NIPT。另外，在肿瘤的液体活检领域，cSMART 也显示出巨大的应用前景。

相较于数字 PCR，NGS 技术的可扩展性更强，应用前景也更加广阔。目前，随着NGS 技术创新和测序成本快速下降、更新一代 NGS 技术的发展以及基因型-表型关系注释和数据整合共享，单基因病 NIPT 的应用困难将会不断得以克服，同时覆盖染色体病、基因组病和单基因病的 NIPT，甚至是基于全基因组的胎儿变异筛查也将会问世。

四、单基因病无创产前检测的临床应用

目前，由于 RhD 基因分型和无创胎儿性别鉴定等父源变异的 NIPT 技术准确而稳定，这些技术已经在欧洲和美国的一些医学中心投入临床应用，针对其他各类单基因病及母源变异 NIPT 的应用实例近年来也频繁见诸报道。其中，规模较大的单基因病 NIPT 临床应用包括：2014 年 Choolani 等利用 PCR 和高通量测序检测 cffDNA 中的父源致病突变，完成了 85 例 β 地中海贫血的 NIPT，敏感性达到 100%，特异性为 92.1%；2016 年 Nectoux

等基于数字 PCR、高通量测序双平台开展的 26 例软骨发育不全父源突变 NIPT 达到了 100% 的敏感性和 100% 的特异性；2017 年 Dai 等针对 GJB2 基因的 12 个热点突变和 SLC26A4 基因的 27 个热点突变设计 cSMART 检测方法，成功地开展了 80 例常染色体隐性非综合征性耳聋 NIPT，敏感性达到 100%，特异性为 96.5%。

当母血浆 efDNA 中的 cffDNA 比例或 cffDNA 模板浓度较低时，基于 cffDNA 分子定量的 NIPT 数据分析方法（如 RCD、RMD、RHDO 等）得到检测结果的统计学显著程度不足，可能导致检测失败或假阳性、假阴性结果，是 NIPT 敏感性和特异性的重要制约因素。相对于染色体非整倍体和 5Mb 以上的拷贝数变异，单基因病 NIPT 的检测位点更少，受到以上因素的制约更大；而且，由于单基因病的病例样本相对稀少，很难开展大规模的临床试验，临床效度评价和质量控制标准比较缺乏。因此，单基因病 NIPT 的广泛临床应用应当更加谨慎。

另一方面，尽管胎儿染色体异常的 NIPT 已经广泛应用于临床，单基因病的 NIPT 目前大多处于研究领域，其临床服务方案主要是根据患者或疾病的特异性进行个体化定制的，检测方法和流程也比较复杂，不便于推广应用。还要注意的是，由于 cffDNA 来自胎盘，可能因发生"限制性胎盘嵌合体"而不能真实反映胎儿状况；而且，由于染色体异常大多是新发的，靶向性的产前诊断策略通常不适用，因此，现行的针对染色体非整倍体和拷贝数变异的 NIPT 被定义为无创产前筛查，需要后续的有创产前诊断确诊。但对于单基因病的 NIPT，目前主要是根据疾病家族史（致病基因型和单倍型）和产前超声检查异常结果开展的特异性/靶向性检测，结果是诊断性的，定义为无创产前诊断（NIPD），可以避免后续的有创产前诊断程序。

未来，胎儿来源细胞富集和胎儿来源 DNA 富集等技术的开发以及算法的优化将给 NIPT 技术带来改进，cffDNA 比例和 cffDNA 模板浓度对 NIPT 的影响可能被减小或消除，单基因病 NIPT 技术的敏感性和特异性可能得到大幅提升。作为筛查技术，单基因病 NIPT 适用于患特定单基因病风险较高的胎儿个体，或在效价比高的前提下应用于高风险人群；作为诊断技术，可避免有创取样风险，提高单基因病产前诊断的依从性。

第二章　产前诊断

第一节　产前咨询

对于需要做产前诊断的病例，产前咨询非常重要，一方面可以帮助妊娠期女性和家属了解产前诊断的必要性和局限性，另一方面为胎儿在妊娠期或出生后的监测和治疗提供建议。

产前咨询同样要遵循遗传咨询的原则和方法，但又有其特殊性，以下从三方面分别叙述，分别对应产前诊断之前、当时和之后三个阶段。

一、病情分析及实验室检测前谈话

在做侵入性产前检查前，应尽可能收集妊娠期女性的临床症状、体征、病史和影像学、实验室检查等资料，分析可能性最大的疾病和需要鉴别诊断的疾病，向妊娠期女性和家属解释这些疾病的转归和诊断，这些疾病所需要做的实验室检查。同时，要交代每种实验室检查的检测内容、方法、优点和局限性。通常，妊娠期女性和家属比较焦虑，渴望排除所有病因；或者担心侵入性产前检测的风险，拒绝做任何检查。这时，需要针对每一对夫妻的具体情况进行咨询，解除其疑问和顾虑。

二、知情同意及检测方案确定

详细介绍各种侵入性产前检测技术的优缺点、并发症，根据患者的病情建议合适的产前诊断技术，签署知情同意书。同一检测目的，可能有不同的检测方法，如诊断唐氏综合征，血清学筛查高风险，可以选择染色体核型分析、FISH、MLPA 和 QF-PCR 及染色体微阵列分析等进行进一步诊断，可以从各种方法的检测范围、局限性、时间、费用等方面向妊娠期女性和家属详细说明，在知情同意前提下商定合适的检测方案。

三、检测报告解读及再发风险评估

检测报告的结果不同，临床解读的侧重点和注意事项有所不同。

（一）报告结果为明确的疾病

疾病的临床表现、转归均已比较清楚。此时应向妊娠期女性和家属解释胎儿在妊娠期和出生后的临床表现、预后和对母体可能产生的影响（如羊水过多可能引起早产、胎膜早破、胎盘早剥等），由妊娠期女性和家属决定是否继续妊娠。如果继续妊娠，制订妊娠和出生后的诊治方案，尽量降低疾病对胎儿的损害。如果终止妊娠，需根据疾病的遗传方式和父母双方的检测结果，评估再发风险，指导下次妊娠方式的选择：自然受孕后行产前诊断、植入前遗传学检测、供精或供卵妊娠、领养或者不生育。

（二）报告结果为临床意义未明

疾病的外显率、临床表现、转归等存在不确定的因素；或者目前未有足够证据表明检出的变异是致病性或良性。这种情况下，报告的解读具有挑战性。需要尽可能收集家系信息、胎儿影像学检查等资料，广泛查阅各种数据库、文献，客观对待收集到的资料，注意数据库和文献是否是在特定人群中得出的结果。这种情况下，妊娠期女性和家属往往非常焦虑，除了详细解释各种可能性外，心理疏导亦非常重要。

（三）报告结果为未见异常

报告解读时切忌过度外延结果，需向妊娠期女性和家属解释结果仅为针对该项检查是阴性的，检查范围之外的情况是未知的。

（四）报告结果与常见的临床现象不符

这时需要反复核查检测结果。如果检测结果未发现异常，则要考虑特殊的临床现象，并通过不同的检测手段进行证实。

（五）检测出目标疾病以外的异常

在进行检测前，应向妊娠期女性和家属告知检测出目标疾病以外异常的可能性，了解其是否愿意接受意外检测结果。根据妊娠期女性和家属的意愿，结合意外检测结果的严重性，决定是否报告意外检测结果。

（六）检测失败，没有结果

反复核查检测失败的原因，如果因为原标本污染、细胞量少或 DNA 浓度低等原因不能用原标本重复检测，则需要重新取材，应用多种检测手段，提高检出率。

第二节　侵入性产前检测技术

近年来非侵入性筛查技术较低的假阳性率使得产前诊断手术的数量较以往有所减少，但直接获取胎儿样本进行遗传学检查仍是目前确诊胎儿遗传性疾病的"金标准"。

侵入性产前检测技术主要是指在影像学（主要为超声）的辅助下，对胎儿及其附属物组织进行取样，方法包括羊膜腔穿刺、绒毛活检、脐静脉穿刺术、胎儿镜下活检以及胎儿组织活检手术，临床上以羊膜腔穿刺和绒毛活检最为常用。辅助生殖中使用的植入前遗传学检测技术属于广义的产前诊断范畴，在妊娠期之前进行，临床上一般不将其包含在侵入性产前检测技术中。

一、羊膜腔穿刺

羊膜腔穿刺是目前应用历史最长的侵入性产前检测技术。Fuchs 于 1956 年首次进行羊膜腔穿刺检查，证实在严格消毒情况下穿刺并抽出少量羊水对胎儿生长发育无明显影响。10 年后，Mark Steele 和 RoyBreg 首次成功从羊水中分离、培养羊水细胞，而羊水细胞核型分析技术的建立为羊膜腔穿刺成为目前常用的侵入性产前检测奠定了基础。20 世纪 70 年代初期以前的羊膜腔穿刺并无影像学辅助，1972 年丹麦医生 Jens Bang 及 Allen Northeved 首次在超声引导下进行羊膜腔穿刺，降低了胎儿损伤的风险，手术安全性明显提高。此后，羊膜腔穿刺术经不断改进，成为目前最常用且安全可靠的产前诊断方法。

（一）取材时间

羊膜腔穿刺时间因检验项目而有所不同（表 2-1）。染色体核型分析需要有活性的羊水细胞，对孕周的要求较为严格，而 DNA 检测所需细胞量较少，且对细胞活性无特殊要求，检测孕周范围相对较广。羊水甲胎蛋白（AFP）、胎儿成熟度及胎儿溶血等检查随着诊疗观念改变及替代方案的出现，临床应用已较少。

表 2-1　各种羊水检测项目的取材时间

检测项目	羊膜腔穿刺孕周
羊水细胞核型	16~22
DNA 检测	≥15
甲胎蛋白	16~20
胎儿成熟度	≥34
胎儿溶血	≥24

根据羊膜腔穿刺取材时间是否在妊娠 15 周后，分为妊娠中期和妊娠早期羊膜腔穿刺。目前临床上主要在妊娠中期进行羊膜腔穿刺，多在妊娠 16~22 周，此时羊水量为 150~400 mL。羊膜腔空间相对较大，方便避开胎儿，且羊水中活细胞比例较高，占 20% 以上，体外培养时生长活力强，分裂象较多，有利于染色体制备。随孕龄增长，羊水内胎儿细胞虽然增多，但活细胞的比例逐渐减少，故妊娠 24 周后羊水细胞培养较困难，培养失败风险增加。

以往曾在妊娠 15 周前行早期羊膜腔穿刺术，作为绒毛活检外的妊娠早期产前诊断的补充，但其实用性及安全性备受争议。首先，孕周越早，羊水细胞含量越少，染色体核型分析所需培养时间延长，并增加培养过程的污染风险。其次，穿刺失败率增加。妊娠 12 周前羊膜与绒毛膜尚未融合，胚外体腔仍然存在，进针时可形成"帐幕"现象，穿刺针未能进入羊膜腔，导致穿刺失败。再次，胎儿并发症较多。有多项研究提示，妊娠早期羊膜腔穿刺的胎儿丢失风险远高于妊娠中期羊膜腔穿刺。此外，妊娠早期羊膜腔穿刺术后可能继发胎儿肢体受压及呼吸系统问题，可能与妊娠早期羊水较少、抽取羊水比例较多有关，但未获大样本研究支持。另外，妊娠早期羊膜腔穿刺与绒毛活检比较未体现出明显优势，且妊娠早期羊膜腔穿刺的胎儿丢失率明显增高。鉴于以上原因，妊娠早期羊膜腔穿刺的临床应用十分有限。目前主要在多胎妊娠选择性减胎术中留取减灭胎的羊水做遗传学分析时使用，或限于在妊娠早期发现结构异常但无法行绒毛活检时使用。

（二）术前评估

1. 严格掌握手术指征

由于存在母胎风险，任何侵入性产前检测均须有明确的医学指征。

2. 排除手术禁忌证

（1）避免在急性感染期手术。术前测腋下体温，超过37.3℃者暂缓手术，并行血常规、Rh血型、感染等相关检查。

（2）拟穿刺部位的皮肤感染。

（3）妊娠期女性有先兆流产表现，如频繁宫缩、活动性阴道流血等，侵入性操作可能加剧对子宫的刺激。

（三）操作方法

由于胎动可使胎儿位置发生改变，为避免穿刺针刺中胎儿或脐带，羊膜腔穿刺建议全程在超声引导下进行，有多种方法可供选择：①可使用凸阵型探头进行徒手穿刺，或在安装附加穿刺装置后在引导下穿刺；②用线阵型穿刺探头时，可直接在穿刺引导线下操作。妊娠中期羊膜腔穿刺为经腹穿刺，主要流程如下。

1. 术前检查及穿刺路径选择

术前嘱妊娠期女性排空膀胱，取仰卧位，超声检查确定胎儿存活，记录胎心搏动、胎盘位置及羊水情况。入针点应避开腹壁皮损部位，穿刺区域建议选择羊水池较深的部位，穿刺路径应避开胎儿及脐带，尽量不经胎盘，若无法避开胎盘，穿刺点尽量避开胎盘血窦。确认穿刺点及路径后进行消毒铺巾。

2. 进针

穿刺针一般选用直径为22G、长度为10～15 cm的套管穿刺针。可通过穿刺引导线测量拟进针深度，快速进针可减少宫壁或胎盘出血。当前壁胎盘无法避开时，可选择胎盘相对较薄部位进针，避开胎盘大血窦，且最好一次进针到达目标区域，减少穿刺针反复移动所致的胎盘出血。

3. 抽取羊水

取出套管针针芯，接无菌注射器抽取羊水，弃去起始2 mL后，根据检查需要留取羊水。染色体核型分析一般需20～30 mL，染色体微阵列及DNA检查约需20 mL。记录抽取的羊水量及性状，正常羊水为清亮浅黄色液体。

4. 出针及术后检查

术毕快速抽出穿刺针，超声检查胎儿心率，穿刺点覆盖敷贴，嘱妊娠期女性按压穿刺点数分钟预防出血。

5. 术中注意事项

（1）术前应请妊娠期女性排空膀胱，充盈的膀胱可能会与羊膜腔混淆，增加手术风险。

（2）部分妊娠期女性平卧会出现仰卧位低血压症状，可嘱其改为左侧卧位。

（3）弃去起始 2 mL 羊水，可减少母亲细胞污染的可能。

（4）操作过程应严格无菌，减少宫内感染可能。

（5）羊水性状异常者，如血性、褐色或绿色等，后续检验失败率增加，应及时记录。

（6）羊水抽吸不畅。原因多为穿刺针贴近胎儿或针孔被羊水中的有形成分堵塞，此时可调整穿刺针方向与深度，或重新放入针芯疏通针管。

（四）手术相关并发症

妊娠中期羊膜腔穿刺虽被认为是最安全的侵入性产前检测操作，但仍然存在母胎并发症。

1. 流产

与穿刺对子宫刺激、胎膜早破及宫内感染关系密切。据多年来国外多个中心大样本统计，在排除了 2% 的胎儿背景丢失风险后，一般认为羊膜腔穿刺术的胎儿丢失率约为 0.5%，而在经验丰富的产前诊断中心风险可进一步降至 0.2%～0.3%。

2. 感染

术后宫内感染与术前妊娠期女性存在潜在全身或局部感染，或未严格无菌操作有关。避免在急性感染期手术及遵循无菌原则是减少宫内感染的关键。

3. 胎儿损伤

侵入性穿刺引起胎儿损伤的情况罕见。穿刺针可能会导致胎儿皮肤、眼睛受损，但这些损伤在出生时才会被发现，均无法证实与羊膜腔穿刺的因果关系。为安全起见，穿刺针应尽量远离胎儿。

4. 胎盘血肿及胎盘剥离

穿刺针经过前壁胎盘可形成胎盘血肿甚至胎盘剥离，但十分罕见。

5. 羊水栓塞

罕见，进针、出针时安放针芯，以免将羊水带到胎盘及母体，出针后压迫腹壁片刻，可有助于预防羊水栓塞的发生。

6. 母胎垂直传播

对于乙型肝炎病毒，以往研究认为羊膜腔穿刺术并不会增加宫内传播的风险，但美国母胎医学会《妊娠期乙型肝炎的筛查、治疗及垂直传播的预防指南》中提到，病毒载量较高者（$>10^7$ /mL），羊膜腔穿刺术后新生儿感染率显著增加（50%对 4%）。对于人类免疫缺陷病毒（HIV），暂无证据提示羊膜腔穿刺会增加新生儿垂直传播的风险。

二、绒毛活检

绒毛是胎盘的主要成分，与胎儿组织同属受精卵分裂的产物，可较大程度反映胎儿的遗传特征，是妊娠早期产前诊断的主要取材对象。绒毛活检（CVS）始于 1968 年，Mohr 等采用内镜经宫颈采集绒毛，因创伤大、流产率高，当时未普及。1975 年，韩安国成功使用经宫颈盲吸法取样。20 世纪 80 年代开始，妊娠早期超声引导下 CVS 技术逐渐普及，成为临床一线的侵入性产前检测手段。相对于妊娠中期羊水检查，CVS 的优势在于能更早地发现问题，可早期干预或终止妊娠。

（一）取材时间

CVS 可在妊娠 9～13 周之间进行，有学者推荐最佳孕周为妊娠 10～12 周，此时异常发育的胚胎已基本流产，背景流产风险明显降低。取样孕周越小，胎盘绒毛越薄，超声下与蜕膜组织越难以区分，可因误取蜕膜组织导致取样失败。此外，为降低胎儿肢体缺失的潜在风险，不推荐妊娠 10 周前行 CVS。部分中心在妊娠 13 周后进行 CVS，称为"胎盘活检"或晚期 CVS，目前绒毛活检一般选择在妊娠 11～13 周进行。

（二）取材途径

根据取材途径可分为经腹 CVS（TA-CVS）和经宫颈 CVS（TC-CVS），两者均在超声引导下进行。途径选择与胎盘位置有一定关系。前壁胎盘者经腹途径较易取材，而后壁胎盘或后屈子宫者，经宫颈途径取材成功率较高。此外，宫颈外口及宫颈管微生物较多，TC-CVS 引起宫内感染的风险较高，且阴道出血概率较高，易增加妊娠期女性心理负担。TA-CVS 较少引起感染，出血风险低，较为安全。目前国内外许多中心多采用经腹途径，但目前认为 TA-CVS 与 TC-CVS 的流产率并无统计学差别。选择何种取材途径，应根据设备条件及操作者技术熟练程度而定。

（三）术前评估

1. 严格掌握手术指征

对于非侵入性产前筛查提示非整倍体的病例，阳性结果可能与"限制性胎盘嵌合型"（CPM）有关，进行 CVS 可能得到与羊膜腔穿刺不一样的结果，术前需与妊娠期女性及其家属交代。

2. 排除手术禁忌证

（1）避免在急性感染期手术。术前测腋下体温，超过 37.3℃ 者暂缓手术，并行血常规、Rh 血型、感染等相关检查。

（2）拟穿刺部位的皮肤感染。

（3）妊娠期女性有先兆流产表现，如频繁宫缩、活动性阴道流血等，侵入性操作可能会加剧对子宫的刺激。

3. 评估手术路径

胎盘位置对 CVS 路径有重要影响。后壁胎盘和子宫后倾的病例用 TC-CVS 取样较容易，而对于前壁胎盘和生殖道有活动性疱疹的病例则用经腹途径为宜。理想入针路径为穿刺针可避开彩色多普勒超声下血流丰富的部位及母体重要脏器，如肠管、膀胱等，在不干扰羊膜腔的情况下，直接进入胎盘叶状绒毛膜部位。妊娠早期的胎盘位置变化较大，入针路径受胎盘大小、子宫位置、膀胱充盈程度及妊娠期女性体位的影响，在无法获取理想入针路径的情况下，可嘱妊娠期女性饮水、排尿、改变体位以尝试获取入针路径，或者如孕周允许，可间隔 5～7 天后再次超声检查，子宫及胎盘位置的改变可能会使理想入针路径出现。当始终无法获取理想穿刺入路时，不应冒险手术，应考虑改用其他侵入性产前检测手段，或推迟至妊娠中期行羊膜腔穿刺。

（四）操作方法

1. 经腹 CVS（TA-CVS）

（1）手术器械及药品准备。穿刺针使用单针（20G 腰穿针）或双套管针（外套 17～18G/取样细针 19～20G）、消毒的超声探头薄膜、注射器、局部麻醉药、肝素及生理盐水。

（2）术前检查及铺巾消毒。妊娠期女性取仰卧位，术前超声检查了解胎心率、胎盘位置、叶状绒毛膜位置、子宫壁血流及膀胱位置，再次确认穿刺路径后消毒及铺巾。

（3）局部麻醉。由于 CVS 穿刺针较粗，进针前以 1% 普鲁卡因或 1% 利多卡因在入针点附近进行局部麻醉，深度达子宫肌层。

（4）穿刺。穿刺针在超声引导下按穿刺路径依次经母体腹壁、子宫肌层及胎盘蜕膜板刺入叶状绒毛膜部位。采用双套管针时，取出针芯，将取样细针插入叶状绒毛膜（细针一般较套管针长 2 cm）。

（5）抽取绒毛。取样针接 20 mL 注射器，抽负压后上下移动细针数次，而后连同注射器一起拔出取样针，将注射器内容物注入含微量肝素生理盐水的离心管或培养皿中，检查是否抽出绒毛组织。若取样成功，肉眼可见白色分枝状绒毛漂浮于液体中。若用套管针，获取绒毛完毕后，套回内芯后拔出套管针。采用套管针的好处是若第一次取样失败，可直接将细针再次插入套管针内第二次取样，而腰穿针则需重新进针取样。

（6）术后注意事项。穿刺点以无菌敷贴覆盖并嘱妊娠期女性按压止血，术毕复查超声了解胎儿情况及胎盘有无血肿，嘱妊娠期女性注意腹痛及阴道流血、流液情况。

2. 经宫颈 CVS（TC-CVS）

（1）手术器械准备。应用抽吸法时备聚乙烯管（约 25 cm 长，顶端或接近顶端有孔，管内有一条可变形的金属丝，具一定弯曲度）及注射器，如行钳取术则备绒毛活检钳。

（2）术前检查及铺巾消毒。术前行超声检查了解胎儿情况、叶状绒毛膜位置及其到宫颈外口的距离。确认手术路径后，嘱妊娠期女性排空膀胱，取膀胱截石位，消毒外阴、阴道及铺巾。

（3）插管。以窥器暴露宫颈，视情况放置宫颈钳牵拉子宫或帮助子宫复位，超声引导下将导管或活检钳通过宫颈插入至叶状绒毛膜边缘。

（4）取绒毛。使用抽吸法时抽出导管内金属丝，连接注射器（内含有微量肝素的生理盐水 1～2 mL），保持负压下缓慢抽出导管，超声下见随导管退出，绒毛受到轻微牵扯。使用钳取术时，则在超声引导下钳取绒毛。在含微量肝素生理盐水的离心管或培养皿中，检查是否取出绒毛组织。

3. 手术操作技巧及术中注意事项

（1）穿刺针穿过子宫肌层时宜迅速，否则可能引起子宫移位导致偏离穿刺路径。必要时，助手可在腹部适当固定子宫位置。

（2）膀胱充盈度对子宫及胎盘位置有一定影响，特别在妊娠期女性精神紧张时可能使尿液短时间生成增加导致膀胱充盈，可能会出现与术前评估不同的情况。除在术前做好解释工作缓解妊娠期女性紧张情绪外，消毒前应再次评估手术路径，评估可行后尽快穿刺，以免手术路径再次发生变化。如果穿刺路径无法避开重要脏器或羊膜腔，应停止操作，嘱妊娠期女性排尿后再评估，切不可冒险穿刺。

（五）绒毛样本检测中的特殊问题

1. 母体细胞污染。由于绒毛与母体底蜕膜结合较为紧密，如抽吸位置位于叶状绒毛膜板边缘，过于靠近底蜕膜时，可能会抽吸到部分底蜕膜。此外，绒毛抽吸过程中几乎无可避免地会混有母体血液。所以，在绒毛培养中可能受到母体蜕膜细胞或母血细胞的污染。绒毛取出后、培养前应由有经验的人员仔细分离去除蜕膜和血凝块。

2. 嵌合型现象。绒毛组织的细胞来源复杂，包括滋养层成分及由内细胞群分化而成的胚外中胚层（绒毛间质主要来源），胎儿则由内细胞群分化。组织来源上的区别使胎盘遗传学结果存在与羊水、脐血不一致的可能，称为"限制性嵌合型"。

嵌合型现象发生率为 1%～3%，分为四种类型。①普遍性嵌合型：胎盘胎儿均为嵌合型；②限制性胎盘嵌合型：胎盘为正常与异常染色体核型的嵌合型，胎儿核型正常；③胎盘核型异常，胎儿核型正常；④限制性胎儿嵌合型：胎盘的核型正常，胎儿为正常及异常染色体核型的嵌合型。

由于存在多种嵌合型可能，对胎儿而言，绒毛染色体检查可能出现假阳性或假阴性的结果。当绒毛检查结果为异常时，应结合胎儿表型判断是否需要复查羊水，而当绒毛结果为嵌合型时，必须通过复查羊水或脐血来核实胎儿染色体核型。部分 CPM 病例的胎儿为单亲二体，在条件允许的情况下建议加做 SNP 分析。CPM 虽然一般不引起胎儿畸形，但胎盘核型异常可能会导致胎盘功能下降，引起胎儿生长受限、流产、死胎或死产。

（六）手术相关并发症

1. 流产

CVS 术后流产率为 2.5%～3%，高于妊娠中期羊膜腔穿刺术，但由于 CVS 手术孕周早，其背景流产率也较高。尤其在颈项透明层（NT）增厚的病例中，胎儿丢失率明显增高。美国妇产科学会等机构的研究指出，在排除背景风险后，CVS 的手术相关流产风险与羊膜腔穿刺相似。此外，操作者的经验对流产率也有影响，据美国和加拿大多中心的协作报告，在经验丰富的单位，手术相关胎儿丢失的风险与妊娠中期羊膜腔穿刺几乎相同。关于手术路径对流产率的影响，以往曾认为，TC-CVS 的风险较 TA-CVS 及中期羊膜腔穿刺升高，但目前认为两种途径的安全性和效果无差异。

2. 胎儿肢体缺失

CVS 是否会增加肢体缺失的发生率一直存在争议。曾有研究发现，CVS 术后胎儿肢体缺失发生率增加，而多数发生在妊娠 10 周前 CVS。然而，发表在《柳叶刀》上的多中心研究以及 WHO 公布的大样本数据统计均未能证实 CVS 增加肢体缺失的发生率。鉴于 CVS 与胎儿畸形的关系尚不明确，目前一般建议妊娠 10 周后行 CVS 较为安全，并不增加胎儿畸形的风险。

3. 感染

CVS 后绒毛膜羊膜炎的发病率低于 0.5%。由于存在生殖道菌群的影响，经 TC-CVS 可能较 TA-CVS 容易发生感染。

4. 阴道出血

阴道流血与手术途径有关，主要发生在 TC-CVS 术后，发生率约 12%。一般呈自限性，无须特殊处理，与流产无明显关系。

三、脐静脉穿刺术

脐静脉穿刺术是获取胎儿血样的重要手段。文献中曾使用"脐带穿刺""经皮脐血取样（PUBS）"及"胎血取样"等名称，但所指的基本均为超声引导下经母体腹壁穿刺脐静脉采血的技术。因脐静脉内压力较低，穿刺后出血量明显较脐动脉少，故采血血管一般选择脐静脉。20 世纪 60 年代，学者开始在胎儿镜下进行脐血管穿刺，创伤较大。20 世纪 80 年代后，Daffos 首先应用超声引导下脐带穿刺，该技术迅速替代前者，并经逐步改善后在临床应用至今。虽然脐静脉穿刺手术难度高于羊膜腔穿刺，且相关并发症亦较多见，但其出现对产前诊断及宫内治疗领域有重要意义。在诊断方面，脐血样本可提高妊娠晚期染色体核型检查的效率，有效地弥补羊水检查的时间窗口，同时又可直接诊断胎儿血液系统疾病。在宫内治疗方面，脐静脉穿刺术的出现直接推动了胎儿贫血的治疗。

（一）脐静脉穿刺术的适用范围

1. 取材时间

妊娠 18 周后脐静脉直径多＞5 mm，超声下可清楚分辨，为脐静脉穿刺创造了基本条件，手术一般在妊娠 18 周后进行。

2. 适应证

（1）胎儿血液系统疾病。血液系统疾病的诊断往往依赖于血样检测，是脐静脉穿刺的主要手术指征。常见胎儿血液系统疾病包括以下几种。①同种免疫性溶血：可直接检测血红蛋白浓度、血型分型及抗人球蛋白试验（Coombs 试验），有助于判断疾病类型及贫血程度；②其他原因的胎儿贫血：脐血行血常规检查有助于判断贫血的程度，而可

疑 α 地中海贫血胎儿可通过血红蛋白电泳分析协助诊断，血红蛋白电泳中 Bart 带所占比重超过 50%，绝大多数为纯合子；③先天性血小板减少症：血小板数目明显减少，多伴有贫血。

（2）宫内感染。可通过检测特异性的 IgM 抗体，协助诊断胎儿宫内感染。然而，由于胎儿免疫系统可能尚未发育成熟，IgM 抗体阴性不能排除胎儿感染。

（3）遗传学诊断。与羊膜腔穿刺、绒毛活检相似，脐血可进行染色体核型、微阵列及基因组测序等遗传学检查。在染色体培养方面，脐血培养仅需 48～72 小时，而羊水培养需 7～10 天以上。在妊娠晚期及怀疑胎儿畸形而需要短期获得核型结果时，脐静脉穿刺有其独特优势。

（4）染色体嵌合型的诊断。鉴别诊断限制性胎盘嵌合体以羊水细胞培养为主。近年来，荧光原位杂交、染色体微阵列等分子遗传学技术的出现摆脱了细胞培养的制约，也使染色体嵌合型的诊断对脐静脉穿刺的依赖性大大减少。

（二）术前评估

1. 严格掌握手术指征

脐静脉穿刺手术并发症较羊膜腔穿刺多见，应严格掌握手术指征，在可采用羊水取样替代且并不要求短时间内出具核型结果的情况下，不应将脐静脉穿刺作为首选侵入性产前检测手段。

2. 排除手术禁忌证

（1）避免在急性感染期手术。术前测腋下体温，超过 37.3℃者暂缓手术，并行血常规、Rh 血型、感染等相关检查。

（2）拟穿刺部位的皮肤感染。

（3）妊娠期女性有先兆流产表现，如频繁宫缩、活动性阴道流血等，侵入性操作可能加剧对子宫的刺激。

由于脐静脉穿刺过程中可能刺激脐血管发生痉挛导致胎儿一过性胎心减慢，对于严重胎儿生长受限这一类耐受能力较差的病例，有导致死胎的风险，术前应充分与妊娠期女性及其家属强调潜在风险。

（三）操作方法

1. 超声引导方案

分为两种技术：徒手穿刺技术和穿刺探头（或穿刺架）引导的穿刺技术。前者在凸阵探头指引下进行穿刺，而后者在穿刺探头或凸阵探头外加穿刺架引导下进行。两种技术在成功率方面并无明显差异，采用何种方法主要取决于操作者的习惯。

2. 脐静脉穿刺手术过程

（1）手术器械准备。一般选用 22G 带刻度套管穿刺针，其针尖经特殊处理，超声下清晰可见；消毒的超声探头薄膜或穿刺架、消毒的耦合剂及注射器。

（2）术前检查及铺巾消毒。妊娠期女性排空膀胱后，取仰卧位或侧卧位，术前超声检查了解胎儿心率、脐带位置。常规腹部消毒及铺巾。

（3）穿刺部位的选择。超声下可见脐血管声影呈双等号较强回声，脐静脉直径大于脐动脉。穿刺部位分为近胎盘插入点、游离段及近脐轮部，各有其优缺点，可根据具体情况及个人操作习惯选择穿刺部位。

1）近胎盘插入点：此处脐带固定，血管较粗，受胎动干扰较少，当胎盘在子宫前壁时操作相对容易。但是，由于接近胎盘血窦，容易抽到母胎混合血甚至抽到母血而造成误诊。与游离段脐血管比较，该段血管穿刺点往往出血较多，出血时间较长。

2）游离段：该段脐带漂浮于羊水中，受胎动及母亲呼吸运动的影响，穿刺难度相对较大，但一般不受母血污染。游离段脐带胶质较多，出血较快自然停止。

3）近脐轮部：该段脐血管较粗大、平直，但根据临床经验，穿刺这段血管较容易出现脐带血肿和胎儿心动过缓。推测可能因为胶质层较厚，出血聚集于其间造成血肿压迫血管；此外，该段血管壁含较丰富的神经，容易出现反射性胎儿心动过缓。

（4）穿刺及采血。脐带胶质及血管壁均有弹性，进针速度快且有力才能刺入血管内。若穿刺时已穿透血管则缓慢捻转提针至血管中。刺中血管后抽出针芯可见血液自行升入针的接口处，连接注射器采血完毕后快速拔针。若未刺中血管，可采用短促有力的手法继续穿刺血管，如首次进针后血管已偏离穿刺区域，可第二次进针。

（5）术后观察。超声检查胎儿心率、穿刺点出血情况，注意有无脐带血肿形成。

（四）脐静脉穿刺术的注意事项

1. 影响穿刺成功率的原因

（1）胎动频繁是导致穿刺失败的主要原因，应选择胎儿静息状态时进针。妊娠期女性精神紧张、饥饿是胎动过频的主要原因，术前应做好解释工作，安抚妊娠期女性情绪及嘱其进食有助于减少胎动频繁的情况。

（2）母亲肥胖，腹壁较厚使超声回声衰减，且进针阻力大，增加操作难度。

（3）羊水过多使胎儿活动空间增大，脐带位置易飘忽不定。

（4）妊娠＜21周时脐带细、韧性大，不易刺入血管。

2. 抽吸脐血困难

如果超声下见针尖位于血管内，但回抽不见血液也未见羊水时，针尖可能在血管旁的华通胶内，可一边缓慢捻转穿刺针轻微改变针尖位置一边尝试回抽，当调整针尖至血管内后可抽出脐血，如仍未能抽出脐血，可能提示针尖与血管并非在同一平面，应将穿刺针退出脐带再次穿刺。

3. 术中注意胎动及胎心率变化

由于穿刺脐带可能会反射性引起胎心减慢，如胎动较频繁的胎儿在术中突然停止活动，要及时观察胎心率变化。

4. 避免穿刺脐动脉

脐动脉受刺激后易收缩痉挛，使抽吸脐血困难，并易诱发胎心过缓，此外，脐动脉血压较脐静脉高，脐带出血时间也会较长。

5. 胎血样本的取样污染

当穿刺部位靠近胎盘脐带插入点或胎盘表面血管时，可能发生误抽母血或脐血样本中混有母血的情况。抽血时须见到针尖回声位于脐血管内。当怀疑污染时，应该对血样进行鉴定。常用的鉴定方法如下。

（1）短串联重复序列聚合酶链反应（STR-PCR）技术。与亲子鉴定相似，将血样与父母双方 DNA 进行 STR 位点比对，明确所抽取血样是否为母血。

（2）血红蛋白电泳。脐血血红蛋白成分以胎儿血红蛋白（HbF）为主，而母血以 HbA 为主。

（3）脐血的 MCV 和 MCH。胎儿血的 MCV 和 MCH 高于成人血（MCV：成人血的正常范围为 82～95fl，而胎儿血一般≥105fl；MCH：成人血的正常范围为 26～32 pg，而胎儿血一般≥35 pg）。因此，对比样本及母血的 MCV 和 MCH，可快速方便地分辨有无误抽母血。血常规检查需血量较少，在样本量充足时可在脐静脉穿刺时常规送血常规检查，关于脐带血鉴定的简易方法可以参照产前诊断方法部分的碱试验。

（五）手术并发症

1. 胎儿丢失

脐静脉穿刺的胎儿丢失风险较妊娠中期羊膜腔穿刺高，为 1%～3% 不等，大部分的胎儿丢失发生在术后 2 周以内。胎儿丢失可能与以下因素有关。

（1）脐静脉穿刺手术难度较高，需要二次穿刺的可能性高于羊膜腔穿刺术，手术时间可能更长，胎膜早破及宫内感染的风险增加。

（2）手术成功率和胎儿丢失率与操作者的经验有关，经验丰富的手术者胎儿丢失率更低。

（3）胎儿的背景丢失风险。手术指征影响术后胎儿丢失的风险。接受脐静脉穿刺的多为妊娠晚期发现异常的病例，这一类胎儿本身潜在的背景丢失风险明显增加。临床经验认为，当胎儿存在染色体异常、严重结构畸形、宫内生长受限、非免疫性水肿等情况时，多数已经处于慢性缺氧状态，对于穿刺刺激的耐受性差，如术后出现延长性胎儿心动过缓，更容易发生胎儿丢失。

2. 胎儿心动过缓

胎儿心动过缓是脐静脉穿刺最常见的并发症，发病率为 3.1%～12%。按持续时间分为一过性心动过缓及延长性心动过缓。根据资料，一过性心动过缓发病率为 7.0%，占所有心动过缓的 73.0%；延长性心动过缓发病率为 2.6%，占所有心动过缓的 27.0%。前者在术后立即发生，通过妊娠期女性侧卧、吸氧等处理后多在 1～2 分钟内自行恢复，预后良好，与胎儿丢失无明显关系；而后者持续时间长，与胎儿丢失关系密切，需要积极处理。

（1）发生原因。脐静脉穿刺后胎儿心动过缓的原因至今尚无定论。目前认为可分为胎儿、母体及手术相关因素。

1）胎儿因素：合并染色体异常、严重结构畸形、宫内生长受限、非免疫性水肿的胎儿，其耐受穿刺能力较差，当受到不良刺激时容易导致心动过缓，且代偿能力差，易出现延长性心动过缓甚至死胎。

2）母体因素：当妊娠期女性饥饿、极度紧张恐惧及仰卧位低血压时，容易发生胎儿心动过缓，但以一过性为主，可能与胎盘血液供应骤减有关。

3）手术因素：可能与穿刺引起迷走神经兴奋、脐带血管壁痉挛及穿刺部位血肿压迫引起的反射有关。误穿脐动脉时发生胎儿心动过缓的风险较高。

（2）预防。可从胎儿、母体及手术三方面尽可能减少胎儿心动过缓的诱因。

1）胎儿方面：术前识别胎儿高危因素，正确把握手术指征。对结构畸形、生长发育受限等胎儿，如不是必须获得血液学指标，可通过羊水染色体微阵列检查替代核型分析，虽有漏诊部分嵌合型及复杂染色体结构异常的可能，但可降低发生延长性胎儿心动过缓及死胎风险。

2）母体方面：建议妊娠期女性术前进食，避免低血糖。术前详细讲解手术过程，可减轻妊娠期女性紧张情绪。手术中可予妊娠期女性持续吸氧。尽量缩短手术时间，减少发生仰卧位低血压的机会，或在能获得理想穿刺途径的情况下取左侧卧位手术。

3）手术方面：术前正确识别脐静脉及脐动脉，避免穿刺脐动脉。

（3）处理。术中出现胎儿心动过缓时很难判断其类型。虽然绝大多数为一过性，但如不及时处理可能会延误延长性心动过缓胎儿的抢救时机，故脐静脉穿刺后出现胎儿心动过缓时，建议积极处理。首先，立即停止操作并拔针，以减少不良刺激。同时，采取宫内复苏措施改善胎盘氧气供应及能量供应，妊娠期女性取左侧卧位、持续吸氧，大部分心动过缓经处理可缓解。处理1分钟后无改善则静脉注射葡萄糖，最好为高渗糖加维生素C。如果经以上处理后3～5分钟内仍存在心动过缓，可静脉加用5%碳酸氢钠溶液，尝试改善可能存在的胎儿酸中毒。绝大部分心动过缓经以上处理后可恢复。对于胎心率仍不能恢复的病例，如胎儿无畸形、接近足月，估计无染色体异常，可征求妊娠期女性意见后行紧急剖宫产，而在无剖宫产客观条件或妊娠期女性拒绝剖宫产时，可尝试使用阿托品0.25 mg加入葡萄糖静脉注射，但注射阿托品恢复正常胎心率后，可能出现胎心过速并且持续一段时间，而母亲可出现口干、心跳快等症状。

3. 脐带穿刺点出血

发生率可高达40%，绝大多数在血管收缩及凝血机制参与下，数秒钟至1分钟内自行停止。仅5.2%的穿刺点出血病例出血时间超过1分钟。目前认为短时间的穿刺点出血与胎儿丢失无关。当发现长时间穿刺点出血时，需警惕母胎的凝血功能障碍，尤其是胎儿血小板减少。当胎儿血小板$<50 \times 10^9$/L时，穿刺点出血时间明显延长。如渗血进入华通胶可引起脐带血肿，超声下脐带局部呈强回声。通常无不良后果，血肿于术后1周内吸收，少数与胎心过缓有关。

4. 其他并发症

（1）胎母输血。脐静脉穿刺经过前壁胎盘时可引起胎母输血，除 Rh 血型不合时导致同种免疫性溶血外，其他因输血量极少，后果可忽略不计。

（2）宫内感染。风险与羊膜腔穿刺相似。

四、胎儿镜下检查及活检术

胎儿镜的临床应用按其功能分为诊断性胎儿镜和手术性胎儿镜，前者用于诊断胎儿体表畸形，后者用于宫内治疗。

（一）胎儿镜检查术

胎儿镜的出现是为了检查胎儿体表畸形。20 世纪 70 年代初，Serimgeour 等在全身麻醉下开腹暴露子宫，以 5 mm 的内镜诊断开放性脊柱裂。在 20 世纪 70～80 年代初以相似的技术又进行了一系列体表畸形的诊断，包括多指、下颌面骨发育不良、外生殖器畸形及短肋多指综合征等。在 20 世纪 80 年代高分辨超声仪器出现前，胎儿镜曾用于诊断妊娠早期及妊娠中期超声难以诊断的表型异常以及获取胎儿组织进行产前诊断。在 20 世纪 90 年代以后，超声对胎儿畸形的诊断水平明显提高，胎儿镜在诊断方面的作用基本被超声所替代。胎儿镜按检查孕周及其直径分为胚胎镜及胎儿镜。妊娠 13 周前使用的直径约 1 mm 的内镜为胚胎镜，妊娠中期以后使用的内镜直径较胚胎镜粗，为 1.3～2 mm。

1. 胚胎镜检查

胚胎镜检查应用于妊娠 13 周前，分为经宫颈途径和经腹途径。主要适应证为超声高度怀疑体表畸形而需要尽早确诊的病例，尤其是妊娠期女性要求终止妊娠前需明确诊断时。由于负压吸引和刮宫将毁坏胎儿，难以进行解剖学检查，终止妊娠前的胚胎镜检查可作为诊断选择。

（1）经腹途径。有两种检查方式。①胚外体腔或羊膜腔外胚胎镜检查：内镜进入胚外体腔，透过羊膜检查胚胎或胎儿；②羊膜腔内胚胎或胎儿镜检查：镜子直接进入羊膜腔，用于孕周较大者。羊膜腔内出血是其主要并发症，发生率高达 15%，发生后流产概率较高，当内镜经过胎盘时更容易发生。

（2）经宫颈途径。经宫颈胚胎镜是胚胎镜最初应用时的检查方法，多采用硬纤维镜检查，经宫颈进入胚外体腔，透过羊膜观察胎儿。最佳检查时间为妊娠 7.5～11 周，妊娠 12 周后羊膜与绒毛膜融合，操作困难。经宫颈胚胎镜仅限于诊断高复发率的遗传综合征，而妊娠 11 周前发现特有的体表畸形可确诊。其应用受胎盘位置限制，当胎盘附着部位较低时，经宫颈途径手术出血风险较高。

2. 胎儿镜检查

胎儿镜检查在妊娠 13 周后经腹进行，术前准备及器械与腹腔镜相似。一般为单孔操作，切开皮肤后，使用直径为 2～3 mm 的穿刺套管经腹壁、子宫壁刺入羊膜腔，然后置入直径为 1.3～2 mm 的内镜观察胎儿体表结构，一般配合腹部超声扫查以了解胎儿镜在宫内的位置。

随着高分辨超声的出现，胎儿镜的应用已由诊断转向治疗领域。目前胎儿镜检查一般仅用于宫内治疗后的手术效果确认，如在脐带电凝减胎术后检查电凝脐带节段有无渗血、断开，或在双胎输血综合征激光手术后检查胎盘吻合血管是否均被凝固，而不会单独作为诊断工具。

胎儿镜检查术过程如下。

（1）麻醉及术前准备。如果预计操作时间较短，可采用局部麻醉，如果预计操作时间较长，可采用椎管内麻醉或气管内吸入性全身麻醉，但全身麻醉会对妊娠期女性呼吸、循环系统有较大影响，术中血压波动较大，需谨慎使用。

手术器械准备包括内镜成像系统、胎儿内镜、专用穿刺套管、负压吸引和灌注系统、超声仪以及超声探头无菌薄膜等，其余按腹腔镜手术准备。备药包括抗生素以及宫缩抑制剂。

麻醉实施后，患者取平卧位，如出现仰卧位低血压，手术床可向左侧倾斜 10°～15°。术前超声预判手术路径，须避开胎盘。按腹部外科手术进行消毒铺巾。

（2）穿刺进入宫腔。胎儿镜手术一般为单通道腔镜手术，穿刺点的选择并不固定，除了避开胎盘，还需要根据胎儿位置来决定。此外，须使用彩超了解穿刺路径上有无母体大血管以及子宫壁大血窦，以避免穿刺引起大出血。

明确穿刺路径后，切开皮肤及皮下组织，在超声引导下插入穿刺套管，依次经皮肤、皮下组织、腹壁、子宫壁进入羊膜腔。超声下观察穿刺部位宫壁有无活动性出血。有研究指出，插入穿刺套管时使用心血管介入的 Seldinger 技术，可能有助于减少绒毛膜羊膜分离。

（3）胎儿镜下检查。拔出穿刺针芯，沿穿刺套管置入胎儿镜，超声引导下将胎儿镜置于检查部位附近。调整胎儿镜至较佳的成像距离，一般为 2～8 cm，并通过调整内镜的焦距及放大倍数以获得较好的视野和清晰的成像。在目标部位检查时采集图像以备术后分析。检查过程中宫壁穿刺点的出血可能会引起羊水血染，胎脂也可能会造成视野模糊，可能需要使用羊膜腔灌注系统置换羊水维持视野清晰，灌注液可使用温生理盐水。术中需准确记录羊水灌注量和引流量，尽量维持入量平衡。

（4）术毕处理。检查完成后，拔出胎儿镜及穿刺套管针。超声检查宫腔内有无活动性出血。如有出血，超声下可见羊膜腔内呈局部流动性征象，多数出血量较少，可在数分钟内自然停止。拔出套管针后按压腹部伤口 3～5 分钟止血，以防局部血肿形成。腹壁伤口较小，无须缝合，加压覆盖即可。如出现宫缩则使用宫缩抑制剂。术后监测妊娠期女性生命体征，警惕肺水肿的发生，并注意阴道流血、流液情况。术后 1 小时及术后第 1 天均复查超声，了解胎儿宫内情况。

（二）胎儿镜下活检术

过去，胎儿活检须在胎儿镜下进行。随着超声仪器及技术的进步，胎儿活检基本转为超声引导下手术。此外，随着分子生物学技术的发展，一些原来须通过病理检查诊断的遗传病已可通过提取羊水中的 DNA 检测致病基因而确诊，胎儿镜下活检术已基本很少在临床应用。

胎儿皮肤活检是为数不多的需在胎儿镜下取材的项目。超声检查对于诊断严重的先天性皮肤病变几乎无能为力。当先天性皮肤病无法行基因检测时，胎儿镜下观察及采集病变皮肤组织行病理检查，可作为协助诊断的依据。胎儿镜下皮肤活检术可诊断包括大疱性表皮松解症、严重的红斑样鱼鳞病、丑角样鱼鳞病、白化病、表皮松解性角化过度等先天性皮肤病。

胎儿镜下活检术的术前准备、手术器械以及手术过程与胎儿镜检查术基本相似。所不同的是，活检术需使用内镜鞘，内镜鞘一方面是胎儿镜的工作管道，另一方面内镜鞘的侧面有工作通道，供活检钳、剪刀等进入。由于胎儿镜下活检术依赖直视下操作，羊水混浊或者血染会干扰术者操作。

（三）胎儿镜手术并发症

虽然胎儿镜手术器械的直径越来越小，但仍在 1 mm 以上，且操作时间较长，相对于羊膜腔穿刺，仍会对妊娠期的子宫产生明显刺激而引起一系列并发症。

1. 胎膜早破

医源性胎膜早破是胎儿镜术后常见并发症，常于术后 2 周内出现，发生率与手术通道数目及器械口径有关。双孔手术发生率明显高于单孔手术。胎膜早破可继发流产、早产、宫内感染甚至胎儿死亡。有学者在羊膜腔内注入血小板和冷沉淀混合物尝试修补破裂胎膜，有成功案例，但未进一步得到推广。

2. 流产或早产

手术器械对子宫的刺激、感染及胎膜破裂是引起流产或早产的主要原因，术后可使用抗生素预防感染及宫缩抑制药物。

3. 绒毛膜羊膜分离

绒毛膜羊膜分离在多数情况下分离面积不大，无不良后果；分离面积较大者，可发生胎膜早破或羊膜带综合征。有学者认为采用 Seldinger 技术放置穿刺套管能减少对胎膜及宫壁的损伤，可能有助于降低绒毛膜羊膜分离的发生率。

4. 穿刺点出血

多为轻微出血，压迫止血即可，无须特殊处理。如出血不止则需输血抢救并及时终止妊娠。

5. 胎盘早剥

发生率较低，穿刺路径尽量避开胎盘，以减少胎盘出血继发胎盘早剥的发生。此外，术后应注意抑制子宫收缩，子宫收缩过频、过强也是胎盘早剥的高危因素。

6. 妊娠期女性肺水肿

胎儿镜手术中需行羊膜腔灌注以维持术野清晰，部分液体可漏至母体腹腔被吸收至静脉系统，诱发肺水肿。术中应注意控制补液量预防肺水肿，必要时使用利尿药物。

7. 羊水栓塞

术中羊水可能通过子宫创口进入母体循环导致羊水栓塞，但发生概率较足月分娩时小，可能与胎儿镜手术的孕周较早、羊水有形物质较少、不容易引起母体过敏反应有关。

五、双胎的侵入性产前检测技术

双胎妊娠产前诊断的指征与单胎相似，但手术风险较单胎高，可能会引起羊膜隔穿孔继发医源性羊膜带综合征等特殊并发症。绒毛膜性质对取样策略有重要影响，术前需明确绒毛膜性质。此外，由于可能涉及后续宫内治疗，术者应在手术时对各胎儿位置进行明确标记。

（一）双胎产前诊断的特点

1. 手术指征

除单胎妊娠的产前诊断指征外，双胎发育不一致，包括结构畸形、生长发育差异，是双胎独特的产前诊断指征。当单绒毛膜双胎出现双胎输血综合征、选择性宫内生长受限、双胎贫血-多血序列征时，胎儿的器官结构、生长发育可能因这些并发症而出现不一致，但一般不额外增加遗传异常的风险，可根据具体情况提供个体化的产前诊断服务。

2. 绒毛膜性质对取样对象、取样方法的影响

由于产前尚缺乏准确判断双胎合子性质的非侵入性方法，目前一般通过绒毛膜性质对合子性质进行估算，约 2/3 双绒毛膜双胎为双合子双胎，故建议对两个胎儿分别取样；而单绒毛膜双胎几乎均为单合子，如双胎发育无明显不一致，可只对其中任一胎儿取样；但如存在一胎结构异常或双胎大小发育严重不一致，各国指南均建议对两个胎儿分别取样。

双绒毛膜双胎的胎盘循环各自独立，可进行绒毛活检、羊膜腔穿刺、脐静脉穿刺等侵入性操作，而单绒毛膜双胎胎盘上有交通血管，两胎血液存在相互交换，一般不宜采集脐血，以免出现嵌合结果时难以解释。

3. 胎儿位置对手术操作的影响

由于双胎妊娠宫内环境较拥挤，常存在胎儿间互相遮挡的现象，可能导致取样困难。如需分别对两胎进行取样，建议分别采用不同穿刺针取材，避免相互污染。此外，取样时应避免穿刺两胎之间的羊膜分隔，因其受损后多会形成穿孔，引起两胎羊水交通，并可能造成羊膜带缠绕。

4. 对胎儿进行标记的问题

在侵入性产前检测后可能存在减胎指征，建议手术时通过作图记录两胎位置，畸形特征、胎盘位置、胎儿性别、宫腔内胎儿位置以及脐带插入点位置均可作为其特点标记，以便为后续治疗提供线索。

（二）双胎侵入性产前检测技术

1. 双胎绒毛活检

双胎绒毛活检的操作步骤与单胎操作基本相似。术前依据双胎的结构特点、位置、胎盘附着部位区分两胎。如为单绒毛膜双胎且不存在双胎发育不一致时，可仅对其中一胎的胎盘份额取样。单绒毛膜双胎出现一胎结构畸形或双胎发育差距明显，应像双绒毛膜双胎一样对两胎分别取样。对两胎胎盘份额应采用两根穿刺针分别取样。当两胎胎盘融合时，取样部位应尽量远离胎盘融合部位，最好选择脐带插入点附近，以免取样污染。此外，当两胎胎盘分别位于子宫前、后壁时，可能需要分别经阴道及经腹部取样。术后应作图记录双胎的结构特点、位置、胎盘附着部位以及手术路径。

2. 双胎羊膜腔穿刺

双胎羊膜腔穿刺手术的术前准备与操作步骤与单胎基本相同。术前依据双胎的结构特点、位置、胎盘附着部位区分两胎。对两胎分别取样时应使用两根穿刺针分别进行穿刺。术前清晰分辨羊膜中隔是手术成功的关键。在羊膜中隔两侧穿刺可减少误穿同一羊膜腔的风险。如存在一胎羊水过少，例如双胎输血综合征中的供血胎，羊膜中隔往往紧贴于胎儿身体表面，此时不应强行穿刺，以免破坏中隔膜，可只取另一胎的羊水样本，在手术记录中记录清楚具体原因。术后应作图记录双胎的结构特点、位置、胎盘附着部位以及手术路径。为区分是取得不同胎儿的羊水，应在第一次穿刺完成后注入少量美兰（以碘靛脂为好，但国内没有生产），再次穿刺抽出羊水没有染色剂的颜色证明是穿刺的不同羊膜腔。

3. 双胎脐静脉穿刺

除非在疑诊双胎贫血-多血序列征时需明确两胎血常规情况，否则单绒毛膜双胎胎盘之间存在循环交通，一般不进行双胎脐静脉穿刺。双胎脐静脉穿刺的基本步骤同单胎。术前依据双胎的结构特点、位置、胎盘附着部位区分两胎。对两胎分别取样时应分别使用两根穿刺针穿刺。在羊膜中隔的两侧穿刺，或选择脐轮部、胎盘插入点附近进行取样，可降低误穿同一胎脐带的风险。术后应作图记录双胎的结构特点、位置、胎盘附着部位以及手术路径。

4. 双胎妊娠侵入性产前检测的母体并发症

双胎妊娠侵入性产前检测的母体并发症基本同单胎妊娠，但双胎妊娠的子宫容积更大，手术过程中更容易出现仰卧位低血压，术中应注意妊娠女性头晕、恶心的主诉，穿刺路径允许时可改为侧卧位，可在一定程度上减少仰卧位低血压的发生。

（三）双胎妊娠产前诊断特有的并发症

发生中隔穿孔的双胎妊娠，其胎膜早破、早产、死胎及羊膜带综合征等不良结局的风险远高于中隔未穿孔者。羊膜中隔所继发的羊膜带综合征及脐带缠绕是双胎产前诊断后特有的并发症，可能导致不良结局。

1. 医源性羊膜带综合征

绝大多数双胎胎儿位于独立的羊膜囊内，被羊膜中隔所分隔。在侵入性产前检测中如果羊膜中隔被穿破，受损的羊膜中隔往往无法自行修复，而胎儿运动可能使破孔进一步扩大。羊膜中隔破损后如形成羊膜带，可能对胎儿躯干、肢体、颅面部以及脐带造成缠绕和束缚，导致多器官畸形甚至胎儿死亡。有研究发现，双胎输血综合征病例中，羊膜中隔穿孔后受血胎较供血胎更容易被羊膜带缠绕，原因可能为受血胎羊水过多，宫内活动较频繁，使其更容易被羊膜带缠绕，而供血胎活动受限，不容易被羊膜带包绕。羊膜带综合征的诊断依靠超声检查，穿孔后可见羊膜中隔呈漂浮状态，此时应密切超声监测有无羊膜带综合征表现。目前羊膜带综合征的宫内治疗主要依靠胎儿镜下羊膜带松解术。

2. 双胎脐带缠绕

胎儿宫内活动可使羊膜中隔穿孔扩大，一胎可经穿孔进入另一胎羊膜囊内，形成假性单羊膜囊双胎，使脐带缠绕概率增加，有可能引起死胎。关于侵入性产前检测后两胎脐带缠绕的报道甚少。在单羊膜囊双胎中，脐带缠绕的胎儿死亡率约为 11.4%。脐带缠绕的诊断依靠超声检查，产前诊断术后定期超声随访有助于及时发现脐带缠绕。目前对于脐带缠绕并无有效的宫内处理手段。

第三节　产前诊断的质量控制

一、手术操作的质量控制

侵入性产前检测属于有创性操作，对母胎均存在一定手术风险，术者除需具备熟练的操作技术外，还应该在术前、术中及术后对手术操作进行质量控制，术前应掌握好产前诊断的适应证与禁忌证，手术操作过程中严格检查核对母胎及手术样本信息，防止取材或送检项目的错漏，术后对手术操作的并发症进行监控，分析潜在原因，以利于今后改进。

（一）手术适应证和禁忌证

关于手术适应证与禁忌证的把握，术者应在术前解决 4 个问题。

1. 是否必须行产前诊断

手术前应回顾妊娠期女性病史，了解其接受产前诊断的原因，判断其手术适应证。对于一些预后较好的疾病，如缺失型血红蛋白 H 病，应解释疾病的可能转归，如妊娠期女性及其家属愿意接受患有该疾病的患儿出生，可出生后再行遗传学检查。对于致死性的结构畸形，如妊娠期女性及其家属要求引产，则可在羊膜腔注射依沙吖啶引产时采集脐血或羊水样本，或在引产后留取胎儿组织行遗传学检查。

2. 应选择哪种侵入性操作

每一种侵入性操作各有优缺点，应根据病例特点选择适当的方法：绒毛活检的优势在于出结果时间早，但创伤性较大、流产率较高，并存在嵌合型可能；羊膜腔穿刺术相对较安全，但其染色体核型所需的培养时间较长；脐静脉穿刺术是诊断胎儿贫血及血液系统疾病的首选方法，此外，细胞培养周期短，可对孕周较大的胎儿做出快速核型分析，但对于处于慢性缺氧的胎儿，可能增加胎儿心动过缓及死胎的风险；当夫妻一方为染色体平衡易位，但妊娠早期 NT 检查时超声并未发现结构畸形，这种情况下胎儿存在染色体不平衡易位的风险较低，为减少操作导致的流产风险，可推后至妊娠中期行羊膜腔穿刺术；在胎儿水肿伴有大脑中动脉血流速度升高的病例，胎儿贫血的可能性极大，即使穿刺时胎儿心动过缓的风险较大，也应建议行脐静脉穿刺尽快明确诊断。

3. 操作前是否已复核术前检查结果

操作前应复核术前检查结果，以免漏检项目或增加手术风险。

（1）术前检查中的夫妻双方血常规或血红蛋白电泳可筛查出大部分的地中海贫血高危人群。

（2）术前明确妊娠期女性血型可及时发现 Rh 阴性妊娠期女性，以免在无免疫保护的情况下进行侵入性操作。

（3）出血、凝血检查可减少难以预料的大出血。

（4）术前妊娠期女性乙型肝炎病毒感染状态的检查，可预测其宫内垂直传播的风险。

（5）为保护术者自身，建议术者亲自行超声检查了解胎儿是否存活，以及胎儿发育是否与之前的超声结果存在明显出入。

4. 妊娠期女性是否存在手术禁忌证

除了复核妊娠期女性的术前检查结果以发现禁忌证外，术前应测量妊娠期女性体温，检查术野皮肤是否存在损伤或感染，并询问近期有无先兆流产表现及急性内、外科疾病病史，及早在术前发现潜在危险因素。存在暂时性的手术禁忌者，建议推迟手术并给予相应处理。

（二）术前、术中及术后的信息核对及确认

产前诊断操作对母胎均具有创伤性，手术中务求以最少的操作创伤采集检查所需量的样本。术前、术中及术后做好有关妊娠期女性、胎儿、样本及检验项目的信息核对，是避免漏检或重复检查的关键。

1. 术前信息核对

进入手术室后应再次核对妊娠期女性姓名、产前诊断指征、手术方式、拟检查项目等信息，并检查知情同意书是否完善。由于不同检查项目所采集样本的种类和数量不同，而且由于不同检验项目的抗凝需要可能不同，血液样本采集后须尽快注入相应的试管，术前应该与护士进行核对，以免采样后出现错误。

2. 术中信息核对

在取样过程中，为免漏检项目，手术者出针前应与台下医生或护士再次核对产前诊断项目及这些项目所需的样本量。在双胎妊娠的侵入性产前检测中，应核对所取样本属于哪一个胎儿，在试管上标注其特征，例如，F1 胎（异常胎，位于宫腔左下方，胎盘位于左前壁，性别考虑为 Y），以供实验室发报告时使用。

3. 术后信息核对

手术后，手术医生、手术室护士及台下记录者三方，应再次复核手术样本、送检项目等信息，并在手术记录上签字。

（三）手术操作并发症的监控

产前诊断的术后并发症，一部分于手术结束后立即发生，其他则在术后数天至数周内发生，多数与手术相关的并发症发生于术后 2 周内。医护人员应对手术并发症做好监控，通过术后监测及电话随访做好详细记录，以备分析潜在原因及日后改进。

1. 术后监测

（1）术后应在超声下测量胎儿心率，记录胎儿心动过缓时的处理以及胎心恢复正常所需时间。

（2）术后应记录子宫壁及胎盘有无渗血，如有出血应记录出血时间。

（3）术后应嘱妊娠期女性休息约 0.5 小时，超声监测胎心率正常后再离院，以便发现部分迟发性的胎儿宫内窘迫。

（4）告知妊娠期女性常见并发症的临床表现，嘱其术后注意阴道流血、流液情况，注意体温变化及胎动，并提供医院联系方式，方便妊娠期女性术后自我监测及与医院联系。

2. 术后定期随访

除了为妊娠期女性提供产前诊断中心的随访电话以外，产前诊断中心应安排人员定期随访，一般建议分娩前后各电话随访一次，了解术后母胎并发症及新生儿的预后。

3. 定期总结并发症的发病率及分析潜在原因

对于一个产前诊断中心，应定期对术后并发症的数据进行汇总分析，统计各种并发症的发病率及变化趋势，对于某一时段突然明显增加的并发症应尽快分析其原因，做好应对措施。例如，在一段时间内术后宫内感染的发生率如果明显增加，应立即检视手术室的控感措施，必要时对手术室进行全面消毒。

二、实验室检测的质量控制

实验室的质量控制要从样品抓起。无论检测方法如何先进，一旦样品出问题，将全盘皆输。样品问题中最严重的莫过于样品错乱和污染，尤其是在产前诊断中，如果样品不是来自胎儿而当成胎儿的进行分析，无论是何种方法检测基因变异，都将导致误判。

在检测过程的任何阶段都可能发生样品差错。所分析的样品可能不是来自目标个体，它可能是取材时标记错误、提取样品时试管错位、实验设置时取错样品或加错试管、点样时记错位置、照片标错方向等；样品的混杂，可能发生在样品采集时，例如羊水和绒毛混有母亲的材料甚至完全来自母亲，可能是在样品纯化时吸管交叉混用或中途加错试管。

如何避免这种情况或者发生之后能及时发现。目前经验是除了实验操作中认真细致、对所检测的样品保存原管以便核对外，还需注意以下几点。①采用 DNA 自动提取设备，减少操作环节；②对于产前诊断样品，绒毛要仔细挑选，并保留尾货备用，羊水要静置样品 1 小时，观察红细胞含量，如果有明显的肉眼血性羊水，一定要培养之后再分析；③使用多态性分析与基因变异分析双途径检测，如果无法进行连锁分析，也需增加一个质控环节，使用其他 DNA 多态性标记进行个体标识，应该与主要监测结果同时记录在案，以备以后分析时做个体识别。在结果分析时，用传递分析确定样品是否出现差错。

第四节　产前诊断报告

产前诊断报告是对于宫内胎儿是否罹患某种疾病进行明确诊断并给予咨询的最重要的依据。因此，报告的规范性及准确性非常重要。诊断结果必须清晰、简洁、准确。必要时实验室需要与临床医生密切沟通。

检测结果的书面报告应该包含以下内容。

一、病例的标识

（1）患者姓名、出生日期（或身份证号码）、实验室识别码（或二维码）、病案号等信息，以明确标本的唯一性。

（2）标本的类型（羊水、绒毛、脐血、胎儿组织）及状态。

（3）标本采集日期、报告日期。

（4）申请检测的指征及申请医生。

二、检测的具体内容

以核型分析为例。

（1）染色体计数、分析和核型分析的数量。

（2）细胞培养的方法及时间。

（3）显带方法及分辨率水平。

（4）正常核型以 46，XN 表示（不显示胎儿性别）。

（5）如为核型变异用 ISCN 标准表示并应附核型图。

（6）检测者签名，复核者签名。

（7）对于检测结果的必要描述及提示建议做产前咨询，必要时建议妊娠期女性及其配偶做适当的检测。

（8）告知本检测方法的误差和局限性。

在产前诊断结果的书面报告准备工作到最后与受检妊娠期女性沟通的整个过程，特别是在做流产决策时，需要按照尊重自主权原则，根据受检妊娠期女性对残疾风险不同程度的容忍度而进行。

第三章　围生期健康

第一节　妊娠期健康

妊娠是一个特殊的生理过程，平均经历 280 天（40 周）。在此期间，胎儿从受精卵形成开始经过分化发育成为胚胎，然后生长发育成为能离开母体独立生活的新生命，其速度和变化都是惊人的。母亲从妊娠开始就要为新生命的发育成长提供良好的生存环境和足够的营养，全身各系统也起着相应的变化来适应妊娠负担不断增加的需要。医学上习惯以末次月经来推算预产期（即从末次月经第 1 天算起，月份减 3 或加 9，天数加 7）和计算妊娠的周龄，实际上受孕是在下次月经前 2 周。因此，实际的孕龄要比末次月经计算的少 2 周。

妊娠期通常被分为 3 个时期，妊娠早期是指从妊娠开始至妊娠 12 周末；妊娠中期是指第 13～27 周末；妊娠晚期是指第 28 周至分娩。

妊娠期健康主要通过定期产前检查、健康监测、健康教育和咨询服务等措施保证妊娠过程的正常进展；维护孕产妇身心健康和胎儿正常的生长发育；如有异常能通过尽早发现疾病的表现特征或及时进行相关筛查，从而发现或筛查出妊娠期可能发生的并发症、并存疾病，并及时处理及预防不良后果的发生。此外，还应帮助妊娠期女性做好分娩和应急处理的各种准备。

一、妊娠早期健康

（一）母体的主要变化

（1）妊娠期女性出现持续闭经、妊娠反应和尿频。

（2）体重开始时增加不明显。

（3）阴道壁和宫颈因充血而呈紫蓝色；停经 6～8 周时出现黑格征，宫颈峡部极软，有宫体与宫颈分离的感觉。子宫随着停经月份的增加逐渐增大呈球形。

（4）乳房变化。乳腺管与腺体皆增生，脂肪沉积，妊娠 8 周后乳房开始增大，乳晕着色，并出现结节状小突起（蒙格结节）。

（二）胎儿的生长发育

（1）受精卵形成后，细胞就不停地分裂、分化，妊娠 8 周前称为胚胎，妊娠 9 周起称为胎儿。妊娠6～8周是胚胎各器官的萌芽、分化和发育阶段。

（2）妊娠8周末头臀长2.58 cm，头部发育明显，占身体的一半，可分辨眼、耳、口、鼻，四肢已具雏形，心脏发育关键期基本结束，初具人形，超声检查可探及胎心搏动。

（3）妊娠12周末头臀长11～12 cm，体重45～46 g，外生殖器发生，四肢可活动，肠道开始蠕动，指、趾可分辨，指（趾）甲形成，心脏发育完全，多普勒超声检查可闻及胎心。

（三）妊娠早期健康要点

（1）及早确诊妊娠并保护胚胎。胚胎在受孕后第3～8周时逐渐分化形态与功能不同的各类器官。这一时期特别容易受化学物质作用而诱发畸形。闭经是妊娠的最早信号，但月经延迟1周时，胚胎已是3周，已开始进入器官分化阶段。所以早确诊、早落实保护措施很重要。

（2）妊娠早期建册和第一次产前检查。一般由妊娠期女性居住地的一级医疗服务机构（即社区卫生服务中心）提供，并在建册后负责进行健康管理。

第一次产前检查时，通过全面询问病史、全身体格检查和必要的实验室检查，了解母亲全面的健康状况，参照或填写初筛分类表进行分类后，予以进一步随访处理。发现以下问题时应转诊相关医疗机构。①夫妻双方有遗传病史或家族史，需要做进一步的遗传咨询和必要的产前诊断；②发现各主要脏器，如心、肝、肾等疾病或病史，需进一步明确诊断；③有异常表现特征，以及初检结果有异常。

（3）开展妊娠早期健康指导，以提高妊娠期女性的自我健康保护能力和识别异常症状的能力。首先，要注意维护妊娠期女性所处的大环境安全、无害。既要避免接触有害的化学物质，又要避免有害的物理因素，如噪声、高温、射线等。

其次，要维护妊娠期女性本身作为胚胎发育的小环境的良好状态，预防感染。母亲患感染性疾病可影响妊娠结局。如患病毒性肝炎、梅毒的妊娠期女性，流产、早产、死胎及新生儿死亡率均可增加。巨细胞病毒、风疹、单纯疱疹病毒感染及弓形虫病可引起胎儿发育异常，包括各种先天畸形及智力发育障碍。有些感染性疾病可通过胎盘或在分娩中接触母血，传给婴儿，成为病毒携带者。因感染而引起的高热，对胎儿亦不利。据报道，妊娠期女性发热体温在38℃以上持续数天或1～2周，易导致胎儿出现神经管畸形。因此，必须指导妊娠期女性少去人群密集的公共场所，重视预防感染。

妊娠期用药对胚胎、胎儿可能产生流产、致畸、生长发育迟缓等损害，特别在妊娠早期损害更大。因此，必须有明确指征和对疾病治疗需要时才用药，不应滥用药物。妊娠早期能避免或暂时停用的药，应考虑不用或暂时停用，保健品和补药亦不例外。根据动物实验、临床报告及流行病学研究，对胚胎及胎儿发育有影响的药物大致分为3类。①肯定的致畸药物，如抗癌药和性激素；②可能致畸的药物，如某些抗癫痫药、抗甲状腺药和降糖药、镇静药；③潜在对胎儿有害的药物，如某些抗生素、普萘洛尔（心得安）、皮质类固醇等。

（4）警惕异位妊娠，正确处理自然流产。对妊娠早期闭经后又出现阴道流血的症状，要引起重视。近年来，异位妊娠的发病率有逐渐上升趋势，因贻误治疗而丧生的事例亦有发生。因此，不但要在育龄女性中普及有关异位妊娠的知识，对妊娠早期闭经后出现阴道流血或伴有腹痛就诊的患者，应提高警惕，避免贻误；同时还应引起内、外科医生的重视。

妊娠早期闭经后又出现阴道流血常可能是流产的先兆。引起流产的原因有母体和胚胎两个方面的因素。近来的研究发现，妊娠 8 周内的流产中，胚胎发育异常者占 80%，自然流产常是因胚胎发育不良而引起的自然排斥机制。因此，已不主张沿用过去对先兆流产长期用药进行保胎的治疗常规。对有反复流产史者，应进一步做染色体核型检查。据报道，早期流产中染色体异常者占 20%～70%。

葡萄胎虽不多见，但若妊娠早期有出血，且伴有较严重的妊娠反应者，应及早做进一步检查。

（5）心理健康。妊娠早期女性，因对妊娠无充分思想准备，或因妊娠反应严重，也有因接触了一些"不良"因素而产生心理压力，应针对性地予以指导和疏导，使其能保持积极乐观的情绪。

二、妊娠中期健康

（一）母体主要的生理变化

1. 母亲的体型出现明显的变化

随着妊娠的进展，子宫逐步增大，妊娠 12 周后在下腹部耻骨联合上方可触及宫底。以后腹部逐渐隆起，腰部变粗，体重逐渐增加，妊娠 20 周左右，妊娠期女性可感觉到胎动。

2. 妊娠反应

随着早期的妊娠反应已经过去，妊娠中期时，胎儿虽然迅速长大，还不致使母亲感到负担太重。而妊娠中期的生理变化也使妊娠期女性容光焕发，自我感觉亦特别良好，食欲增进。

3. 皮肤色素沉着

妊娠期女性除乳头、乳晕、外阴等处有明显色素沉着外，面颊部会出现蝶状褐色斑（妊娠斑），有些妊娠期女性在下腹正中可以出现一条黑线。

4. 乳房变化

乳房明显增大，乳腺管和腺体继续增生、脂肪沉积。

5. 母体其他系统的变化

（1）消化系统。在孕激素的作用下，胃肠道平滑肌运动减弱，蠕动减慢，加之子宫逐渐增大，使原正常解剖位置的胃肠系统发生了一定的位置改变，这些情况可导致胃排空延迟，饭后胃部有胀满感和烧灼感，部分妊娠期女性可有便秘等不适感觉。

（2）血容量。在此期间仍在逐渐增加，甲状腺功能更加活跃；妊娠期女性活动后容易出汗，锻炼的时候可以出现气促等症状。

（3）牙齿。受孕期激素的影响，牙龈增厚及稍显松软。

（二）胎儿的生长发育

妊娠中期，胎儿各器官系统基本发育完成，胎儿进入进一步生长发育的阶段，各器官系统功能逐渐成熟。

1. 妊娠 16 周末

身长 16 cm，体重为 100 g，器官基本发育，头部占身体的 1/3，耳朵移至最终位置，性别可识别，长出头发，出现呼吸样运动。部分妊娠期女性可感觉到胎动。

2. 妊娠 20 周末

身长 25 cm，体重为 300 g，全身出现毳毛和胎脂，开始出现吞咽和排尿功能。

3. 妊娠 24 周末

身长 30 cm，体重为 700 g，各脏器均已发育，皮下脂肪开始沉积，但量不多。出现眉毛和睫毛，指（趾）甲达末端；男性胎儿睾丸开始降入阴囊。

4. 妊娠 28 周末

身长 35 cm，体重为 1000 g，为有生机胎儿，皮下脂肪沉积不多，全身布满胎毛，指（趾）甲达指端。已有呼吸运动，生后能啼哭。

在妊娠中期，由于胎儿器官系统发育基本完善，在此期间能够通过一些相关的检验和辅助诊断方法（如超声等）大致了解胎儿发育是否正常。

（三）妊娠中期健康要点

1. 定期产前检查

每月 1 次，常规内容包括：测量体重、血压、尿蛋白。

（1）体重。从妊娠 20 周开始，每周增加约 0.5kg。

（2）血压。妊娠期女性正常时血压不应超过 140/90 mmHg（1 mmHg≈0.133kPa），或与基础血压相比不超过 30/15 mmHg。超过者属病理性血压升高，应予以重视。

（3）尿蛋白。每次复诊检验尿常规，必要时做 24 小时尿蛋白定量检查。

2. 关注妊娠期女性的健康状况

询问主诉、观察、体检和必要时行实验室检查，通过了解前次产前检查后有无特殊情况出现，关注是否有妊娠合并疾病及并发症的表现特征。

3. 监测胎儿的生长发育

既要防止胎儿生长发育迟缓，又要防止发育过度。常用的监测方法有妊娠期女性增重及妊娠图，必要时还可通过超声检查测量胎儿的生长参数，如双顶径、股骨长度、腹围等预测胎儿的体重。

4. 进行必要的筛查

（1）妊娠 20 周左右（18~24 周）进行 B 超筛查大畸形。

（2）妊娠 24~28 周做葡萄糖筛选试验，即晨间空腹口服葡萄糖粉 50g，1 小时后测血糖，测量值≥7.84 mmol/L（140 mg/dL）为阳性者，继续做葡萄糖耐量试验。

（3）有医学指征需进行产前诊断者，妊娠中期是进行羊膜腔穿刺的最佳时机。羊水细胞中蕴藏着胎儿的遗传信息。取羊水细胞经过培养后进行染色体核型分析，可以诊断胎儿是否患染色体病。

此外，检测羊水或母血中的甲胎蛋白值对诊断神经管畸形有特殊价值。

5. 健康指导

（1）营养指导。女性在进入妊娠中期后由于胎儿生长发育较快，平均每天约增重 10 g，所以对各种营养素的需求也迅速增加。另外，妊娠期女性的基础代谢率增高，比正常人增高 10%～20%，所以能量的需要也大大增加。要注意合理营养，以保证妊娠期女性的健康和胎儿的正常发育。

（2）胎教。国内外大量科学研究已证明胎儿在子宫腔内是有感觉、有意识、能活动的，能对外界的触、声、光等刺激发生反应。妊娠期女性在思维和联想时所产生的神经递质，也能传入胎儿脑部，给胎儿脑神经细胞发育创造一个相似的递质环境。这些研究结果为胎教奠定了理论基础，促进了胎教的发展，并受到国内外普遍重视。其中心内容是注意在妊娠期调节和控制母体的内外环境、维护身心健康、避免不良刺激。具体做法是从妊娠 4 个月起通过音乐、语言、抚摸等，主动给胎儿有益的各种信息刺激，以促进胎儿的身心健康和智力发育。

（3）体操和运动。妊娠中期开始，每天两次做妊娠期女性体操，能使妊娠期女性感到周身轻松，精力充沛。坚持做操能松弛腰部及骨盆关节、锻炼肌肉；亦可缓解由妊娠期女性体重增加和重心改变而引起的肌肉疲劳和功能降低；亦能使身体以既强健又柔韧的状态进入分娩期，以促进顺利的自然分娩。

妊娠期应该保持适量的运动，户外散步是最容易做的，如平时骑自行车或喜爱游泳，妊娠中期仍可照常进行。喜欢外出旅游者，亦可安排在妊娠中期。

进入妊娠中期后，妊娠期女性就不宜仰卧，而以左侧卧位为好，避免增大的子宫压迫位于脊柱前的下腔静脉和腹主动脉，有利于改善子宫胎盘的血流。

三、妊娠晚期健康

（一）母体的主要生理变化

1. 子宫

随着胎儿的生长，加之逐渐增多的羊水，子宫的重量和体积进一步增大，肌壁变薄；足月时子宫重量可达 1000 g，容积可达 5000 mL，肌壁不足 1.5 cm。子宫峡部由非妊娠期 1 cm 伸展至 7～10 cm，成为产道的一部分，称为子宫下段。在临产前的 1～2 周可以出现不规律无痛性宫缩，特别是在夜间。

2. 体重增加

体重增加明显，平均每周增加 500 g。受妊娠期激素和身体重心改变的影响，妊娠晚期女性可以出现腰背疼痛、下腹部及大腿感觉沉重，如果增大的子宫压迫一侧坐骨神经，还可以出现受累侧下肢疼痛。

3. 先露下降

妊娠 36 周后胎头逐渐入盆，胃部不适及气急可减轻，但常会使妊娠期女性有尿频的感觉，妊娠期子宫压迫盆腔静脉，使下肢血液回流受阻，股静脉压升高，易出现足踝部及小腿水肿，少数可见下肢或会阴部静脉曲张。

4. 血容量增加

血容量在妊娠 32~34 周时达高峰，增加 40%~45%，平均增加 1500 mL，维持此水平直至妊娠结束。血浆增加多于红细胞的增加，血浆平均增加 1000 mL，红细胞平均增加约 500 mL，出现血液稀释。红细胞计数约为 3.6×10^{12}/L，血红蛋白测值为 110 g/L。白细胞计数在妊娠 30 周达高峰，约为 10×10^9/L，主要是中性粒细胞增加，淋巴细胞增加不多。血液处于高凝状态，凝血因子 II、V、VII、IX、X 均增加。

5. 乳房

乳房丰满，挤压时有少量淡黄色稀薄液体自乳头溢出。

（二）胎儿生长发育

1. 妊娠 32 周末

胎儿身长 40 cm，体重约 1700 g。此时胎儿生长迅速，皮肤深红，面部毳毛已开始脱落，胎体开始丰满，指（趾）甲部分超过指（趾）端头，身体比例与足月儿相仿。同时呼吸和吞咽运动已建立，能区分光亮和黑暗，也有睡眠和清醒的区别。

2. 妊娠 36 周末

胎儿身长 45 cm，体重约 2500 g。随着皮下脂肪的沉积，外形逐渐丰满，毳毛明显减少，除了肺脏以外，其他脏器功能已发育成熟，胎儿体重迅速增加，皮下脂肪较多，面部皱褶消失，90% 乳晕隆起，出生后能啼哭和吸吮。

3. 妊娠 40 周末

胎儿身长 50 cm，体重约 3000 g，器官发育已较成熟。皮肤呈粉红色，皮下脂肪多，外观体型丰满。除肩背部外毳毛已脱落，足底皮肤纹理清晰，男性胎儿睾丸下降，女性胎儿大、小阴唇发育良好。出生后哭声响亮，吸吮能力强。

（三）妊娠晚期护理要点

1. 定期产前检查

妊娠 28~36 周每 2 周 1 次，妊娠 36 周以后每周 1 次。

（1）产前检查。进入妊娠晚期，妊娠期女性全身负担加重，容易出现产科并发症，也是各系统原有疾病容易加重的阶段，通过定期产前检查可及早发现并及时进行处理。每次按常规进行产前检查时都要重视血压和体重的变化，估计胎儿的大小、胎方位和胎头入盆等情况；有糖尿病高危因素者妊娠 32 周要复查糖筛查试验。此外，必须做到详细询问、仔细观察、认真检查，必要时对妊娠期女性进行辅助检查。

（2）产前小结和计划分娩。妊娠 36 周时做产前小结。对有妊娠合并疾病的妊娠期女性考虑适时计划分娩：妊娠合并心、肝、肾等主要脏器疾病，到了妊娠晚期由于妊娠负担的增加，病情亦会加重，选择适当的时机，进行适时计划分娩，适时终止妊娠可减少母婴的围生期发病率及死亡率。以重度妊娠高血压疾病为例，妊娠高血压疾病的胎儿受疾病的影响，在宫内生长发育不良，而妊娠的持续常会使母体病情日益加重。如在母体病情得到一定控制且胎儿已成熟的情况下，适时地终止妊娠，则胎儿可早日脱离不良环境，出生后的精心护理将能使其良好发育；取出胎儿去除病因亦可促使母体早日康复。近年来，对妊娠合并心脏病、肾炎等按此原则处理，妊娠结局亦有所改善。

2. 健康指导

进入妊娠晚期，除需指导妊娠期女性继续重视妊娠期营养，以及坚持胎教和妊娠期女性体操外，还要增加以下内容。

（1）妊娠期女性自我监护。围生医学对胎儿生理病理的深入研究，认为用胎动监测胎儿的安危有一定的临床意义，当胎儿出现危象时，胎动减少比胎心消失早 24 小时左右，及时发现并积极采取措施，常能挽救胎儿生命。妊娠 30 周起指导妊娠期女性采用胎动计数来监测胎儿宫内情况是 20 世纪 80 年代以来广泛应用的妊娠期女性自我监护方法。要求妊娠期女性每日早、中、晚固定时间进行 3 次胎动监测，每次 1 小时，或每晚数胎动 1 小时，计算 12 小时的胎动数，30 次或 30 次以上为正常，<20 次提示胎儿有异常，<10 次则提示胎儿宫内明显缺氧。胎动减少或明显增剧，都应立即去医院就诊。

（2）妊娠期常见并发症的防治。将妊娠期高血压疾病、妊娠晚期出血（前置胎盘及胎盘早剥）、胎位不正、早产或过期产等常见并发症的早期症状及对母婴的危害性告诉妊娠期女性本人及其家属，以便及早识别、加以重视和及早就诊。

（3）告知妊娠晚期的危急征象。妊娠期女性本人及其家属都应了解妊娠晚期的危急征象，从而可提高警惕，及时就诊，以免贻误抢救。具体包括以下几种。①胎动不正常或消失提示胎儿窘迫；②阴道大出血或伴急性失血性休克，提示前置胎盘或胎盘早剥；③胸闷、气急、不能平卧，提示心力衰竭，或呼吸衰竭；④明显的消化道症状、黄疸急剧加深，提示急性肝衰竭；⑤高血压伴头昏眼花，提示先兆子痫；⑥头痛、眼花、胸闷、视物不清，无原因的恶心，右上腹疼痛，夜间咳嗽不能平卧，提示先兆子痫。

（4）母乳喂养教育。重点介绍母乳喂养的好处，使妊娠期女性树立母乳喂养的信心，做好母乳喂养的准备，坚持做到纯母乳喂养 4~6 个月。

（5）分娩准备教育。应列为妊娠期健康教育的重要内容，使妊娠期女性在分娩前能在生理上、心理上、物质上做好准备，树立正确对待分娩的态度，克服恐惧、紧张等心理，在掌握产程进展和分娩知识的基础上，懂得各产程的健康要点，能正确对待和处理分娩时遇到的疼痛，充分调动产妇的主观能动性，促使分娩的顺利进行。分娩准备教育的具体内容包括以下几个方面。

1）分娩知识（分娩三要素及各产程健康要点）。

2）分娩前的准备。①生理准备：包括合理营养和妊娠期女性体操，达到增强体质和控制胎儿体重；②心理准备：消除顾虑，树立自然分娩的信心；③物质准备：包括临产入院时需带的物品、婴儿生活用品及出院时母婴的衣物准备。

3）临产先兆及入院时间：包括提倡晚一点入院的好处，以及需要紧急入院的指征。

4）镇痛措施：包括非药物性及药物性镇痛措施、方法及利弊。

5）介绍陪伴分娩的重要意义。

6）介绍产程中常用的医疗干预措施的作用和利弊，包括剖宫产问题。

第二节　分娩期健康

一、分娩的临床经过

（一）临产先兆

分娩发动之前，往往出现一些预示妊娠期女性不久将临产的症状。

1. 不规律宫缩

宫缩持续时间短且不恒定，间歇时间长且不规律，宫缩强度不增加，常在夜间出现而清晨消失，并且局限于下腹部的轻微胀痛。

2. 胎儿下降感

感到上腹部较前舒适，进食量增多，呼吸较轻快。

3. 见红

阴道少量血性分泌物，多因宫颈内口附近的胎膜与该处的子宫壁分离，毛细血管破裂所致。

（二）临产表现

1. 规律宫缩

产程开始时，宫缩持续时间较短（约 30 秒）且弱，间歇期较长（5～6 分钟）。随着产程进展，持续时间渐长，并且强度不断增加，间歇期渐短。

2. 宫口扩张

通过肛诊或阴道检查，可以确定宫口扩张程度。先是宫颈管逐渐短缩直至消失，然后宫口逐渐扩张直至开全。

3. 胎膜破裂

多发生在宫口近开全时，随宫缩继续增强，子宫羊膜腔内压力增加到一定程度时胎膜自然破裂，羊水流出。

4. 胎儿娩出

宫口开全后，当胎头降至骨盆出口压迫盆底组织时，产妇有排便感，不自主地向下屏气。随着产程进展，会阴渐膨隆和变薄，肛门松弛。胎头经历胎头拨露、胎头着冠后娩出，随之胎体娩出。

5. 胎盘娩出

胎儿娩出后，子宫底降至与脐部平齐，由于子宫容积的改变，子宫壁与胎盘附着处发生错位，胎盘剥离排出。

（三）产程分期

产程是指从规律性的子宫收缩开始至胎儿、胎盘娩出为止的全过程，一般分为 3 个产程。

1. 第一产程宫颈扩张期

从规律性宫缩开始至宫口开全。初产妇平均需要 11～12 小时，经产妇需要 6～8 小时。其中从规律宫缩到宫口开大 3 cm 称为潜伏期，宫口扩张速度是平均每 2 小时开大 1 cm。宫口扩张 3～10 cm 称为活跃期，其中，宫口扩张 3～4 cm 为加速阶段；宫口扩张 4～9 cm 为最大加速阶段；宫口扩张 9～10 cm 为减速阶段。宫口扩张速度是平均每 1 小时开大 2 cm，最慢速度每 1 小时扩张 1 cm。胎先露下降分为潜伏期、加速期和急速下降期。胎先露下降潜伏期相当于宫颈扩张的潜伏期加活跃期的加速阶段，平均每小时下降 0.14 cm；胎先露下降的加速期相当于宫颈扩张活跃期的加速阶段，平均每小时下降 0.87 cm；胎先露下降的急速下降期相当子宫颈扩张活跃期的减速阶段加第二产程，平均每小时下降 2.16 cm。

2. 第二产程胎儿娩出期

从宫口开全到胎儿娩出，初产妇需要 1～2 小时，经产妇需要 0.5～1 小时。

3. 第三产程胎盘娩出期

从胎儿娩出到胎盘娩出需要 5～15 分钟，最长不超过 30 分钟。

二、决定分娩的因素

决定分娩的因素有 4 个方面，即胎儿、产力、产道及精神因素。若各因素均正常并能相互适应，胎儿顺利经阴道自然娩出，称为正常分娩。产力为分娩的动力，但受产道、胎儿及精神因素制约。产妇的精神因素可以直接影响产力的正常与否；产力也可因产道和（或）胎儿异常而异常，或转为异常。四者相互制约、相互影响。

（一）产力

1. 子宫收缩力

子宫收缩力（简称宫缩）是临产后的主要产力，贯穿于整个分娩过程中。临产后的宫缩能迫使宫颈管短缩直至消失，宫颈扩张，胎先露下降和胎盘、胎膜娩出。临产后的正常宫缩具有以下特点。

（1）节律性。宫缩具有节律性是临产的重要标志之一。正常宫缩是子宫体部肌肉不随意的、有节律的阵发性收缩。每次阵发性收缩总是由弱渐强（进行期），维持一定时间

（极期），随后由强渐弱（退行期），直至消失进入间歇期，间歇期子宫肌肉松弛。阵发性收缩如此反复出现，直至分娩全过程结束。

临产开始时，宫缩持续时间约为 30 秒，间歇期为 5～6 分钟。随着产程进展，宫缩持续时间逐渐延长，间歇期逐渐缩短。当宫口开全之后，宫缩持续时间可长达 60 秒，间歇期可缩短至 1～2 分钟，宫缩强度也随产程进展逐渐增加，子宫腔内压力于临产初期升高至 25～30 mmHg，于第一产程末可增至 40～60 mmHg，于第二产程可高达 100～150 mmHg，而间歇期宫腔压力仅为 6～12 mmHg。

（2）对称性和极性。通常宫缩起自两侧子宫角部，以微波形式迅速向子宫底中线集中，左右对称，此为宫缩的对称性。宫缩以宫底部为最强、最持久，向下则逐渐减弱，子宫底部收缩力的强度几乎是子宫下段的 2 倍。

（3）缩复作用。子宫体部的肌肉在收缩时，肌纤维缩短、变宽，收缩之后肌纤维虽又重新松弛，但不能回复原状而是有一定程度缩短，这种现象称为缩复作用或肌肉短滞。缩复作用使子宫上段变短、变厚，使宫腔容积逐渐缩小，迫使胎先露不断下降而子宫下段逐渐被拉长、扩张，并将子宫颈向外上方牵拉，宫颈管逐渐消失、展平。

2. 腹肌及膈肌收缩力

腹肌及膈肌收缩力（腹压）是第二产程时娩出胎儿的重要辅助力量。腹压必须在第二产程，尤其是第二产程末期宫缩时运用最有效，过早用腹压不但无效，反而易使产妇疲劳和宫颈水肿，导致产程延长。

（二）产道

产道是胎儿娩出的通道，分为骨产道与软产道两个部分。

1. 骨产道

（1）骨盆入口平面。前方为耻骨联合上缘，两侧为髂耻缘，后方为骶骨前缘。

（2）中骨盆平面，为骨盆最小平面，最狭窄，呈前后径长的椭圆形。

（3）骨盆出口平面。前三角平面顶端为耻骨联合下缘，两侧为耻骨降支；后三角平面顶端为骶尾关节，两侧为骶结节韧带。

2. 软产道

软产道是由子宫下段、宫颈、阴道及骨盆底软组织构成的弯曲管道。

（三）胎儿

能否顺利通过产道，除产力和产道因素外，还取决于胎儿大小、胎位及有无畸形。

1. 胎儿大小

在分娩过程中，胎儿大小是决定分娩难易的重要因素之一。胎儿过大导致胎头径线大时，尽管骨盆正常大，因颅骨较硬胎头不易变形，也可引起相对性头盆不称而造成难产。

2. 胎位

产道为一纵行管道。若为纵产式（头先露或臀先露），胎体纵轴与骨盆轴一致，容易通过产道；肩先露时，胎体纵轴与骨盆轴相垂直，足月活胎不能通过产道，对母婴威胁极大。

3. 胎儿畸形

胎儿某一部分发育异常，如脑积水、连体儿等，由于胎头或胎体过大，通过产道往往发生困难。

（四）精神因素

妊娠期女性积极、乐观的精神状态，有利于产力的正常和产程的进展。焦虑、不安和恐惧的精神心理状态会使机体产生一系列变化，如心率加快、呼吸急促，甚至引起子宫收缩乏力、宫颈扩张缓慢、胎先露下降受阻及产程延长等。

三、分娩期健康要点

分娩虽然是一个正常的生理过程，但是在此过程中产妇要经历 10 多小时才能将胎儿娩出，要承受较大的生理和心理负担；胎儿从寄生状态过渡到独立生活的新生儿亦是一个关键的过程。在此期间会有许多危险突然发生，如难产、出血、羊水栓塞及胎儿窘迫、新生儿窒息等。因此，必须严密观察产程进展情况。

（一）第一产程的观察与处理

（1）病史。入院后应首先了解产妇的病史、全身及产科情况，初步得出是否可经阴道自然分娩或需进行某些处理。对初产妇及有难产史的经产妇应再次进行骨盆外测量、对有妊娠合并疾病者应给予相应的治疗等。对胎儿的大小和先露入盆情况有一定的估计。

（2）饮食与活动。鼓励产妇多次、少量进食。摄入高热量易消化食物，并注意摄入足够水分，以保证有充分的精力和体力。适当走动，尽可能采用多种体位，避免卧床。

（3）排尿与排便。临产后应鼓励产妇每 2～4 小时排尿一次，以免膀胱充盈影响宫缩及胎头下降，注意观察有无尿潴留，必要时予以导尿。

（4）产妇的生命体征。监测产妇体温和脉搏，在宫缩间期多次测量血压，对破膜时间长者要加用抗生素，预防感染。

（5）宫缩。认真监护产程宫缩的间隔、频率、持续时间，记录观察的结果。

（6）胎心监护。对一般妊娠期女性间断听诊，对有高危因素的妊娠期女性应进行连续电子监护，并动态观察和评估胎儿情况。

（7）阴道检查。通过阴道检查（以前常用肛指检查），以确认宫颈的情况、先露高低及胎位，阴道检查的次数根据产程进展情况而定。当胎膜破裂时应再次阴道检查并听诊胎心，排除脐带隐性受压情况。

（二）第二产程的观察与处理

（1）胎心率。勤听胎心，宫缩和向下用力使胎头受压会引起胎心率减慢，宫缩和向下用力结束后胎心便恢复。但要警惕因脐带绕颈而阻碍脐带的血流，或胎盘早期剥离等对胎儿的影响。

（2）胎头下降情况。

（三）第三产程的观察与处理

密切观察产妇血压和阴道出血量。

四、应用适宜技术，全面支持产妇

整个分娩过程要经历 10 多个小时，这期间产妇精神和体力消耗都很大，心理压力也很大。过度的疲劳以及恐惧和疼痛所引起的心理变化都会影响产程的进展。产程中给予产妇全面的支持是十分必要的。

（一）导乐陪伴分娩

"导乐"是希腊词"Doula"的译名，意为女性看护者，本指一个有经验的女性帮助照顾另一女性。导乐陪伴分娩是指一个有生育经验的女性在产前、产时及产后给予孕产妇持续的生理上的支持帮助及精神上的安慰鼓励，使其顺利完成分娩过程。

1. 导乐的性质及作用

导乐是分娩过程中的女性看护者。她不仅拥有丰富的生育经验，而且富有爱心、同情心和责任心，具有良好的人际交流技能并给人以信赖感。她能在分娩这一人生关键过程中通过目光、语言和行动来显示自己的能力和作用，帮助产妇在产程中能最好地发挥其自身潜力来完成分娩过程。

导乐的作用是让产妇认识到分娩是值得母亲终身牢记的重大事件，了解分娩的生理和产妇的情感需要，帮助产妇及其丈夫准备和实施分娩计划，在整个产程中陪伴在产妇身旁，提供情感支持、生理帮助。导乐以其温柔的态度、真诚的爱心成为产妇及其丈夫的好帮手。导乐还通过示范一些技巧，如握手、按摩等使丈夫更好地帮助、照顾妻子，增强了丈夫的作用。同时她又是产妇与医务人员之间的桥梁，一旦发现异常情况，其可立即与医生联系，以便及时处理。

2. 导乐陪伴分娩的实施方法

（1）第一产程早期。①尽可能鼓励产妇多走动，促使胎头下降，缩短产程；②洗温水澡（胎膜未破）或淋浴（胎膜已破），以放松身体，缓解疼痛；③多变换体位，避免平卧位；④多喝饮料（补充能量），常排尿（膀胱充盈对宫缩有影响）；⑤持续地给产妇以支持和鼓励。当产妇阵痛剧烈时，应告诉她这是正常的，不必害怕。帮助产妇将注意力集中在应对目前的宫缩（放松和减轻疼痛）。不要想已痛了多久，还要承受多久。帮助产妇想象随着阵痛加剧，自己的宫口正在逐渐开大。不断地向产妇解释说明疼痛的作用及产程进展情况；⑥用手抱住产妇或握住产妇的手，用温毛巾为其擦脸及按摩产妇背部；⑦提醒产妇睁开眼睛，观察周围环境，以分散产妇对疼痛的注意力。

（2）第一产程晚期。此时宫缩更强，间隔更短，产妇出现面部发红，阴道有血性分泌，下肢及上肢抖动或出现恶心等症状，导乐更应全身心地给予支持和鼓励。这时，产妇的丈夫可能受到惊吓，也需要导乐的支持和解释，以消除疑虑。

（3）第二产程。①无屏气感时，坚持活动（立、走、蹲）；有屏气感时，指导其下屏的方法；②改变体位，避免平卧位；③多喝饮料；④指导正确呼吸、屏气。

分娩时是由医务人员负责助产，导乐和丈夫则一起守在产妇的身边。分娩后向夫妻祝贺，并鼓励产妇尽早开始与新生儿接触，及早吸吮。分娩结束后，可让产妇和新生儿多接触。产后第 2 天与夫妻一起回忆分娩过程，让夫妻分享感受。

（二）分娩镇痛

长期以来产科工作者认为因子宫收缩引起的分娩疼痛是完成分娩所必需的，也是不可避免的，因此缺少对分娩镇痛的研究。近来，随着麻醉学的发展以及人性化服务的推行，分娩镇痛已受到重视，也有了较大的进展。分娩镇痛可支持产妇心理健康，提高产妇自然分娩的信心。分娩镇痛是现代文明产科的标志，也是每一位产妇、胎儿的权利。

1. 分娩疼痛（产痛）的原因

（1）第一产程。疼痛始于子宫颈和子宫下段的扩张以及子宫体部的收缩。子宫收缩时，宫内压显著升高，子宫韧带和腹膜受牵拉，子宫壁血管暂时受压闭塞，使周围组织缺血、缺氧。痛觉感受器接受的疼痛刺激沿交感神经纤维传导，在 $T_{12} \sim L_1$ 神经节段进入脊髓。疼痛部位主要在下腹部及腰部，有时可放射至髋部、骶部或沿大腿放射。随着产程进展，疼痛明显加剧，宫口扩张至 7～8 cm 时最为剧烈。

（2）第二产程。疼痛是胎先露下降引起阴道和会阴部组织的伸展扩张和牵拉或撕裂所致。

（3）第三产程。由于子宫体积缩小，宫内压力下降，会阴部牵拉感消失，疼痛骤然减轻。

2. 分娩镇痛措施

理想的分娩镇痛措施必须具备下列特点。①不会对母婴的健康造成损伤；②易于给药，起效快、作用可靠及满足整个产程镇痛的需求；③避免运动阻滞，不影响宫缩和产妇运动；④产妇清醒，可参与生产过程；⑤必要时可满足手术助产的需要。现今所用的分娩镇痛方法可分为两大类，即非药物分娩镇痛法和药物分娩镇痛法。

（1）非药物镇痛法

1）呼吸镇痛：阵痛开始后行深而慢的胸式呼吸。每一次宫缩的开始至结束时，从鼻孔吸气，用口呼气，并与腹部按摩相配合，可以缓解疼痛。在第一产程末期，宫口开全之前，用快而浅的呼吸也能减轻疼痛。

2）局部按摩、压迫法

①按摩法：第一产程活跃期，可与深呼吸相配合，产妇自己用双手自外向内在腹部按摩，或让产妇侧卧位由他人帮助按摩腰骶部。

②压迫法：于第一产程活跃期，让产妇双手拇指按压髂前上棘、髂嵴或耻骨联合，或吸气时两手握拳压迫两侧腰部或骶部，可与按摩法交替使用。

3）针刺镇痛

①体针镇痛：常用的有关元、中极、三阴交等穴位，每次宫缩时可行手法或脉冲刺激。

②耳针镇痛：一般选用神门、交感、子宫、生殖器等穴位。

③电磁刺激：采用经皮神经电刺激仪 TENS、HENS，在产妇背部脊柱两侧，T_{10} 至 L_1 及 $S_1 \sim S_4$，放两副电极以连续低强度电刺激达到镇痛目的。电流强度可根据需要由产妇自己调节。

④水针镇痛：在第 5 腰椎棘突划一中线，左、右旁开 2 cm，每侧由此向下 2 cm 各 4 个点，应用水针皮内注射 0.5 mL 无菌注射用水，形成 1.5 cm 的皮丘。

（2）药物镇痛法

1）全身用药镇痛一直是最主要的镇痛方法，通过肌肉或静脉注射药物达到镇痛效果。缺点在于对产妇过度的镇静作用会使产程延长、第二产程镇痛不足以及胎儿窘迫。常用药物有以下几种。

①地西泮（安定）：为镇静药，镇痛不完善。主要通过减轻产妇的恐惧和焦虑达到减轻疼痛的目的。2 小时内分娩对胎儿呼吸有影响。

②哌替啶（杜冷丁）：100 mg 肌内注射，一般用于潜伏期。<1 小时或>4 小时对胎儿呼吸抑制作用小，2～3 小时作用最大。

2）吸入镇痛法是第一种产妇自己控制的镇痛方法。现在最常用的是氧化亚氮，使用时给产妇一套器械（包括吸口、面罩、阀门等），指导产妇在宫缩开始时接通后快吸几口，宫缩后停吸。其镇痛效果好，起效快，作用消失也快，对胎儿无影响。但由于其对产妇有嗜睡作用，有时会使产妇失去对仪器的控制，或因产妇的过多嗜睡发生误吸造成胃反流物引起窒息的危险。

3）神经阻断常用以下几种方法。

①宫颈神经旁阻断方法：当第一产程进入活跃期，宫口开大 3～4 cm 时，取膀胱截石位，在左手示指、中指引导下，将 7 号长针注入时钟 3、9 点处，深度约 0.5 cm 以内，每点注射 1% 利多卡因或普鲁卡因 10 mL。

②阴部神经阻断方法：常用于第二产程会阴切开术前。产妇取膀胱截石位，术者的左手示指、中指伸入产妇阴道做向导，向下、向外摸准坐骨棘后，在左侧肛门与坐骨结节之间，局麻后将 10 cm 细针刺入皮丘内，当触及坐骨棘尖端时，退出少许并转向坐骨棘尖端内侧 1 cm 处，穿过骶棘韧带时有突破感，注入 1% 利多卡因或普鲁卡因 10 mL，拔针至皮下，向外侧坐骨结节处注入 10 mL，最后向阴部切开处注射 10 mL，共计 30 mL。

③硬膜外阻滞镇痛：此方法是在硬膜外麻醉的基础上发展的。与其他镇痛方法相比，硬膜外镇痛被认为是最有效、最富有生理益处的方法，但是有可能会降低血压，影响子宫收缩，致产程延长、手术产率增高和产后出血增多等。

五、提高接产质量，重视"五防"

（一）防滞产

滞产是指分娩总产程达到或超过 24 小时者。因产程延长，妊娠期女性过度消耗，代谢紊乱，易引起产妇产后出血、产后感染、产道损伤，严重者可因胎先露压迫软产道时间过长导致组织缺血坏死，形成生殖道瘘管。滞产可引起胎儿宫内窘迫、新生儿窒息、新生儿肺部感染及颅内出血等。

预防措施如下。

（1）关心产妇休息和饮食。早期了解妊娠期女性的酸碱平衡状态，保证水和电解质的平衡。

（2）进行陪伴分娩，医护人员应主动介绍待产室、产房情况，主动进行分娩健康教育，消除产妇焦急的心理。

（3）严密观察产程，推广使用产程图。产程图反映产程进展的正常范围和异常现象，为正确判断和及时处理头位难产提供重要依据，是预防滞产的主要方法之一。

（二）防感染

来自产妇自身的感染源和（或）分娩过程中的医源性感染，可引起产妇的产褥热和新生儿的感染。

预防措施如下：

（1）坚持产房和手术室的消毒隔离制度，注意接生和手术的无菌技术，以及按接产规范进行操作。

（2）产后仔细检查产道，发现损伤及时修补；有胎盘、胎膜残留应及时清除。

（3）如有胎膜早破、贫血、产时出血、徒手剥离胎盘及窒息儿等，均应给予预防性抗生素。

（4）抗生素的应用要有针对性，必要时可做药敏试验。

（三）防产伤

产伤包括分娩时母亲的软产道损伤及胎儿的骨折、神经损伤，以及胎儿宫内缺氧而导致的各脏器损伤及颅内出血等。

预防措施如下：

（1）加强产程观察，及时诊断骨盆狭窄或头盆不称，识别先兆子宫破裂的征象，给予相应处理。

（2）严格掌握产程的处理常规及剖宫产指征。

（3）阴道助产按正规的操作方法接产，必要时进行会阴侧切术，保护好会阴。

（4）阴道手术助产时应严格掌握适应证和操作规范。产钳只使用低位产钳，胎吸助产需胎先露抵达+3 或更低位，负压适中，每次牵拉不超过 10 分钟，牵拉 1～2 次不成功者不宜再用胎吸术。器械助产前应导尿，会阴切口应足够大。

（5）产后常规检查软产道，若有撕裂伤应立即缝合。

（6）严禁滥用缩宫素。

（7）不提倡腹部加压助产。

（四）防出血

产后出血是一种严重威胁女性生命的产科并发症。

预防措施如下。

（1）密切观察子宫收缩力，预防急产与滞产。若宫缩乏力，排除头盆不称后可行人工破膜或在严密观察下静脉滴注缩宫素以加强宫缩。

（2）缩短第二产程，对具备阴道助产条件者积极按正规操作进行阴道助产，尽量避免软产道损伤。

（3）对预计有产后出血的产妇，待胎肩娩出后立即肌内注射缩宫素 10IU，继以静脉滴注，以预防产后出血。

（4）识别胎盘剥离征象，正确协助胎盘娩出。同时仔细检查胎盘、胎膜是否完整，注意有无副胎盘。若有胎盘残留，应及时施行清宫术。

（5）正确测量出血量，以免对产后出血量估计不足。失血者应及早补足血容量。

（6）产后应在产房观察 2 小时，注意及时排尿，避免膀胱充盈影响子宫复旧。

（7）产后提倡早喂奶。新生儿吮吸母亲奶头可刺激宫缩，有助于子宫的复旧。

（五）防窒息

窒息在围生儿死因中居首位。严重者即使存活，也可能因脑细胞严重缺氧而遗留智力障碍。

预防措施如下。

（1）对高危妊娠期女性临产应密切监护，注意产程进展，避免滞产，避免宫缩过强、过密导致急产。

（2）严密观察产程，勤听胎心，亦可采用胎儿电子监护仪。动态观察羊水变化，可用羊膜镜等协助了解情况，必要时可做胎儿头皮血 pH 值的测定。

（3）一旦发现胎儿窘迫，应正压给氧，左侧卧位，并积极寻找原因。破膜时发现羊水有胎粪污染或胎心变化，应立即检查有无脐带前置或脱垂。遇胎儿窘迫经保守处理无改善，应尽快结束分娩，并做好新生儿复苏的抢救准备。

（4）胎头娩出后，应清理干净新生儿口、鼻中的黏液及羊水，胎体娩出后再次清理口、鼻的分泌物。

（5）如新生儿窒息应积极进行复苏。

第三节 产褥期健康

产褥期是指产妇分娩结束到全身各系统（乳房除外）恢复到非妊娠状态的阶段，一般为 6～8 周。在此期间产妇要适应全身各系统所发生的明显变化，如子宫复旧、血容量恢复正常，以及乳汁分泌等，同时还要担负哺育新生儿的责任。为了产妇顺利康复和母乳喂养成功，产褥期健康仍是围生健康的重要内容之一。

一、产褥期产妇的生理、心理变化

（一）生殖器官的变化

1. 子宫复旧

产后子宫逐渐收缩恢复到正常大小，这种现象称为子宫复旧。分娩结束时子宫底在脐下 1～2 横指处，以后由于肥大的肌纤维缩小、水肿及充血现象消失，子宫逐渐缩小。宫底每天下降约 1.5 cm，产后 4～5 天达脐耻间中点，10～14 天降入盆腔，此时在腹部已不易触及，6～8 周后恢复到未妊娠时的大小。子宫复旧的速度与产妇的身体及精神状况、胎产次、产程的长短及分娩情况、是否授乳、子宫有无感染及有无胎盘组织残留等有关。

2. 宫颈

胎盘刚娩出时宫颈与阴道极度松弛，随后宫口迅速复旧缩小。产后 2～3 天宫口仍可容纳两指；产后 1 周左右宫颈恢复原形，内口缩小；10 天后宫口完全闭合；产后 3 周宫颈外口仅能容纳指尖；宫颈口呈横裂，与未产妇的圆形宫颈口不同。阴道亦缩窄，张力逐渐恢复，但不能完全达到妊娠前水平；阴道黏膜皱襞约在产后 3 周开始出现。

3. 卵巢

产后 6 周内卵巢多无排卵，6 周后约半数的产妇有排卵，18 周后 80% 以上的产妇有排卵。月经多在产后 6 周以后恢复，哺乳可使月经恢复延迟。

（二）乳房

产后 2～3 天仍分泌初乳，以后在腺垂体泌乳素的作用下，乳腺充血肿胀，产妇可感觉乳房胀痛、局部灼热，腋下或腋前有副乳腺者，局部亦可肿胀。乳汁畅流后，局部胀痛即消失。

（三）全身其他变化

1. 心血管系统

妊娠期血容量增加 35%，产后 2～3 天由于子宫收缩胎盘循环停止，大量血液从子宫进入体循环，回心血量增加，使心脏负担加重。

2. 血液

产褥早期血液仍处于高凝状态，有利于胎盘剥离创面形成血栓，减少产后出血。

3. 泌尿系统

正常分娩后 2~5 天为产褥利尿期，由于妊娠期体内潴留多量水分，产褥早期主要经过肾脏排出，因此尿量每天可达 3000 mL，并可出现微量蛋白，多在产后 1~2 天内消失。第 1 周内偶可出现糖尿，系乳腺分泌的部分乳糖被吸收排出所致。

4. 消化系统

产后 1~2 天内常感口渴，或便秘，喜进汤食。胃肠张力及蠕动约在 2 周内恢复。

5. 内分泌系统

分娩后雌激素及孕激素水平急剧下降，至产后 1 周时降至未妊娠时水平。胎盘泌乳素于产后 3~6 小时即测不出来。

6. 盆底组织

阴道分娩的产妇盆底肌肉及筋膜在分娩时过度扩张，弹性减弱，肌纤维部分断裂。断裂严重者可造成盆底松弛。如果产后过早劳动，可导致阴道壁膨出，甚至子宫脱垂。

（四）心理变化

产妇产后体内的雌激素和孕激素水平下降，与情绪活动有关的儿茶酚胺分泌减少，体内的内分泌调节处在不平衡状态，使情绪很不稳定，容易出现沮丧、焦虑不安、失眠、食欲缺乏、易激动及记忆力减退等。近年来的报道显示，产妇中 50%~70% 会发生产妇抑郁，即产褥期第 7 天内出现的一过性忧郁状态。

二、产褥期健康要点

为产妇在产褥期内提供的保健服务有分娩后住院休养、产后家庭访视和产后 42 天健康检查。产后家庭访视一般由社区卫生服务中心的团队医生或妇保人员担任，在产妇出院后 7 个工作日内进行第一次访视，有特殊情况者增加次数，产后 42 天健康检查一般由接产医院提供。产褥期保健要点包括以下几个方面。

（一）密切观察并促使产褥期的顺利康复

1. 子宫的复旧

产褥早期每天要观察子宫缩复情况是否正常，宫底有无压痛；查看恶露性状，有无臭味；腹部、会阴伤口愈合情况，检查伤口有无渗血、血肿及感染。产后 42 天健康检查时了解生殖器官全面恢复的情况。

2. 全身健康

通过测量体温、脉搏了解产妇全身情况，注意产妇精神、睡眠、饮食及大小便是否通畅等，检查产妇乳房有无红肿、硬结、乳头破损。对妊娠期有并发症或合并疾病的产妇要注意相关症状的消退和疾病的治愈情况。

产褥早期，由于产程中的疲劳，产妇体温在产后略升高，但不超过 38℃，若产后 3

天产妇因乳房胀痛引起发热，一般不超过 38.5℃，并会在 24 小时内降至正常。产后 3～4 天，产妇由于乳房胀痛亦可引起低热，乳汁分泌畅通后即可恢复正常。如体温持续 24 小时以上不下降者，应做全面检查寻找发热原因。

产妇产后脉搏多较慢，每分钟为 60～70 次，可能与胎盘循环停止及卧床休息有关。如脉搏过速，应检查心脏，并注意是否因失血过多引起。血压一般都正常。

（二）预防产后出血与感染

产褥期的最初 2 小时很可能发生严重的产后出血，必须严密观察。大量出血容易发现，少量持续性出血易被忽视，甚至会危及生命。因此，要严密观察血压、脉搏、阴道出血量及子宫收缩情况。产后 24 小时、产后 1 周或更晚，因胎盘残留或胎盘附着部复旧不良而发生的产后出血称为晚期产后出血，此时应迅速查明原因，及时做出处理。

现在产褥感染的发病率虽有所降低，但仍应加强预防，发现有感染症状时应及早处理。

（三）异常情况和并发症

要密切关注产褥期常见并发症的表现特征和危急征象，早发现、早处理。

（四）心理健康

做好产褥期产妇的心理适应工作，丈夫、家庭的支持和关怀是非常重要的环节。

（五）新生儿护理指导

新生儿十分娇嫩，免疫能力低。为新生儿营造一个清洁、安静、空气新鲜的环境，母乳喂养、充足的睡眠、注意保暖和预防感染是护理中的重点。

（1）注意保暖。室温要调节恰当，婴儿的衣着和被褥要适宜，暴露部位如头、面部对寒冷刺激很敏感，在室温低时戴帽可减少热量散失。

（2）注意观察新生儿的睡眠、呼吸、大小便的性状，以及有无眼分泌物、鼻塞、口腔内白点。

（3）皮肤护理。应及时清洁大小便，保持婴儿臀部皮肤清洁、干燥；经常沐浴更衣，涂抹婴儿爽身粉。气候干燥时，为宝宝涂抹婴儿润肤油或润肤露。

（4）进行婴儿沐浴指导或示教。

（5）在了解新生儿代谢性疾病、听力筛查等结果的基础上，督促有问题的新生儿进行复查或接受治疗，以及梅毒筛查（RPR）阳性者的复查。

（6）预约婴儿预防接种及满月时转儿保门诊随访管理。

（六）计划生育指导

产褥期内应停止性生活，产后 42 天检查未发现异常后，可恢复性生活。如果产后检查发现恶露未净，会阴伤口有触痛、硬结，子宫偏大、偏软，复旧欠佳时，还应暂缓性生活。在恢复性生活的同时，应采取避孕措施，避免意外妊娠。

第四章　妊娠并发症

第一节　流产

流产是指妊娠 28 周以前，胎儿体重不足 1000 g，因某种原因使胚胎或胎儿脱离母体而排出。流产分为自然流产与人工流产，本节主要叙述自然流产。自然流产的发生率为 10%～18%。流产发生在妊娠 12 周以前称早期流产，发生在妊娠 12～28 周的为晚期流产。妊娠 20～27 周末出生的婴儿，偶有存活机会，称为有生机儿。

一、病因

病因有多个方面，但并非每例流产都能找出确切的原因。

（一）遗传因素

引起流产的遗传因素包括染色体异常、单基因突变以及多因子遗传。早期流产中有 50%～60% 系染色体异常，其中多为染色体数目异常，其次为染色体结构异常。数目异常有三体、三倍体及 X 单体等；结构异常有染色体断裂、倒置、缺失和易位。染色体异常的胚胎多数结局为流产，极少数可能继续发育成胎儿，但出生后也会发生某些功能异常或合并畸形。若已流产，妊娠物有时仅为一空孕囊或已退化的胚胎。

（二）环境因素

妊娠期女性接触环境中的物理、化学因素，有毒物质影响胚胎的发育，如 DDT、有机汞、一氧化碳、酒精、铅、镉、放射线、细胞毒性药物等。

（三）免疫因素

妊娠如同同种异体移植，胚胎与母体之间存在复杂而又特殊的免疫关系，这种关系使胚胎不被排斥。流产是免疫排斥的一种形式，是母胎间免疫平衡遭到破坏，胎儿同种移植失败的结果。免疫功能异常主要有以下几个方面。①抗原系统异常：配偶间共有抗原相容性高，组织相容性抗原（HLA）或血型抗原不相容（如 ABO 血型或 Rh 血型不合等）；②抗体系统异常：如封闭抗体缺乏或自身抗体水平异常（如抗磷脂抗体或抗核抗体等）；③子宫局部免疫异常与反复流产：如子宫蜕膜大颗粒淋巴细胞比率失衡及蜕膜血管免疫病理损伤等；④Th1 型细胞因子反应增强，Th1/Th2 比例失调而导致流产。

(四) 母体因素

（1）母体患有全身性疾病，如各种传染病的急性期，细菌、病毒、原虫可经胎盘进入胎儿血液循环。

（2）妊娠期女性合并内分泌疾患，如甲状腺功能减退、糖尿病、黄体功能不足等。

（3）妊娠期女性患感染性疾病，近年来，感染与反复流产引起学者们的关注，特别是风疹病毒、支原体、沙眼衣原体、弓形虫、巨细胞病毒（CMV）、微小病毒 B_{19}、梅毒螺旋体等感染与流产关系密切。

二、病理

早期流产时胚胎多数先死亡，随后发生底蜕膜出血，造成胚胎的绒毛与蜕膜层分离，已分离的胚胎组织如同异物，引起子宫收缩而被排出。有时也可能蜕膜海绵层出血坏死或有血栓形成，使胎儿死亡，然后排出。妊娠8周以内时，胎盘绒毛发育尚不成熟，与子宫蜕膜联系还不牢固，此时流产妊娠物多数可以完整地从子宫壁分离而排出，出血不多。妊娠8～12周时，胎盘绒毛发育茂盛，与蜕膜联系较牢固，此时若发生流产，妊娠物往往不易完整分离排出，常有部分组织残留宫腔内影响子宫收缩，致使出血较多。妊娠12周后，胎盘已完全形成，流产时往往先有腹痛，然后排出胎儿、胎盘。有时由于底蜕膜反复出血，凝固的血块包绕胎块，形成血样胎块稽留于子宫腔内。血红蛋白因时间长而被吸收形成肉样胎块，或纤维化与子宫壁粘连。偶有胎儿被挤压，形成纸样胎儿，或钙化后形成石胎。

三、临床分类

流产是逐渐发展的过程，依腹痛轻重、出血量多少、胚胎是否排出分为如下几类。

(一) 先兆流产

先兆流产为流产的早期阶段。轻微腹痛，阴道出血少于月经量。妇科检查宫口未开，子宫大小与停经月份相符。

(二) 难免流产

腹痛加重，阴道出血多于月经量，宫口已开或胎膜已破，子宫大小与停经月份相符或稍小。

(三) 不全流产

妊娠物排出不全，部分残留子宫腔内，阴道出血不止，有时可造成大出血，甚至休克。妇科检查宫口扩张，有时可见胚胎组织堵住宫口，子宫一般小于停经月份，但当宫腔有积血时可大于停经月份。

(四) 完全流产

胚胎完全排出宫腔，阴道出血较少。宫口已闭，子宫恢复正常大小。

（五）稽留流产

胚胎在宫内死亡但未自然排出；此时妊娠反应消失，如妊娠已至中期，自觉胎动消失，腹部不再增大。妇科检查，子宫小于妊娠月份。随着超声技术的普及，稽留流产诊断并不包括早期妊娠丢失，因此提出了新的分类。①无胚胎妊娠，即空孕囊，指孕周 ≥7.5 周，未见胚胎；②妊娠早期胎儿死亡，胎儿在妊娠 12 周前死亡；③妊娠中期胎儿死亡，胎儿在妊娠 13～24 周死亡。

（六）习惯性流产

连续自然流产 3 次。早期流产可为黄体功能不足，染色体异常；晚期流产可能为宫颈内口功能不全、子宫畸形，或母胎血型不合。习惯性流产多发生在既往流产的同一孕龄。

（七）感染性流产

胚胎排出之间宫腔内发生感染，多见于不全流产、过期流产、非法堕胎。除流产症状之外，尚有发热、持续性下腹痛、腹膜刺激症状、盆腔器官压痛、阴道分泌物污秽，有臭味，严重者可出现中毒性休克。

四、诊断

（一）症状

停经后、妊娠 28 周前出现阵发性下腹痛，阴道出血。

（二）体征

不同类型的流产体征各不相同，详见临床分类（表 4-1）。

表 4-1　各型流产的临床表现

类型	病史			妇科检查	
	出血量	下腹痛	组织排出	宫颈口	子宫大小
先兆流产	少	无或轻	无	闭	与妊娠周数相符
难免流产	中→多	加剧	无	扩张	相符或略小
不全流产	少→多	减轻	部分排出	扩张或有组织物堵塞	小于妊娠周数
完全流产	少→无	无	全部排出	闭	正常或略大

（三）辅助检查

1. B 超

B 超能确定孕囊的大小、着床部位，有否胎心搏动，判断胚胎是否存活；不全流产及稽留流产等均可借助 B 超检查加以确定。宫颈内口功能不全者 B 超下见宫颈内口直径>2 cm。

2. 血 β-hCG 检测

流产时血 hCG 水平下降。

五、鉴别诊断

早期流产应与异位妊娠及葡萄胎相鉴别，还应与功能失调性子宫出血及子宫肌瘤等相鉴别。

六、处理

（一）先兆流产

（1）治疗以卧床休息为主，稳定情绪，禁止性交。窥阴检查时操作应轻柔。必要时可给镇静药，如苯巴比妥 0.03 g，口服，每日 2～3 次。

（2）对黄体功能不全的患者可给孕酮 20 mg 肌内注射，每日 1 次；或 hCG 500～1000U，肌内注射，隔日 1 次；维生素 E 100 mg，每日 1 次；直至阴道出血停止 1 周后逐渐停药。对无黄体功能不全的患者不应使用孕酮。如上述治疗 2 周后不见缓解，应再次行 B 超扫描了解妊娠是否继续，并根据情况考虑终止妊娠或继续治疗。

（3）若合并感染，应进行抗感染治疗。

（4）积极寻找流产的原因。虽然孕卵或胚胎发育异常是早期流产的主要原因，但仍应积极寻找流产发生的可能原因，如免疫功能检测、血型检测、生物因素检查等，以便对症治疗。

（二）难免流产及不全流产

应尽快刮宫，清除宫腔内胚胎。根据患者失血情况、子宫大小决定手术时机。如失血多，应防止和治疗休克，予以输液、输血，及时清理宫腔。妊娠中期者，胎儿较大、出血不止时，需在静脉滴注缩宫素下行钳夹术。

（三）完全流产

妊娠 8 周以下者，可不予刮宫。妊娠 8 周以上者，因胚胎绒毛深入蜕膜层，不易剥离安全，必要时应清理宫腔。

（四）稽留流产

胚胎停止发育一经诊断，应尽快清宫。在刮宫前应检查血小板、纤维蛋白原、凝血酶原时间，以免术中发生凝血功能障碍。术前 5 天应给予雌激素，以提高子宫肌肉对缩宫素的敏感性，口服己烯雌酚 5～10 mg，每日 3 次，术前还应做好输血准备。如术中发现胎盘与宫壁粘连较重，不要强求一次刮宫干净，以避免损伤子宫。如确有凝血功能障碍，可输新鲜血及小剂量肝素。近来有报告口服抗孕激素药物米非司酮 50 mg，每日 2 次，共 2 天，第 3 天配前列腺素，可促使排出。即使排出不全，手术刮宫亦较容易。

（五）习惯性流产

受孕之前应对以往的流产进行分析，检查夫妇双方的血型、染色体，矫正子宫畸形，治疗生殖道炎症，监测黄体功能，坚持避孕半年至 1 年。如确诊为宫颈内口功能不全，可于妊娠 16～20 周行宫颈内口环扎术，术后予以保胎。

（六）感染性流产

如出血不多，可先给予敏感的抗生素 3 天，然后再予以刮宫。术中要轻柔操作，避免感染扩散。如感染严重，需行子宫切除。

第二节　早产

妊娠满 28 周至不足 37 周间分娩称为早产，可分为自发性早产和治疗性早产两种类型，自发性早产为未足月分娩和未足月胎膜早破者；治疗性早产为因妊娠并发症或合并疾病而需要提前终止妊娠者。

一、诊断标准

（1）妊娠 28～37 周间的分娩称为早产。

（2）妊娠晚期（28～37 周）出现规律宫缩（每 20 分钟 4 次或 60 分钟 8 次），同时伴有宫颈的进行性改变（宫颈容受度≥80%，伴宫口扩张）称为早产临产。

二、早产预测

当妊娠不足 37 周时，妊娠期女性出现宫缩可以应用以下两种方法进行早产临产的预测。

（1）经阴道或经会阴或经腹（在可疑前置胎盘、胎膜早破及生殖道感染时）超声检测宫颈长度及宫颈内口有无开大。

妊娠期宫颈长度正常值：经腹测量为 3.2～5.3 cm；经阴道测量为 3.2～4.8 cm；经会阴测量为 2.9～3.5 cm。

对有先兆早产症状者应动态监测宫颈长度和形态变化：宫颈长度＞3.0 cm 是排除早产发生较可靠的指标；漏斗状宫颈伴有宫颈长度缩短有意义。

（2）阴道后穹隆分泌物胎儿纤维连接蛋白（fFN）检测，fFN 阴性者发生早产的风险降低，1 周内不分娩的阴性预测值为 98%，2 周内不发生分娩的阴性预测值为 95%。fFN 检测前不宜行阴道检查及阴道超声检测，24 小时内禁止性生活。检测时机：妊娠 22～35 周。

（3）超声与 fFN 联合应用两者均阴性可排除早产。

三、早产高危因素

（1）早产史。

（2）晚期流产史。

（3）年龄＜18 岁或＞40 岁。

（4）患有躯体疾病和妊娠并发症。

（5）体重过轻（体重指数≤18kg/m²）。

（6）无产前健康监护，经济状况差。

（7）吸毒或酗酒者。

（8）妊娠期长期站立，特别是每周站立超过 40 小时。

（9）有生殖道感染或性传播感染高危史，或合并性传播疾病如梅毒等。

（10）多胎妊娠。

（11）生殖系统发育畸形。

四、治疗原则

（一）休息

妊娠期女性应卧床休息。

（二）应用糖皮质激素

糖皮质激素可促胎肺成熟。

1. 糖皮质激素的应用指征

（1）妊娠未满 34 周、7 天内有早产分娩可能者。

（2）妊娠＞34 周但有临床证据证实胎肺未成熟者。

（3）妊娠期糖尿病血糖控制不满意者。

2. 糖皮质激素的应用方法

（1）地塞米松 5 mg，肌内注射，每 12 小时 1 次连续 2 天；或倍他米松 12 mg，肌内注射，每天 1 次连续 2 天。

（2）羊膜腔内注射地塞米松 10 mg，羊膜腔内注射地塞米松的方法适用于妊娠合并糖尿病患者。

（3）多胎妊娠则适用地塞米松 5 mg，肌内注射，每 8 小时 1 次连续 2 天，或倍他米松 12 mg，肌内注射，每 18 小时 1 次连续 3 次。

3. 糖皮质激素应用注意事项

副作用有妊娠期女性血糖升高及降低母体和胎儿的免疫力。一般情况下，不推荐产前反复、多疗程应用。禁忌证为临床存在宫内感染证据者。

（三）应用宫缩抑制剂

宫缩抑制剂可为将胎儿留在宫内以及时转运到有新生儿重症监护室（NICU）设备的医疗机构争取时间，并能保证产前糖皮质激素应用。目前无一线用药。所有宫缩抑制剂均有不同程度的副作用而不宜长期应用。

（1）硫酸镁，妊娠期用药属于 B 类。

1）用法：负荷剂量为 3～5 g，半小时内静脉滴入，此后依据宫缩情况以 1～2 g/h 速度静脉点滴维持，宫缩抑制后继续维持 4～6 小时后可改为 1 g/h，宫缩消失后继续点滴 12 小时，同时监测呼吸、心率、尿量、膝腱反射。有条件者监测血镁浓度。血镁浓度 1.5～2.5 mmol/L 可抑制宫缩。

2）禁忌证：重症肌无力、肾功能不全、近期心肌梗死史和心肌病史。

3）副作用：①妊娠期女性发热潮红、头痛、恶心、呕吐、肌无力、低血压、运动反射减弱，严重者呼吸抑制、肺水肿、心脏停搏；②胎儿无负荷试验（NST）无反应型增加，胎心率变异减少，基线下降，呼吸运动减少；③新生儿呼吸抑制，低 Apgar 评分、肠蠕动降低、腹胀。

备用 10% 葡萄糖酸钙 10 mL 用于解毒。

（2）β 肾上腺素受体激动剂类药物，妊娠期用药属于 B 类。

1）用法：心率≥140 次/分应停药。

2）绝对禁忌证：心脏病、肝功能异常、先兆子痫、产前出血、未控制的糖尿病、心动过速、低血钾肺动脉高压、甲状腺功能亢进、绒毛膜羊膜炎。

3）相对禁忌证：糖尿病、偏头痛，偶发心动过速。

4）副作用：①妊娠期女性心动过速、震颤、心悸、心肌缺血、焦虑、气短、头痛、恶心、呕吐、低血钾、高血糖、肺水肿；②胎儿心动过速、心律失常、心肌缺血、高胰岛素血症；③新生儿心动过速、低血糖、低钙、高胆红素血症、低血压、颅内出血。

5）监测指标：心电图、血糖、血钾、心率、血压、肺部情况、用药前后动态监测心绞痛症状及尿量，总液体限制在每 24 小时 2400 mL。

（3）硝苯地平，妊娠期用药属于 C 类。

1）用法：首次负荷量为 30 mg 口服或 10 mg 舌下含，20 分钟 1 次，连续 4 次。90 分钟后改为每 4～6 小时口服 10～20 mg，或每 4～6 小时舌下含服 10 mg，应用不超过 3 天。

2）副作用：血压下降、心悸、胎盘血流减少、胎心率减慢。

3）禁忌证：心脏病、低血压和肾脏疾病。

（4）吲哚美辛，妊娠期用药为 B7D 类。

1）用法 150～300 mg/d，首次负荷量为 100～200 mg，直肠给药，或 50～100 mg 口服，以后每 4～6 小时应用 25～50 mg，限于妊娠 32 周前短期内应用。

2）副作用：妊娠期女性主要是消化道反应，包括恶心、呕吐和上腹部不适等，阴道出血时间延长，分娩时出血增加。如在妊娠 34 周后使用可使胎儿动脉导管缩窄、心脏衰竭和肢体水肿，肾脏血流减少，羊水过少等。

3）禁忌证：消化道溃疡、吲哚美辛过敏、凝血功能障碍及肝肾疾病患者。

（5）阿托西班（缩宫素受体拮抗剂）国外临床试验中用法为：短期静脉治疗，首先单次静脉注射 6.75 mg 阿托西班，再以 300 μg/min 输入 3 小时，继以 100 μg/min 输入直至 45 小时。此后开始维持治疗（皮下给予阿托西班 30 μg/min）直至妊娠 36 周。其更广泛应用有待进一步评估。

五、早产胎膜早破

（一）早产胎膜早破（PPROM）定义

妊娠 37 周以前未临产而发生的胎膜破裂。

（二）PPROM 诊断

通过临床表现、病史和简单的试验及辅助检查来进行：①病史，对于 PPROM 的诊断有 90% 的准确度，不应被忽视；②妇科检查。

（三）宫内感染

PPROM 妊娠期女性入院后应常规进行阴道拭子细菌培养+药敏检测。分娩后胎盘、胎膜和脐带行病理检查,剖宫产术中行宫腔拭子及新生儿耳拭子细菌培养可以帮助确诊,并作为选用抗生素时的参考。宫内感染的临床指标包括（有以下 3 项或 3 项以上即可诊断）：①体温升高≥38℃；②每分钟脉搏≥110 次；③每分钟胎心率＞160 次或＜110 次；④血白细胞升高达 $15×10^9$/L 或有中性粒细胞升高；⑤C 反应蛋白上升；⑥羊水有异味；⑦子宫有压痛。其中胎心率增快是宫内感染的最早征象。

（四）PPROM 处理

药物治疗前需做阴道细菌培养。

1. 抗生素

作用肯定，可用青霉素类、头孢类抗生素，以及广谱抗生素（如红霉素类）。

2. 糖皮质激素

可酌情应用。

3. 宫缩抑制剂

如无宫缩不必应用。如有宫缩而妊娠＜34 周，无临床感染征象可以短期应用，并根据各医院条件选择转诊。

4. 转诊

妊娠＜34 周的女性建议在有 NICU 的医疗机构治疗，以宫内转运为宜。在给予基本评价与应急措施后，如短期内无分娩可能，尽早将胎儿在宫内转运到有 NICU 的医疗单位。

5. 终止妊娠

如孕周小，一旦发现感染应立即终止妊娠。妊娠＞34 周，根据条件可不常规保胎。

第三节　异位妊娠

异位妊娠是指受精卵种植在子宫体腔以外部位的妊娠，又称宫外孕。严格而言，异位妊娠这一术语比宫外孕更为确切和科学，因宫颈妊娠、宫角妊娠等实际上属于子宫的一部分。

异位妊娠发生部位有输卵管、卵巢、腹腔、阔韧带、子宫颈，以及残角子宫等，但最常见部位为输卵管，占90%以上。

一、输卵管妊娠

卵子在输卵管壶腹部受精，受精卵因某些原因在输卵管被阻，而在输卵管的某一部位着床、发育，发生输卵管妊娠。输卵管妊娠的发生部位以壶腹部最多，占50%~70%；其次为峡部，占25%~30%；伞部和间质部最少见。

（一）主诉

患者有或无停经史，伴下腹隐痛，突发下腹剧痛或全腹及胃区剧痛，阴道不规则出血，也可伴有不同程度的面色苍白、脉快而细弱、血压下降等。常有肛门坠胀感。

（二）临床特点

1. 主要症状

（1）停经。患者常有短期停经或月经延迟数日的病史，也有约 1/4 患者无明显停经史，典型患者有 6~8 周停经史。

（2）腹痛。最常见的症状，90%以上的患者主诉腹痛，疼痛性质为隐痛、刺痛、撕裂样痛，可突然发作，持续或间歇出现，多位于下腹部，有时为单侧性。腹痛常先于阴道出血，或与阴道出血同时发现，也有少数患者先出现阴道出血，随后才有腹痛。

（3）阴道出血。多见于停经后有阴道出血，量少，点滴状，色暗红，持续性或间歇性。偶见大量阴道出血，部分患者可在出血中见有小片膜样物，个别患者可见子宫蜕膜管型。

2. 次要症状

（1）肩痛。少数患者主诉肩痛，为腹腔内出血量多，反射性刺激膈神经而引起，称Danforth征。因输卵管妊娠大多能早期诊断，目前，此种现象少见。

（2）其他症状。可出现胃部疼痛、上腹疼痛、恶心、呕吐、腹泻、直肠刺激症状、腰痛、排尿不畅等。

3. 体征

（1）妇科检查。可有或无宫颈举痛，或称摇摆痛；宫体正常大小或增大；多数患者附件区可触及块状物，张力高，质较实，有压痛，不规则，位于子宫一侧，大小不等，活动度较差。

（2）全身检查如下。

1）休克：根据内外出血的多少，红细胞及血红蛋白下降，患者可出现休克或休克前状态，有相应血压、脉搏改变。

2）Cullen 征：脐周的皮肤消瘦而腹壁很薄的患者大量腹腔内出血后，有时脐周围可见皮肤呈紫蓝色，此称 Cullen 征。

4. 鉴别诊断

（1）早期宫内妊娠流产。宫内妊娠流产腹痛呈阵发性，位于下腹中部。一般阴道出血量较多，血量多少与全身失血症状相符合。腹部多无压痛或反跳痛，无宫颈举痛，后穹隆不饱满，子宫旁无压痛或包块，早期的异位妊娠不容易与流产鉴别，可动态观察血β-hCG 的倍增时间。早期宫内妊娠在妊娠前 3 周，hCG 分泌量约每 1.7 日增加 1 倍，行刮宫时可见典型绒毛组织，后穹隆穿刺无不凝血抽出。

（2）急性输卵管炎。无闭经史及早期妊娠反应与体征，无休克征，常有体温升高，腹肌紧张，两侧下腹压痛，白细胞计数升高，后穹隆穿刺有时可抽出炎性渗出液或脓液，妊娠试验阴性。

（3）卵巢子宫内膜异位囊肿破裂。卵巢子宫内膜异位囊肿自发破裂时可引起急性腹痛，但一般无停经史及阴道流血，常有痛经史，血 hCG 和尿 hCG 阴性，可以区别输卵管妊娠。

（4）输卵管扭转与梗阻。主要表现为下腹突然剧烈疼痛，而后出现恶心、呕吐、白细胞增多和病侧压痛。可通过 B 超和 β-hCG 测定与输卵管妊娠鉴别，但本病的确诊需做腹腔镜或进一步手术探查。

（5）急性阑尾炎。无闭经史及早期妊娠史，无阴道出血。腹痛多由上腹部开始，转移性右下腹疼痛，局限于右下腹部，常伴有恶心、呕吐。无内出血症状，查体右下腹肌紧张，阑尾点有压痛及反跳痛，白细胞计数升高，妊娠试验阴性。

（6）泌尿系统病变。尿路结石患者可有剧烈疼痛，但多为一侧腰背部疼痛，无停经史，尿妊娠试验阴性，可排除输卵管妊娠。

（三）辅助检查

1. 首要检查

（1）hCG 的测定。放射性免疫测定，hCG 达 5～10 mU/mL 即可诊断，是检测妊娠的最精确的方法。输卵管妊娠时，受精卵种植后，由于输卵管血液循环差，内膜不能形成完整的蜕膜，使滋养细胞发育不良，合体滋养细胞产生的 hCG 明显减少，故血中 hCG 明显偏低。患者若 hCG 值＜1000 mU/mL，其发生输卵管妊娠的危险性是高于此值患者的 4 倍。

（2）超声诊断。B 型超声检查也是辅助诊断输卵管妊娠的必要手段之一。输卵管妊娠时，B 超检查可有以下表现。

1）子宫可增大，宫腔内无孕囊：宫腔内有少量血液积聚时可见宫腔线分离，宫腔扩张，积液中有细密光点；有时蜕膜化的内膜中央围绕潴留的黏液和血液可形成类似胚囊的假胚囊，表现为宫腔内＜10 mm 的无回声液区，没有回声边界。

2）输卵管妊娠未破裂时，B 超下可见到增宽的输卵管内有低回声的团块，有时可见胚囊样结构甚至胚芽及原始心管搏动，彩色多普勒超声可见到团块周围弥漫的彩色血流图，与卵巢分界清楚。

3）输卵管妊娠破裂或流产后，可在子宫的一侧探查到回声不均、形态不规则的包块，卵巢常被包裹其内，故看不到正常的卵巢。少数在包块内可见到胚囊和胚芽或心管波动。

4）子宫直肠陷凹及盆腹腔内可见低回声、流动的液体影像；有时子宫直肠陷凹有低回声的团块，为腹腔内的积血块。

（3）腹腔镜检查。大多情况下，异位妊娠患者经病史、妇科检查、血压、hCG 测定、B 超检查后即可对早期异位妊娠做出诊断，但对部分诊断比较困难的病例，在腹腔镜直视下进行检查，可很快明确诊断。腹腔镜检查对卵巢妊娠、残角子宫妊娠、输卵管间质部妊娠等可做出诊断，也可与盆腔炎、炎性肿块等进行鉴别诊断。

（4）后穹隆穿刺。后穹隆穿刺辅助诊断输卵管妊娠在许多医院采用，方法简单，结果迅速，常可见抽出血液放置后不凝固，其中有小凝血块。如抽出脓液成浆液性液体，则可排除输卵管妊娠；若未抽出液体，也不能完全否定输卵管妊娠的诊断；如误穿入静脉中，则放置短期后血液会凝固。

2. 次要检查

（1）诊断性刮宫。在不能排除输卵管妊娠时，也可用诊断性刮宫术，获取子宫内膜进行分析。输卵管妊娠的子宫内膜变化并无特征性。子宫内膜变化与患者有无阴道出血及阴道出血时间长短有关。若无出血则诊断性刮宫的子宫内膜往往为致密层，呈蜕膜组织；若已有出血，但出血时间在 2 周以内者，诊断性刮宫组织往往取自海绵层，呈高度分泌相，或可见 A-S 反应；若出血时间持续 2 周以上，致密层与海绵层内膜已相继脱落，而基底层内膜对激素反应不敏感，故多表现为分泌反应欠佳或增生相。借助诊断性刮宫，观察子宫内膜变化。根据刮出物有无绒毛，能协助确定有无宫内妊娠。

（2）血清孕酮。单纯的孕酮测定常用于确定正常发育的妊娠。测定值超过 25ng/mL 则排除输卵管妊娠，敏感性达 97.5%。

（3）MRI 检查。输卵管妊娠 MRI 表现为病变位于子宫旁附件区，多为圆形或椭圆形软组织肿块，边缘清楚或模糊，增强扫描可见病灶有边缘强化，病灶和盆腔内出血，提示有破裂；未破裂输卵管妊娠可见呈水样信号的小囊病灶。

3. 检查注意事项

（1）动态观察血 hCG 的变化，有助于鉴别宫内妊娠和输卵管妊娠。宫内妊娠时血 hCG 增长迅速，48 小时上升 60% 以上，而输卵管妊娠时上升不到 5%。宫内妊娠流产时，92%的患者血 hCG 半衰期<1.4 天，而输卵管妊娠流产时，86%的患者血 hCG 的半衰期≥7 天；hCG 半衰期为 1.4～6.9 天的患者，1/3 为输卵管妊娠流产。

（2）输卵管妊娠后穹隆穿刺获得不凝固的血液，系异位妊娠流产或破裂血液流入腹腔，刺激腹膜产生一种促使纤维蛋白溶解的激活因子——纤溶酶原活化物，使血中的纤溶酶原转为纤溶酶，因而已经凝固的纤维蛋白重新裂解为流动的分解产物。此外，纤溶酶活性很大，同时能水解很多血浆蛋白和凝血因子，以致血液不再凝固。

（3）腹腔镜检查时，可见输卵管妊娠着床部位呈肿胀状，暗褐色，膨隆，表面血管增生怒张。如腹腔内有出血，视野暗，又有凝血块附着，观察妊娠着床部位稍困难，此时腹腔内可用生理盐水冲洗，负压吸引，使视野变清晰，易于观察诊断。出现先兆流产时，在伞端可见活动性出血，在患侧伞端周围有积血块；先兆破裂时，病灶表面局部有浆液性渗出，并可见到输卵管浆膜菲薄；破裂时可见到病灶局部有不规则的裂口，有血液渗出或活动性出血，有时可见到绒毛或胎囊阻塞于裂口处，此时盆腔积血较多。若进行盆腔冲洗，有时可从冲洗液中找到胚泡。

（四）治疗要点

1. 治疗原则

输卵管妊娠以手术治疗为主，其次是非手术治疗。治疗中一般支持治疗也很重要，有利于整体的恢复。

2. 一般支持治疗

（1）抗休克治疗。输卵管妊娠流产或破裂，常伴有腹腔内出血，出血过多可导致贫血，甚至休克，如抢救不及时将危及生命，所以及时开放静脉通路、输液纠正一般情况及补足血容量很重要。出血多时及时输血，扩容可先输胶体液（如羟乙基淀粉）后输晶体。术后应补充铁剂，增加营养，使患者早日健康，伴感染时应用广谱抗生素。

（2）同时做好术前准备。输卵管妊娠流产或破裂，出现休克、贫血者，应立即输血、输液、吸氧、抗休克治疗，同时尽快手术。如果未破裂，也应积极做好术前准备，尽快手术处理。

3. 手术治疗

（1）输卵管切除术。

1）手术目的：及时止血，挽救生命。

2）适应证：内出血伴休克的急症患者；对已有子女不再准备生育的患者，可同时行对侧输卵管结扎术；对主观愿望仍需保留生育功能的患者，如果输卵管妊娠病灶范围大、创口大，累及输卵管系膜和血管，或生命处于严重或垂危阶段，也应以抢救患者生命为主而行输卵管切除术；在行保守手术过程中，如果输卵管出血无法控制时，也应立即切除输卵管。

（2）保守性手术。

1）手术目的：清除妊娠产物，但保留输卵管。

2）适应证：用于未产妇及生育能力较低，但又需保留生育能力的女性；年龄小于35岁，无健康子女存活，或一侧输卵管已被切除，患者出血不急剧，休克已纠正，病情稳定，输卵管无明显炎症、粘连及大范围的输卵管损伤者。

3）手术方式：①输卵管造口引流术；②输卵管切开术；③伞端挤出术；④节段切除端-端吻合术；⑤输卵管成形术；⑥伞部妊娠处理。

（3）腹腔镜手术。腹腔镜检查是确诊输卵管妊娠的金标准，可同时治疗。镜下也可选择保守手术，即保留输卵管，也可选择患侧输卵管的切除术。

4. 非手术治疗

（1）期待疗法。临床观察已证明一些早期异位妊娠患者可以通过输卵管妊娠流产或溶解吸收自然消退，无腹腔内活动出血，无明显的临床症状和体征。

1）适应证：①无临床症状或临床症状轻微；②异位妊娠包块直径<3 cm；③血 β-hCG<200 mU/mL，并持续下降。

2）观察：治疗期间，密切注意临床表现、生命体征，连续测定血 β-hCG、血细胞比容，进行超声检查。血 β-hCG 是检测滋养细胞消退的良好指标，如果连续 2 次血 β-hCG 不降或升高，不宜继续观察，需立即处理，个别病例血 β-hCG 很低时仍可能破裂，须警惕。一部分患者输卵管妊娠能自然流产及自然消退，说明药物或手术不是所有患者都必需的，期待疗法是可供临床选择的一种方法。

（2）药物治疗。一些药物可以作用于滋养细胞，抑制其生长发育，促使妊娠物最后吸收。药物治疗避免了手术及术后的并发症，恢复期短，减少了盆腔的粘连，提高了将来的生育率，尤其适合于年轻、有生育要求的女性。

1）适应证：①输卵管妊娠，适应于早期未破裂型、无活跃性腹腔内出血的患者；②输卵管妊娠保守性手术失败。输卵管开窗术等保守性手术后 4%～10% 的患者可能残留绒毛组织，输卵管妊娠仍持续存在，药物治疗可避免再次手术。

2）禁忌证：①患者有明显的腹痛；②B 超显示胎心搏动；③严重肝肾疾病或凝血功能障碍。

3）常用药物及用药方法：药物治疗包括全身及局部治疗，具体药物有甲氨蝶呤（MTX）、前列腺素（PG）、米非司酮（RU486）、氯化钾、高渗葡萄糖及中药天花粉等。MTX 是最常用、最有效的药物。

5. 治疗注意事项

（1）陈旧性异位妊娠是指受精卵种植于输卵管壶腹部或伞部，发生流产或短暂的破裂期后病情转向稳定，而形成盆腔包块。此类异位妊娠需与盆腔炎症相鉴别。盆腔炎症患者常有盆腔炎病史，一般无闭经，但有时有不规则月经，其下腹痛及盆腔病变常是双侧性的，常伴发热，在 38℃ 以上。

（2）曾有输卵管结扎手术或使用宫内节育器者，症状不重；无停经史者常将阴道出血、轻度腹痛归咎于宫内节育器或月经不调等。

（3）人工流产术后出现腹痛、出血，也误认为人工流产术后现象。人工流产时吸出物未仔细检查，对未见绒毛或仅见可疑绒毛未予重视，术后也未进行严密随访。

（4）期待疗法治疗中，60% 的患者住院时间长达 1 个月以上，约 1/3 的患者引起输卵管阻塞、输卵管周围的粘连，影响以后生育功能，有学者认为其对于要求生育的患者不是最佳方法。

（5）在手术治疗中，多数情况下，自体输血是抢救严重内出血伴休克的有效措施之一。自体输回腹腔内血液应符合以下条件：妊娠<12周，胎膜未破，出血时间<24小时，血液未被污染，镜下红细胞破坏率<30%。每100 mL血液加入3.8%枸橼酸钠10 mL抗凝，经6～8层纱布或经20 μm微孔过滤器过滤，才可输回体内。为防止枸橼酸中毒，凡自体输血500 mL以上者，应给予10%葡萄糖酸钙10～20 mL。

（6）行保守性手术时操作必须轻柔，止血必须充分，打结张力适宜，不宜过紧或过松。关腹前冲洗腹腔，然后将200 mL中分子右旋糖酐中加入庆大霉素80 000U、透明质酸酶1500U和地塞米松10 mg注入腹腔，以预防粘连。术后应予足够的抗生素，预防感染。术后患者第一次行经后3～7日须通液一次。术后2周应做β-hCG测定，了解胚胎是否彻底清除。

（7）行保守性手术时，欲将妊娠产物挤净而又不损伤输卵管内膜有一定难度。因输卵管妊娠在管壁上生长发育，如依靠手指不能全部挤净妊娠产物，则有再次手术的可能，且术后再次输卵管妊娠的发病率均高于输卵管造口术或切开术。

（8）输卵管妊娠的放射介入治疗能保留输卵管，保存了生育功能，对于再次妊娠的女性多了一个选择，应用于临床有一个很好的发展前景，目前国内外报道的例数并不多。必须认识到的是，输卵管的血管性放射介入治疗虽然能保留输卵管，但是，手术费用昂贵，而且术中放射线对卵巢功能的近、中、远期影响尚不清楚，输卵管妊娠放射介入治疗后坏死的组织能否被输卵管完全吸收从而保持输卵管的通畅，以及放射介入治疗对术后患者再次妊娠时对下一代有无影响尚待进一步探讨。

（9）腹腔镜下输卵管妊娠手术，腹部一般只需做3个0.5～1 cm的皮肤小切口，愈合后几乎不易察觉，手术后常24小时即可出院。

二、输卵管间质部妊娠

输卵管间质部妊娠是指受精卵种植在经过子宫壁的部分输卵管内，在输卵管妊娠中少见，占异位妊娠的2%～6%，与正常妊娠之比为1∶（2500～5000），其病死率为2%～2.5%。实际输卵管间质部全长约2 cm，位于子宫角，是输卵管通向子宫的交界处，有子宫肌组织包绕，为子宫、卵巢动脉相遇汇集处，血管丰富，但管腔内皱囊逐渐消失、纤毛减少、蠕动功能减弱、受精卵发育迟缓，可在此着床而形成间质部妊娠。

（一）主诉

患者常有早期妊娠反应，自妊娠4～6周起反复发作腹痛，为锐性剧痛，发作后可出现面色苍白、脉快、细弱、冷汗等表现。

（二）临床特点

1. 主要症状

（1）其症状和体征与其他部位的输卵管妊娠相似，常有停经史和早期妊娠反应。

（2）患者自妊娠4～6周起反复发作腹痛，剧痛发作后患者可有面色苍白、脉快、细弱、冷汗等表现。

（3）由于管腔周围有肌肉组织，所以破裂时间较迟，甚至可到妊娠 16～18 周时才出现破裂。一旦破裂，临床表现很像妊娠子宫破裂，腹腔内出血甚多，如不及时处理，可导致死亡。

2. 次要症状

患者阴道出血较少见，仅 25% 左右的患者有阴道出血。

3. 体征

妇科检查：子宫增大，子宫一侧有软性肿块，底宽，质地较子宫软，压痛明显，不能与子宫分开。

4. 鉴别诊断

（1）宫内妊娠。妊娠 8 周以前的输卵管间质部妊娠难以与宫内妊娠区别，B 超检查对间质部妊娠可较清楚地辨认，子宫增大，一角突出，其中可见妊娠环或胚胎，宫腔内无妊娠物。

（2）残角子宫妊娠。子宫往往比正常大，其一侧可叩及与停经月份相符的圆形或椭圆形块状物。但残角子宫妊娠常与正常子宫肌层相连，检查时子宫与停经月份相符，未破裂时无其他症状。B 超在早期妊娠即可发现正常子宫内膜线平整，宫腔内无妊娠物，而子宫的侧上方块状物内有胎儿及胎心搏动，肿块壁有一定厚度，可诊断为残角子宫妊娠。

（三）辅助检查

1. 首要检查

B 超检查：对间质部妊娠可较清楚辨认，子宫增大，一角突出，其中可见妊娠环或胚胎，宫腔内无妊娠物，宫底一侧见与之相连的突出物，内见胚囊，胚囊内可见胚芽或胎儿，可见胎心、胎动，胚囊周围有薄层肌肉围绕，但其外上方肌肉不完全或消失，仔细探查时，偶可探及子宫圆韧带，胚囊位于圆韧带上方。

2. 次要检查

腹腔镜检查或开腹探查可根据圆韧带与突出包块的位置区别宫角妊娠或输卵管间质部妊娠，间质部妊娠时圆韧带位于突出包块的内侧，也即圆韧带在胚胎着床处的内下方。

3. 检查注意事项

（1）输卵管间质部妊娠超声诊断。

1）纵切面：子宫不对称增大，宫底部膨隆，胎囊光环极度靠近宫底，胎囊上部围绕不完全的肌壁层；宫腔内缺乏胎囊光环，可见蜕膜。

2）横切面：可见偏心圆，即胎囊偏于宫腔一侧，肌壁不全。

（2）输卵管间质部妊娠患者初始检查为早期妊娠，因突然腹痛、失血性休克来诊，如无外伤史，应怀疑输卵管间质部妊娠，需立即剖腹探查，在输血、输液、抗休克的同时进行手术治疗。

（四）治疗要点

1. 治疗原则

间质部妊娠的唯一治疗方法是手术切除。需保留生育功能者可切除患处后将输卵管移植于宫角处。

2. 具体治疗方法

若遇间质部妊娠破裂，应尽快手术抢救，通常进行抗休克等抢救的同时行开腹手术，切除间质部妊娠，充分止血、缝合。

3. 治疗注意事项

（1）腹腔镜下治疗。须在腹腔镜下打结缝合，宫角切除是用双极电刀电凝远离孕囊的输卵管，用激光或剪刀剪断，同样的方法处理临近孕囊的肌层，松松地缝合一针，然后切开周围组织，取出标本，子宫切口用 1-0 可吸收线缝合。

（2）开腹手术。输卵管间质部切开术类似于输卵管其他部位切开术，然而，切口应较深，往往伴较多的出血，由于以后妊娠可能在此破裂，因此，切开部位应适当缝合。也有报道在间质部的妊娠，根据病情可选择子宫切除，全身或局部注射甲氨蝶呤、局部注射氯化钾等方法治疗，如果患者能早期确诊，严密观察下，首选全身甲氨蝶呤治疗，或改用手术治疗。由于期待疗法有破裂大出血的危险，故一般不提倡选用。

三、宫颈妊娠

宫颈妊娠是指受精卵着床并发育在组织学内口至外口之间的宫颈管内，而未累及子宫全腔的一种病理妊娠。这是一种少见的异位妊娠，约占妊娠数的 1/2500。常发生难以控制的大出血、休克、感染及贫血，严重威胁患者的生命和健康。

（一）主诉

患者停经后出现反复无痛性阴道出血或血性分泌物，且血量逐渐增多。

（二）病因

宫颈妊娠可能的病因包括：①受精卵运送的速度过快；②受精卵发育迟缓；③子宫内膜成熟迟缓；④卵子在宫颈管内受精；⑤清宫、剖宫产、宫内节育器引起内膜受损，妨碍受精卵着床；⑥辅助生殖技术胚胎移植在子宫颈引起宫颈妊娠。

（三）临床特点

1. 主要症状

（1）停经后阴道不规则出血。

1）出血时间早：在妊娠 5 周左右，妊娠 7~8 周占多数。

2）阴道无痛性出血：因胚胎附着部位胎盘绒毛分离出血时，血直接外流，不刺激宫缩，故为无痛性出血，但有时亦可因宫颈迅速扩张伴轻微的下腹坠痛。

3）出血多而凶猛：绒毛不仅侵入宫颈内膜，且侵入肌层而引起出血。开始为少量，以后逐渐增多，为间歇性或持续性出血，因宫颈仅含少量肌纤维组织，收缩力差，血窦开放时多不能自动止血，子宫收缩剂无效，故常出现突然难以控制的大出血，患者可很快出现休克，甚至危及生命。

（2）无痉挛性腹痛是宫颈妊娠的特点，宫颈管内缺乏平滑肌纤维组织，不会引起收缩，故无腹痛。

2. 次要症状

患者可有腰背痛、尿频、尿急、排尿困难等泌尿系统刺激等症状。

3. 体征

宫颈形状改变，开始时正常大或稍大，短期内显著变软、变蓝紫色，宫口扩张，宫体保持正常大小和硬度。随宫颈继续妊娠，宫口呈凹入的孔状，宫颈呈圆锥体样肿物，充血、变软，有面团感，可见到或触及颈管内的胎盘组织，似难免流产，其区别是胚胎组织与子宫颈紧密相连，阴道内常有黏稠暗红分泌物，混有血液。胚胎组织虽堵在宫颈管内，但进一步检查可发现宫颈内口仍闭合，以手指插入做检查，尤其在试图取出颈管内组织时，可能造成大出血。

4. 鉴别诊断

宫颈妊娠早期诊断较困难，常易误诊。宫颈妊娠患者停经后常出现反复无痛性阴道出血，且血量逐渐增多，宫颈管及宫颈外口明显扩张，宫颈软而薄，宫颈内口关闭，增大的宫颈与正常大或稍大的宫体呈葫芦形，妊娠物完全在宫颈内，进行搔刮时，有组织剥离、排出困难、出血多且凶猛或出血不止。此外，在行人工流产、扩张宫颈时，患者有特殊疼痛，或刮宫时有不可控制的大出血，也应考虑本病。宫颈妊娠容易误诊为下列疾病。

（1）难免流产或不全流产均为宫腔内妊娠，多伴有宫缩痛。若胚胎组织已排入宫颈管内，则宫颈内口一定张开，妊娠物易于清除。刮出后出血停止或减少，宫缩剂对止血有效。

（2）前置胎盘多附着在宫颈管内口以上，宫颈外口不张开，出血出现时间较晚，多在妊娠中期以后。

（3）子宫颈肌瘤和黏膜下肌瘤。患者无停经史，尿妊娠试验为阴性，可有不规则阴道出血，行妇科检查可见阴道内有肌瘤结节自宫口脱出。

（4）宫颈恶性肿瘤患者有不规则出血病史，尿妊娠试验阴性，妇科检查可见宫颈口处有菜花状赘生物，病理检查可明确诊断。

（四）辅助检查

1. 首要检查

B 型超声：对诊断有助，如超声显示宫腔内空虚，妊娠产物位于膨大的颈管内，再结合临床特点可协助诊断。子宫体正常大小或略大，内有较厚蜕膜。宫颈膨大，内口关闭，与子宫体相连呈葫芦形。宫颈内回声紊乱区内可见胚囊，可突向宫颈管内。胚囊着床处宫颈肌层内彩色血流丰富，阻力指数（RI）约 0.4，宫旁未见异常肿块。

2. 次要检查

hCG 检查对诊断本病也有帮助，宫内妊娠时正常发育的绒毛分泌的 hCG 量很大，48 小时其滴度上升达 60% 以上，宫颈妊娠时由于子宫颈组织血运差，其 48 小时的 hCG 滴度上升小于 50%，所以使宫颈妊娠易早期诊断，可供参考。

3. 检查注意事项

如果发现宫颈处孕囊，则须通过超声检查鉴别是宫颈妊娠还是宫腔内妊娠流产掉落宫颈口的胎囊。鉴别依据以下两点。

（1）彩色多普勒超声：可显示异位种植部位的血液供应情况，无血流者为脱落的孕囊。

（2）宫颈妊娠的孕囊：在宫颈口处为典型的圆形或椭圆形，且经常定位子宫颈管内的偏心圆，流产掉落的胎囊常是皱缩、钝锯齿状的，无胎心搏动。

（五）治疗要点

1. 治疗原则

宫颈妊娠一经确诊，应尽快终止妊娠。

2. 具体治疗方法

（1）根治治疗。对已有子女的患者，无须考虑孕周，行子宫全切术，避免发生失血性休克和感染。

（2）保守治疗。宫颈妊娠流产术，即在宫颈管内搔刮或手指分离宫颈管内胎囊、蜕膜后，用卵圆钳钳夹取之，几乎每一例宫颈妊娠流产术都需要采取止血措施。

（3）药物治疗方法如下。

1）甲氨蝶呤（MTX）与四氢叶酸（CF）交替：0.5～1 mg/kg，肌内注射或静脉注射，共用 4 次，隔日 1 次，交替使用 CF 0.1 mg/kg 以减少不良反应。

2）单次 MTX：50 mg，肌内注射，不用 CF。

3）单次 MTX 羊膜腔内滴注：50 mg 在阴道 B 超引导下羊膜腔内滴注，此法技术上有一定困难，但比全身性用药更有效，毒性作用更小。

（4）动脉栓塞止血法。近年来随着血管造影技术的发展，使血管栓塞成为可能，此法可有效控制大出血，从而为其他的保守治疗手段提供必要的条件。

3. 治疗注意事项

（1）宫颈妊娠处理时必须有充分的准备和周密的计划，要由有经验的手术者执行手术，可减少子宫切除和膀胱损伤的可能，术后必须给予大量抗生素以防感染。

（2）经宫腔镜下找到宫颈管内出血部位，使用负压吸引吸除胎块而出血停止。尽管宫腔镜的诊断及治疗有其明显的优越性，但它并不适用于所有的宫颈妊娠，其治疗有一定的局限性。如过大的妊娠囊可能伴有宫颈的明显胀大、扭曲，这样的妊娠有较丰富的血供，宫腔镜的治疗及操作程序易导致危及生命的大出血。此时孕囊内 MTX 给药的方法仍为首选的治疗方案。

（3）宫颈切开缝合术适用于子宫颈管扩大、孕龄和胚胎小、出血少的病例。对停经时间较长，子宫颈膨大明显，有活动性出血、量多，无法进行药物治疗的宫颈妊娠患者，因无子女，强烈要求保留生育功能时，施行此手术。

四、卵巢妊娠

卵巢妊娠是指受精卵在卵巢内着床和发育，是异位妊娠的一种少见形式，占异位妊娠的 0.36%～2.74%。

（一）主诉

患者停经后剧烈腹痛，阴道出血。

（二）分类

卵巢妊娠可分为原发性卵巢妊娠和继发性卵巢妊娠两种。随着近代诊疗技术的提高及某些节育措施的实施，卵巢妊娠近年有发病增多趋势。原发性卵巢妊娠为受精卵在卵巢内发育，卵巢组织完全包裹胚胎；继发性卵巢妊娠的受精卵发育于卵巢表面或接近卵巢，受精卵的囊壁一部分为卵巢组织。

（三）临床特点

1. 主要症状

腹痛是卵巢妊娠最主要的症状。腹痛性质可为剧痛、撕裂样痛、隐痛或伴肛门坠痛，常突然发作。

2. 次要症状

部分患者可出现闭经及闭经后阴道不规则出血。因卵巢妊娠破裂时间早，故部分患者闭经史不明显，又因卵巢妊娠破裂后内出血在短时间内增加，患者常还未出现阴道不规则出血就因腹痛甚至晕厥而就诊，并行手术治疗，故临床上阴道不规则出血发生率较低。

3. 体征

盆腔包块，行妇科检查时在一侧附件区常可清楚扪及如卵巢形状、边界清楚的包块。

4. 鉴别诊断

（1）卵泡破裂多发生在排卵前，即月经中期，尿妊娠试验为阴性。

（2）黄体破裂常发生在月经来潮1周左右，为突发性下腹痛，少许或无阴道出血，破裂时若出血不多，血凝封闭破口，出血可停止，一般不引起临床症状。后穹隆穿刺时，如穿刺液血细胞比容小于 12% 可排除卵巢妊娠所导致的内出血。检查时卵巢破口处缺乏绒毛及滋养叶细胞，仅为黄体细胞。尿妊娠试验为阴性。

（3）输卵管妊娠。因其临床表现难以与输卵管妊娠鉴别，只能在术中发现卵巢有破裂口。病理检查于镜下见到绒毛及滋养层细胞位于卵巢破口内而输卵管正常。

（四）辅助检查

1. 首要检查

（1）B超。B超显像可探测有无宫内妊娠，附件有无包块，陷凹有无过多液性暗区。卵巢妊娠未破裂时可见妊娠一侧卵巢增大，内见一小光环，彩色血流明显，周围输卵管未见肿块。若卵巢妊娠破裂后则与输卵管妊娠破裂形成的包块难以鉴别。

（2）血hCG。

（3）后穹隆穿刺。

2. 次要检查

腹腔镜检查可早期准确诊断，但常在手术时取出标本，送病理检查才能确诊。

3. 检查注意事项

卵巢妊娠超声检查，尤其是阴道B超，如子宫增大，在附件区可于增大的卵巢内见到孕囊，甚至可见胚芽及心管搏动，孕囊周围增厚且较疏松（卵巢组织）则可确认卵巢妊娠的诊断。

（五）诊断

原发性卵巢妊娠的诊断标准必须具备如下几点。

（1）患侧输卵管及伞端完整，且与卵巢分离无粘连。

（2）胚囊必须位于卵巢组织内。

（3）卵巢与胚囊是以子宫卵巢韧带与子宫相连。

（4）胚囊壁上有卵巢组织，甚至胚囊壁上有多处卵巢组织。

（5）输卵管组织在显微镜下不存在妊娠现象。

（六）治疗要点

1. 治疗原则

卵巢妊娠的治疗以手术为主，因卵巢组织血管丰富，含血量多，故极易破裂；又由于卵巢组织缺乏肌性组织，一旦出血，不易止住。对于卵巢妊娠未破裂在术前诊断者，可行保守治疗。

2. 具体治疗方法

（1）当绒毛浸润卵巢血管时，可能伴有内出血而导致休克，故需急诊手术处理。

（2）对于卵巢妊娠未破裂在术前诊断者，可在B超介导下行羊膜腔内注射胚胎药物［如甲氨蝶呤（MTX）、氟尿嘧啶（5-FU）和地诺前列素（$PGF_{2\alpha}$）等］行保守治疗。但是保守治疗效果不确切，在保守治疗期间hCG持续升高，或发生内出血，仍须行手术治疗。

3. 治疗注意事项

（1）手术时尽量保留正常的卵巢组织和输卵管。根据病灶范围可在病灶挖出后施行卵巢修补术或行卵巢楔形切除或部分切除术，只有在卵巢和输卵管无法分离时才行附件切除术。

（2）仅行患侧卵巢切除术目前尚有争议。行单侧卵巢切除而保留输卵管，会使受精卵游走，还可增加日后输卵管妊娠的概率，故一般不主张行单侧卵巢切除术。

五、腹腔妊娠

腹腔妊娠是指位于输卵管、卵巢、阔韧带以外的腹腔内妊娠，是一种罕见而危险的产科并发症，其发病率与正常妊娠之比为 1：15 000。

（一）主诉

在停经后的不同时期，患者多有突发性下腹剧痛或持续性下腹痛。

（二）分类

腹腔妊娠可分为原发性腹腔妊娠和继发性腹腔妊娠。

1. 原发性腹腔妊娠

诊断原发性腹腔妊娠需具备三个条件。

（1）输卵管、卵巢均正常，无近期妊娠的证据。

（2）无子宫腹膜瘘形成。

（3）妊娠只存在于腹腔，且妊娠期短，足以排除来源于输卵管。

上述三点常不易辨别，故有人提出有如下两点可说明原发性腹腔妊娠的可能：①盆腔上皮有可能演变为副中肾导管上皮，子宫后壁浆膜常有蜕膜反应；②腹膜子宫内膜异位症可为受精卵种植部位。

2. 继发性腹腔妊娠

继发性腹腔妊娠的来源大致有三种。

（1）子宫。因子宫有缺损（瘢痕愈合欠佳）、憩室（自然破裂）或子宫壁及子宫腹膜层发育不良导致破裂等。

（2）卵巢妊娠破裂。

（3）输卵管妊娠流产或破裂。受精卵落入腹腔，在某一部位种植、着床，妊娠继续生长发育而成腹腔妊娠。

（三）临床特点

1. 主要症状

（1）在妊娠早期，一般无特殊主诉，但有时患者可出现恶心、呕吐、嗳气、便秘、腹痛等症状。

（2）腹痛。停经后的不同时期，多数有突然下腹剧痛或持续下腹疼痛，少数因腹痛剧烈而出现休克症状或伴有少量阴道出血。

（3）胎动剧烈。妊娠晚期，可出现假临产症状，胎动剧烈，妊娠期女性多伴有不适。

2. 次要症状

一般患者年龄较普通妊娠期女性平均年龄大，有多年不孕史，常伴有可疑输卵管妊娠流产或破裂的病史。

3. 体征

妊娠晚期腹壁下除可清楚扪及胎儿外，常可叩及另一团块样物，实为子宫。子宫常增大至 2 个月妊娠大小。常有胎位异常，横位多见。先露部位于骨盆入口之上，胎儿存活者可在下腹听到母体血管杂音，此为腹腔妊娠较典型体征之一。

（四）辅助检查

1. 首要检查

（1）腹部 X 线检查。尤其是晚期妊娠，X 线片表现为未见正常的妊娠子宫及胎盘阴影；胎头形状不规则，由于胎儿活动异常，胎儿肢体常伸展或位置特殊，胎儿位置特别高，持续呈横位。侧位片在腹壁下即可看清胎儿部分；胎儿被很薄的一层软组织所覆盖；胎体清晰可见；连续摄片胎儿位置无变化；胎儿部分盖在母体脊柱前；盆腔或下腹部可见一块物阴影，可能是增大的子宫或胎盘。

（2）B 超。目前 B 超常为诊断腹腔妊娠较理想而可靠的方法，主要表现为：①子宫均匀性增大，宫腔回声线条状居中，无胎囊或胎体反射；②羊水无回声区，液性暗区接近体表；若宫腔内放一探条，更易协助诊断。

2. 次要检查

（1）子宫碘油造影限于胎儿已肯定死亡者应用。若胎儿位于宫腔外者可以确诊为腹腔妊娠；需注意，此时宫腔已增大，用 10 mL 碘油可能不足以充盈子宫，需用至 20～30 mL。

（2）缩宫素激惹试验（OCT）是诊断腹腔妊娠有价值的方法，常给妊娠期女性静脉滴注小剂量缩宫素，观察子宫有无收缩，若有子宫收缩则可除外腹腔妊娠，否则考虑为腹腔妊娠。

（3）放射性核素胎盘造影及血管造影，可显示胎儿及胎盘都位于子宫外。

（五）治疗要点

1. 治疗原则

腹腔妊娠一经确诊，应及时开腹取出胎儿。胎盘则视情况而定，可取出或暂留腹腔内，以后再手术取出。

2. 具体治疗方法

胎盘多数种植在腹腔或其他脏器，如肠曲、肝脏等。胎盘种植处血管极为丰富，剥离时易引起大出血，有时胎盘长入脏器组织内或影响脏器的范围广而无法切除。如勉强手术，则可能造成脏器损伤，造成穿孔、出血、休克等严重后果，甚至死亡。

3. 治疗注意事项

胎盘取出可按下列原则处理。

（1）若胎盘附着在大网膜或阔韧带表面时，可考虑一起取出。若胎儿已死亡、胎盘循环已停止，此时胎盘剥离多无困难，也不会引起严重出血，也可一起取出。

（2）如遇胎盘种植在腹腔脏器或脏器牢固粘连者，不宜强行剥离，否则会造成大出血或脏器损伤；可在靠近胎盘处结扎、切断胎儿脐带，取出胎儿，将胎盘部分或全部留置腹腔，大多能自行吸收。但胎盘长期留置于腹腔，也有发生感染、粘连、肠梗阻的可能，可在 2～3 个月后开腹取出。MTX 可破坏残留胎盘，促使更快吸收，在严密观察下也可应用。腹腔妊娠者胎死腹腔内且稽留时间长，可发生纤维蛋白原减少症，应引起重视。术后控制感染十分重要。

六、阔韧带妊娠

阔韧带妊娠又称腹膜外妊娠，是指孕囊在阔韧带两叶之间生长发育，实际上是孕囊在腹膜后生长发育，是一种腹膜后的腹腔妊娠，胎儿或妊娠组织在阔韧带的叶上生长。本病发病率很低，据报道仅为异位妊娠的 1/163～1/75，或为妊娠的 1/183 900。

（一）主诉

患者妊娠早期常诉腹痛；妊娠足月时，常表现假临产，以后胎儿死亡。

（二）临床特点

阔韧带妊娠的临床表现因妊娠时间和胎盘的分化程度不同而异，在没有高度怀疑本病的情况下，很容易漏诊。

1. 主要症状

大多患者年龄较大，有不孕史。多数患者在妊娠早期有下腹非特异性疼痛，可能因胎盘分化、阔韧带撕裂及少量腹腔内出血引起。随妊娠时间的延长，腹膜张力增加而疼痛加重。偶尔卧床休息时，疼痛会消失。

2. 次要症状

妊娠囊及胎盘破裂时会导致腹腔积血和急腹症，但是因为在阔韧带内血管的填塞作用，出现大量出血的可能性不大。因阔韧带撕裂和表面的损伤，而出现网膜粘连、肠粘连。触诊有反跳痛、阔韧带增厚、胎儿位置异常、宫颈回缩、穹隆膨出。

（三）辅助检查

术前诊断阔韧带妊娠比较困难，确诊必须经组织学检查。

1. 首要检查

超声检查：阔韧带妊娠最可靠的特征是胎儿与空的子宫腔分离。其他如子宫外胎盘、假前置胎盘、胎儿头部和妊娠期女性膀胱之间不能辨别子宫等均难以确诊。

2. 次要检查

（1）根据子宫肌层对缩宫素或前列腺素缺乏反应的辅助诊断。晚期腹腔妊娠的方法也适合于本病，非肠道使用缩宫素，子宫通常无反应。

（2）MRI 检查有助于确定胎儿与胎盘、子宫的关系，也可用锡标记红细胞图像法对胎盘定位协助诊断。阔韧带妊娠确诊必须经组织学检查。

（四）治疗要点

1. 治疗原则

及时行剖宫产手术，取出胎儿。

2. 具体治疗方法

（1）手术时机尚有争议，以往认为对有生机儿尽快手术，而对胎儿已死亡者推迟 6～8 周手术，使胎儿循环萎缩，尽量减少出血的危险。

（2）手术方式。手术宜采用中线垂直切口，利于探查，子宫常挤向一侧，因网膜和肠粘连而无法看清，胎儿的最低部位被阔韧带前叶腹膜和圆韧带所覆盖。常在血管最少区切开取出胎儿，在剥离胎盘前先结扎所有供应胎盘的血管。

3. 治疗注意事项

（1）术中应注意解剖，避免损伤输尿管。如胎盘附着于肠、网膜或与子宫骨盆底部粘连，最好不必切除，大多数遗留在腹腔内的胎盘能被吸收而无并发症。但将胎盘遗留在原来位置处也有弊端，如出现肠梗阻、腹膜炎、脓肿，住院时间长，必要时需行二次开腹手术，也不能除外胎盘遗留而发展成绒癌的可能性。

（2）术后一般须严密观察是否有腹腔内出血，也有用选择性血管栓塞，以控制有生命威胁的胎盘血管床出血。

七、残角子宫妊娠

残角子宫妊娠是指受精卵种植在残角子宫内，随之生长发育。子宫残角为先天发育畸形，常为一侧副中肾管发育不全所致。残角子宫常不与另一侧发育好的子宫腔沟通，本身内膜发育也不良。残角子宫也可仅以一条带状组织与发育好的子宫相连，此带大多是实性，但也有可为贯通的一极细管道。残角子宫妊娠的发病率是总妊娠的 1/100 000。

残角子宫妊娠的受精方式为：①精子可进入对侧输卵管，经腹腔游走，在患侧输卵管内与卵子结合；②受精卵从对侧经腹腔游走到残角子宫，此时黄体常位于与残角子宫不相连的一侧卵巢，卵子可来自同侧卵巢。

（一）主诉

患者有停经史，多在 6～8 周，突发下腹疼痛，严重时伴头晕、恶心、冷汗等休克症状。

（二）分型

Buttran 将残角子宫按其有无宫腔及是否与正常子宫相通分为三型：Ⅰ型为残角子宫宫腔与正常子宫的宫腔相通者；Ⅱ型为不通者，此型多见；Ⅲ型为无宫腔者。

（三）临床特点

（1）残角子宫妊娠术前诊断率低于 5%，而误诊率甚高。遇人工流产无胚胎组织刮出、中期妊娠引产失败、晚期妊娠对大剂量缩宫素引产无反应者均应怀疑本病。

（2）由于残角子宫壁发育不全，不能承受过大的胎儿，所以常在妊娠 3～5 个月出现自然破裂。仅少数可继续妊娠，但以后发展为胎死宫内，即使能妊娠至足月，胎儿存活者极少。

（四）辅助检查

超声检查和 MRI 检查可协助诊断：残角子宫妊娠的胎囊位于同侧圆韧带附着点的内侧，而输卵管妊娠的胎囊位于同侧圆韧带附着外侧。国内也有残角子宫双胎妊娠和宫内与残角子宫复合妊娠的报道。

（五）治疗要点

1. 治疗原则

以手术切除残角子宫为原则。

2. 具体治疗方法

妊娠早、中期者以残角子宫切除，同时切除同侧输卵管为宜，以防止日后发生同侧输卵管妊娠。如妊娠已至足月或过期，且胎儿存活者应先剖宫产抢救胎儿，然后切除残角子宫及同侧输卵管。

第四节　妊娠剧吐

妊娠剧吐（HG）发生于妊娠早期，以严重的恶心、呕吐为主要症状，伴有脱水、电解质紊乱和酸中毒。若诊治不当，患者可因营养失调、代谢性酸中毒、电解质紊乱、肝衰竭、肾衰竭而危及生命，发病率为 0.5%～2%。

一、病因

（一）内分泌因素

1. hCG 水平增高

鉴于早期妊娠反应出现与消失的时间与妊娠期女性血 hCG 值上升与下降的时间相一致，加之葡萄胎、多胎妊娠女性血 hCG 值明显升高，剧烈呕吐发生率也高，说明妊娠剧吐可能与 hCG 水平升高有关。但某些妊娠期女性在 hCG 水平下降后，整个妊娠期仍然持续呕吐；而某些女性（如绒癌患者）尽管 hCG 水平显著升高，但并不会出现恶心和呕吐。

2. 甲状腺功能改变

60% 的 HG 患者可伴发短暂的甲状腺功能亢进，患者呕吐的严重程度与游离甲状腺激素显著相关。

（二）精神、社会因素

精神过度紧张、焦急、忧虑及生活环境和经济状况较差的妊娠期女性易发生 HG，提示此病可能与精神、社会等因素有关。

（三）其他

HG 也可能与维生素 B 缺乏、过敏反应、幽门螺杆菌感染有关。

二、临床表现

妊娠 5～10 周出现恶心、呕吐，开始以晨间、餐后为重，逐渐发展为频繁呕吐，呕吐物除食物、胆汁外，严重者可含血液，呈咖啡渣样。不能进食和严重呕吐会导致脱水、电解质紊乱、尿比重增加、尿酮体阳性，甚至酸中毒。此时，患者动用脂肪供能，体重减轻超过 5%，脂肪代谢的中间产物丙酮增多引起代谢性酸中毒。妊娠期女性肝、肾功能受损时可出现黄疸，血转氨酶、肌酐和尿素氮升高，尿中出现蛋白和管型。严重者可因维生素 B_1（硫胺素）缺乏引发 Wernicke 脑病，维生素 K 缺乏导致凝血功能障碍。

三、诊断及鉴别诊断

根据病史、临床表现及妇科检查，不难确诊。其诊断至少应包括每天呕吐≥3 次、尿酮体阳性、体重较妊娠前减轻≥5%。

HG 主要应与葡萄胎及可能引起呕吐的疾病如肝炎、胃肠炎等相鉴别。对 HG 患者还应行实验室检查以协助了解病情。

（一）尿液检查

测定尿量、尿比重、酮体，注意有无蛋白尿及管型尿。

（二）血液检查

血常规、动脉血气、电解质、肝功能、肾功能等评估病情程度。

（三）超声检查

应用超声检查排除多胎妊娠、滋养细胞疾病等。必要时行眼底检查及神经系统检查。

四、并发症

HG 可致维生素 B_1 缺乏，导致 Wernicke 脑病，临床表现为眼球震颤、视力障碍、共济失调、急性期言语增多，以后逐渐精神迟钝、嗜睡，个别发生木僵或昏迷。若不及时治疗，死亡率达 50%。

HG 可致维生素 K 缺乏，并伴有血浆蛋白及纤维蛋白原减少，妊娠期女性出血倾向增加，可发生鼻出血、骨膜下出血，甚至视网膜出血。

五、治疗

妊娠后服用多种维生素可减轻妊娠期恶心、呕吐。对精神情绪不稳定的妊娠期女性，给予心理治疗，解除其思想顾虑。

HG 患者应住院治疗，禁食，根据化验结果，明确失水量及电解质紊乱情况，酌情补充水分和电解质，每日补液量不少于 3000 mL，尿量维持在 1000 mL 以上。输液中应加入氯化钾、维生素 C 等，并给予维生素 B_1 肌内注射。

止吐剂一线药物为维生素 B_6 或维生素 B_6-多西拉敏复合制剂。二线药物为苯海拉明、5-羟色胺 3 受体拮抗剂（恩丹西酮）。对合并有代谢性酸中毒者，可给予碳酸氢钠或乳酸钠纠正。营养不良者，静脉补充必需氨基酸、清蛋白、脂肪乳。一般经上述治疗 2～3 天后，病情多可好转。若患者体重减轻为 5%～10%，不能进食，可选择鼻饲管或中心静脉全胃肠外营养。妊娠期女性可在呕吐停止后，进少量流质饮食，可逐渐增加进食量，同时调整补液量。经治疗后多数病情好转可继续妊娠，若出现下列情况危及妊娠期女性生命时，需考虑终止妊娠：①持续肝功能异常；②持续蛋白尿；③体温升高，持续在 38℃ 以上；④心动过速（≥120 次/分）；⑤伴发 Wernicke 脑病等。

第五节　妊娠期高血压

妊娠期高血压是妊娠与血压升高并存的一组疾病，发病率为 5%～10%。该组疾病严重影响母婴健康，是孕产妇和围生儿病死率升高的主要原因。本组疾病包括妊娠期高血压、先兆子痫、子痫，以及慢性高血压合并妊娠和慢性高血压并发先兆子痫。前三种疾病与后两种在发病机制及临床处理上略有不同。本节重点阐述前三种疾病，特别是先兆子痫。

一、高危因素与发病机制

（一）高危因素

流行病学调查发现先兆子痫的高危因素有：初产妇、多胎妊娠、妊娠期女性年龄过小（＜18 岁）或高龄（≥40 岁）、先兆子痫病史及家族史、慢性高血压、慢性肾脏疾病、抗磷脂抗体综合征、血栓疾病史、体外受精胚胎移植受孕、糖尿病、肥胖、营养不良、社会经济状况低下。

（二）发病机制

需更深入研究。近年国际上提出了先兆子痫发病机制的"两阶段学说"。其核心内容包括：第一阶段，在妊娠早期，由免疫、遗传、内皮细胞功能紊乱等因素造成子宫螺旋小动脉生理性"血管重铸"障碍，滋养细胞因缺血导致侵袭力减弱，造成"胎盘浅着床"，子宫动脉血流阻力增加，致使胎盘灌注不足，功能下降。第二阶段，妊娠中晚期缺血、缺氧的胎盘局部氧化应激反应，诱发内皮细胞损伤，从而释放大量炎症因子，形成炎症级联效应和过度炎症的发生，引起先兆子痫、子痫各种临床症状。

1. 滋养细胞侵袭异常

胎盘滋养层细胞的分化是一个复杂而精细的调节过程，其中一部分滋养层细胞因分化为细胞滋养层细胞，具有高度浸润能力，协助着床。着床完成后，细胞滋养层细胞进一步分化为绒毛滋养细胞和绒毛外滋养细胞（EVT）。EVT 包括浸润子宫内膜基质直至子宫肌层的内 1/3 处的间质 EVT，以及可进入子宫螺旋动脉管腔并逐渐替代血管壁平滑肌细胞、内皮细胞，使动脉由高阻力低容量血管转变为低阻力高容量血管以提高胎盘的血流量、确保母胎之间物质交换正常进行的血管内绒毛外滋养层细胞（enEVT），可维持正常妊娠，也是胎儿发育的保障。若先兆子痫绒毛外滋养细胞浸润能力受损，造成"胎盘浅着床"，导致子宫螺旋动脉重铸极其不足，仅蜕膜层血管重铸，子宫螺旋动脉的管腔径为正常妊娠的1/2，血管阻力增大，胎盘灌注减少，从而引发先兆子痫的一系列症状。

2. 过度氧化应激

"胎盘浅着床"导致胎盘缺血、缺氧，胎盘局部的氧化应激反应转移到妊娠期女性全身的体循环系统。在此过程中，胎盘产生的多种活性多肽物质进入母体血液循环，同时氧化应激反应产生的活性氧沉积于血管内皮下，出现抗氧化防御体系和活性氧体系的失衡，或者协同作用，导致全身小动脉痉挛，脏器低血液灌流量，使组织缺血、缺氧。而过量产生的氧自由基与体内其他物质发生反应，往往呈级联反应，导致氧自由基进一步积累。由此发生的链式反应导致广泛血管内膜损伤，继发内皮功能紊乱，炎症介质释放，触发一系列病理生理改变。

3. 炎症免疫过度激活

妊娠成功有赖于母体对妊娠的免疫耐受。母胎免疫耐受的实质是母胎界面上的母体免疫细胞对胎盘滋养细胞呈低反应性。这种耐受一旦打破，可导致先兆子痫。螺旋动脉重铸过程，是 EVT 的侵入以及螺旋动脉血管平滑肌细胞和血管内皮细胞凋亡的整个过程，参与此过程的细胞有子宫自然杀伤（uNK）细胞、巨噬细胞等。在侵入过程中，EVT 会与蜕膜自然杀伤（dNK）细胞、母体血液中的 NK 细胞（CD56$^+$、CD16$^+$）和 T 细胞接触。因此，EVT 不表达经典主要组织相容性复合体（MHC）I 类和 II 类分子的 HLA-A 和 HLA-B，从而实现免疫逃逸，而 EVT 表达 HLA-C 和 HLA-G，两者可作为 NK 细胞表达的杀伤细胞免疫球蛋白样受体（KIR）的配体，以免被 NK 细胞杀伤；EVT 如果减少或缺乏 HLA-G 的表达，将不可避免地被细胞毒性 NK 细胞杀伤，引起滋养细胞侵入过浅及螺旋动脉管腔狭窄。特异性免疫研究集中在 T 细胞，正常妊娠时母体 Th1/Th2 免疫状态向 Th2 偏移，但先兆子痫向 Th1 型偏移。这些都使母体对胚胎免疫耐受降低，引发先兆子痫。

4. 内皮细胞的激活

炎症反应被认为是由第一阶段的胎盘浅着床而引起的不良反应。抗血管生成因子、代谢因子以及其他炎性因子等毒性因子都可致内皮细胞的激活和损伤，引起内皮细胞合成或者分泌血管收缩因子增加，血管舒张因子一氧化氮的生成减少并破坏体内前列腺素的平衡，微血管凝血物质的激活使血小板减少，毛细血管通透性增加等都引起小动脉痉挛、血压增高、血管通透性增加、血液浓缩、血液内凝血等一系列病理生理表现。

5. 遗传因素

从遗传角度看，先兆子痫是一种多因素、多基因引起的失调性疾病。家系分析发现，妊娠期高血压一级亲属发病率比无家族史的妊娠期女性高 5 倍，二级亲属的发病率仍高出 2 倍，表明妊娠期女性对妊娠期高血压有遗传易患性，但遗传规律仍需进一步研究。目前已经研究出部分基因（如 MTHFR、LPL、印迹基因等）可能与先兆子痫相关。对 Fas 受体、HIF-α（低氧诱导因子-α）、11-1β（白细胞介素-1β）、TGF-β3（转化生长因子-β3）、ApoE（载脂蛋白 E）和 TNF-α 的基因多态性也有研究。因先兆子痫的遗传易患性，特别是其他基因和环境因素的相互作用引起复杂性表型表达，所以任何候选基因都可能引起先兆子痫。多基因与先兆子痫发病的相关性是今后先兆子痫遗传学研究的方向之一。

二、病理生理变化及对母胎的影响

本病的基本病理生理变化是全身小血管痉挛。因小动脉痉挛造成管腔狭窄、周围阻力增大、内皮细胞损伤、通透性增加、体液和蛋白质渗漏。全身各器官组织因缺血和缺氧而受到损害。妊娠期女性并发症有子痫、胎盘早剥、弥散性血管内凝血、肾衰竭、肝出血或衰竭、颅内出血、高血压脑病、失明、肺水肿、心功能衰竭、死亡。胎儿并发症有胎儿生长受限、羊水过少、早产、胎儿窘迫、胎儿神经系统损伤、胎儿死亡。

（一）脑

脑血管痉挛，通透性增加，出现脑水肿、充血、局部缺血、血栓形成及出血等。CT 检查脑皮质灰白交界处，尤其在顶枕叶上，呈现低密度区，皮质和皮质下局部缺血和点状出血，提示脑梗死。枕叶出血或大范围脑水肿所致中枢神经系统症状主要表现为昏睡、意识混乱、视力模糊、行动迟缓和昏迷，并时轻时重。视网膜病变包括缺血、梗死和视网膜脱落，导致视力模糊、盲点、复视、失明。广泛的脑水肿会使颅内压升高甚至发生脑疝。先兆子痫脑血管阻力和脑灌注压均增加。脑血管高灌注压力可致明显头痛、视力模糊，严重时可导致可逆性后部脑病综合征（PRES），表现为头痛、意识障碍、癫痫及视力受损。子痫可能是全身血压突然升高，脑血管自动调节能力丧失，导致内皮细胞功能失调。

（二）肾脏

肾小球扩张，内皮细胞肿胀，纤维素沉积于内皮细胞。血浆蛋白自肾小球漏出形成蛋白尿，蛋白尿的多少与妊娠结局之间的关系不大。由于血管痉挛，肾血流量及肾小球滤过量下降，导致血尿酸浓度升高。血肌酐水平为正常妊娠的 2 倍以上或≥97.2 µmol/L（1.1 mg/dL），为病情严重的表现。肾脏功能严重损害可致少尿及肾衰竭，病情严重时肾实质损害，若伴肾皮质坏死，肾功能损伤将无法逆转。

（三）肝脏

先兆子痫可出现肝脏损害，常表现为血清转氨酶水平升高，右上或中上腹部疼痛和触痛，严重时出现溶血、肝酶升高、血小板减少综合征（HELLP 综合征）。肝脏的特征性损伤是门静脉周围出血，严重时门静脉周围坏死。肝包膜下血肿形成，甚至发生肝破裂危及母胎生命。

（四）心血管

血管痉挛，血压升高，外周阻力增加，心肌收缩力和射血阻力（即心脏后负荷）增加，心排血量明显减少，心血管系统处于低排高阻状态，心室功能处于高动力状态，加之内皮细胞活化使血管通透性增加，血管内液进入细胞间质，导致心肌缺血、间质水肿、心肌点状出血或坏死，严重时导致肺水肿、心力衰竭。

（五）血液

1. 血容量

由于全身小动脉痉挛，血管壁渗透性增加，血液浓缩，血细胞比容上升。当血细胞比容下降时，多合并贫血或红细胞受损或溶血。

2. 凝血异常

先兆子痫常伴有凝血因子激活或变异所致的高凝血状态，特别是重症患者可发生微血管病性溶血。

（六）内分泌及代谢

由于血浆孕激素转换酶增加，妊娠晚期盐皮质激素、去氧皮质酮升高可致钠潴留，血浆胶体渗透压降低，细胞外液可超过正常妊娠，但水肿与妊娠期高血压的严重程度及预后关系不大。通常电解质与正常妊娠无明显差异。子痫抽搐后，乳酸性酸中毒及呼吸代偿性的二氧化碳丢失可致血中碳酸盐浓度降低，患者酸中毒的严重程度与乳酸产生的量及其代谢率以及呼出的二氧化碳有关。

（七）子宫胎盘血流灌注

血管痉挛致胎盘灌注下降，滋养细胞侵入子宫螺旋动脉过浅，加之胎盘血管急性动脉粥样硬化，使胎盘功能下降、胎儿生长受限、羊水过少、胎儿窘迫、胎儿神经系统损伤，严重可致胎儿死亡。若底蜕膜血管破裂致胎盘早剥、胎儿死亡。

三、分类和临床表现

妊娠期高血压疾病的分类参照美国妇产科医师学会（ACOG）2013 年提出的分类标准，分为 5 类。由于先兆子痫病理生理是渐进的过程，需要持续评估有无重要脏器严重损害的表现。"轻度"只是在诊断时，容易忽视病情的演变，因此先兆子痫不再分为"轻度"或"重度"，改为"无严重表现先兆子痫"和"伴严重表现先兆子痫"。

没有蛋白尿的妊娠期女性，出现高血压同时伴以下任何一个表现，仍可诊断为先兆子痫：①血小板减少（血小板计数$<100\times10^9$/L）；②肝功能损害（血清转氨酶水平为正常值 2 倍以上）；③肾功能损害（血肌酐≥97.2 μmol/L 或为正常值 2 倍以上）；④肺水肿；⑤新发生的脑功能或视觉障碍。

血压较基础血压升高 30/15 mmHg，但低于 140/90 mmHg 时，不作为诊断依据，须严密观察。

普遍认为妊娠＜34 周发病者为早发型先兆子痫。

尿蛋白多少与妊娠结局之间的关系不大，大量蛋白尿（24 小时蛋白尿≥5 g）不作为伴严重表现先兆子痫的指标。

四、诊断

（一）病史

注意询问妊娠前有无高血压、肾病、糖尿病、系统性红斑狼疮、血栓性疾病等病史，有无妊娠期高血压疾病家族史，了解患者此次妊娠后高血压、蛋白尿、头痛、视力模糊、上腹疼痛、少尿、抽搐等症状出现的时间和严重程度。

（二）高血压的诊断

血压的测量：测量血压前被测者至少安静休息 5 分钟。测量取坐位或卧位，注意肢体放松，袖带大小合适。通常测量右上肢血压，袖带应与心脏处于同一水平。

妊娠期高血压定义为同一手臂至少 2 次测量的收缩压≥140 mmHg 和（或）舒张压≥90 mmHg。对首次发现血压升高者，应间隔 4 小时或以上复测血压。对严重高血压患者［收缩压≥160 mmHg 和（或）舒张压≥110 mmHg］，为观察病情和指导治疗，应连续观察血压情况。

（三）尿蛋白检测和蛋白尿的诊断

高危妊娠期女性每次产前检查均应检测尿蛋白。尿蛋白检测应留取中段尿或导尿。蛋白尿的诊断标准有 3 个：①24 小时尿蛋白定量≥0.3 g；②随机尿蛋白/肌酐≥0.3；③随机尿蛋白定性（＋）。24 小时尿蛋白定量准确，但是比较费时；随机尿蛋白/肌酐快速准确，可在门诊进行；随机尿蛋白定性受假阳性或假阴性结果影响，只有定量方法不可用时，才考虑采用随机尿蛋白定性。尿蛋白量不作为先兆子痫严重程度的独立指标，而且即使尿蛋白阴性，只要血压升高同时合并某些严重表现，仍可做出先兆子痫的诊断。

（四）辅助检查

1. 常规检查

应定期进行常规检查，包括：①血常规；②尿常规；③肝功能；④肾功能；⑤心电图；⑥胎心监测；⑦超声检查胎儿、胎盘、羊水。

2. 其他检查

先兆子痫和子痫患者视病情发展和诊治需要，应酌情增加以下有关的检查项目：①凝血功能；②血电解质；③腹部超声等影像学检查肝、胆、胰、脾、肾等脏器；④动脉血气分析；⑤超声心动图及心功能检查；⑥超声检查胎儿发育、脐动脉、大脑中动脉等血流指数；⑦必要时行胸部 X 线片确定有无肺水肿，头颅 CT 或 MRI 检查确定有无颅内出血、脑水肿、可逆性后部脑病综合征；⑧妊娠晚期时进行胎儿电子监护。

五、鉴别诊断

（1）妊娠期高血压、先兆子痫主要与慢性肾炎鉴别，妊娠期发生急性肾炎者较少见。妊娠前已存在慢性肾炎病变者，妊娠期常可发现蛋白尿，重者可发现管型尿及肾功能损害，伴有持续性血压升高，眼底可有肾炎性视网膜病变。隐匿型肾炎较难鉴别，需仔细询问有关病史。如果年轻妊娠期女性在妊娠中期时即发现有持续性蛋白尿，应进一步做肾小球及肾小管功能检查，除外自身免疫性疾病。

（2）子痫应与癫痫、脑炎、脑肿瘤、脑血管畸形破裂出血、糖尿病高渗性昏迷、低血糖昏迷相鉴别，通过询问病史及检查，一般不难鉴别。

六、预测和预防

先兆子痫的预测对降低母胎死亡率有重要意义，但妊娠期女性血清生化指标和子宫动脉多普勒血流检测的预测价值均不确定，因此目前尚无有效、可靠和经济的预测方法。

对低危人群目前尚无有效的预防方法。对高危人群可能有效的预防措施为：①适度锻炼：妊娠期应适度锻炼合理安排休息，以保持妊娠期身体健康；②合理饮食：妊娠期不推荐严格限制盐的摄入，也不推荐肥胖妊娠期女性限制热量摄入；③补充钙剂：低钙饮食（摄入量＜600 mg/d）的妊娠期女性建议补钙，正常钙摄入的高危妊娠期女性推荐预防性补充钙剂，每天口服1.5～2 g；④阿司匹林抗凝预防：12周开始每天小剂量（60～80 mg/d）阿司匹林治疗，直至分娩，服药期间，注意监测。

七、治疗

妊娠期高血压治疗的目的是控制病情、延长孕周、尽可能保障母胎安全。治疗时需综合考虑孕周、疾病的严重程度及治疗效果。终止妊娠是最有效的治疗措施，其他治疗手段只是缓解病情，为胎儿成熟赢得时间。应根据病情严重程度，进行个体化治疗。妊娠期高血压患者应休息、镇静、监测母胎情况；先兆子痫患者应进行指征性降压，应用硫酸镁预防子痫、镇静、利尿，密切监测母胎情况，适时终止妊娠；子痫患者应控制抽搐，病情稳定后终止妊娠。

（一）评估和监测

妊娠期高血压，累及多器官损害，临床表现多样、病情复杂、变化快，分娩和产后生理变化及各种不良刺激均可能导致病情加重。因此，产前、产时和产后都必须进行充分全面的病情评估和监测。评估和监测的目的在于了解病情严重程度和进展情况，全面评估全身脏器的受损情况，及时合理干预，早防早治，避免不良结局的发生。同时，根据病情决定检查频度和检查内容。

1. 基本检查

了解有无头痛、眼花、胸闷、上腹疼痛、下腹疼痛、阴道出血、胎膜破裂、少尿等自觉症状。检查血压、血常规、尿常规、随机尿蛋白/肌酐或 24 小时尿蛋白定量。监测妊娠期女性体重变化、尿量、胎动、子宫收缩、胎心监护情况。

2. 妊娠期女性特殊检查

包括眼底检查、凝血功能、肝功能、肾功能及电解质等检查。必要时进行头颅 CT 或 MRI 检查、腹部超声、胸部 X 线和超声心动图检查。

3. 胎儿特殊检查

包括超声、脐动脉血流、电子胎心监护监测胎儿状况。

（二）一般治疗

（1）妊娠期高血压或无严重表现先兆子痫（轻度）可在家或住院治疗，伴严重表现先兆子痫（重度）及子痫患者应住院治疗。

（2）应注意休息并取侧卧位，但先兆子痫患者住院期间不建议绝对卧床休息。应保证充足的蛋白质和热量。不建议限制食盐摄入。

（3）保证充足睡眠，必要时可睡前口服地西泮 2.5～5 mg。

（三）降压治疗

降压治疗的目的是：预防心脑血管意外等严重母胎并发症。收缩压≥160 mmHg 和（或）舒张压≥110 mmHg 的患者应降压治疗。妊娠前已用降压药治疗的妊娠期女性应继续降压治疗。降压过程力求血压下降平稳。

常用的口服降压药物有拉贝洛尔、硝苯地平短效或缓释片、肼屈嗪等。如口服药物血压控制不理想，可使用静脉用药，包括拉贝洛尔、尼卡地平、酚妥拉明、肼屈嗪等。妊娠期一般不使用利尿剂降压，以防血液浓缩、有效循环血量减少和高凝状态。不推荐使用阿替洛尔和哌唑嗪。禁止使用血管紧张素转换酶抑制剂（ACEI）和血管紧张素 II 受体拮抗剂（ARB）。硫酸镁不可作为降压药使用。

1. 拉贝洛尔

α、β 肾上腺素能受体阻滞剂，降低血压但不影响肾及胎盘血流量，并可对抗血小板凝集，促进胎儿肺成熟。该药显效快，不引起血压过低或反射性心动过速。用法：50～150 mg 口服，每天 3～4 次。静脉注射：初始剂量 20 mg，10 分钟后若无有效降压则剂量加倍，最大单次剂量 80 mg，直至血压控制，每天最大总剂量 220 mg。静脉滴注：50～100 mg 加入 5% 葡萄糖 250～500 mL，根据血压调整滴速，待血压稳定后改口服。

2. 硝苯地平

钙离子通道阻滞剂，可解除外周血管痉挛，使全身血管扩张，血压下降。由于其降压作用迅速，一般不主张舌下含化，紧急时舌下含服 10 mg。用法：10～20 mg，每天 3～4 次口服，24 小时总量不超过 240 mg。其副作用为心悸、头痛，与硫酸镁有协同作用。

3. 尼莫地平

钙离子通道阻滞剂，其优点在于选择性地扩张脑血管。用法：20～60 mg 口服，每天 2～3 次；静脉滴注：20～40 mg 加入 5% 葡萄糖溶液 250 mL，每天总量不超过 360 mg，该药副作用为头痛、恶心、心悸及颜面潮红。

4. 尼卡地平

二氢吡啶类钙离子通道阻滞剂。用法：口服初始剂量 20～40 mg，每天 3 次。静脉滴注 1 mg/h 起，根据血压变化每 10 分钟调整剂量。

5. 酚妥拉明

α 肾上腺素能受体阻滞剂。用法：10～20 mg 溶入 5% 葡萄糖 100～200 mL，以 10 μg/min 静脉滴注。

6. 甲基多巴

可兴奋血管运动中枢的 α 受体，抑制外周交感神经而降低血压，妊娠期使用效果较好。用法：250 mg 口服，每天 3 次。根据病情酌情增减，最高不超过 2 g/d。其副作用为嗜睡、便秘、口干、心动过缓。

7. 硝酸甘油

作用于氧化亚氮合酶，可同时扩张动脉和静脉，降低前后负荷，主要用于合并心力衰竭和急性冠脉综合征时高血压危象的降压治疗。起始剂量 5～10 μg/min 静脉滴注，每 5～10 分钟增加滴速至维持剂量 20～50 μg/min。

8. 硝普钠

强效血管扩张剂，扩张周围血管使血压下降。该药对胎儿有毒性作用，不宜在妊娠期使用。分娩期或产后血压过高，应用其他降压药效果不佳时，可考虑使用。用法：50 mg 加入 5% 葡萄糖溶液 500 mL，以 0.25～5 μg/（kg·min）静脉缓滴。妊娠期仅适用于其他降压药物应用无效的高血压危象妊娠期女性。用药期间，应严密监测血压及心率。

（四）防治子痫

硫酸镁是子痫治疗的一线药物，也是预防子痫发作的预防用药。硫酸镁控制子痫再次发作的效果优于地西泮、苯巴比妥和冬眠合剂等镇静药物。除非存在硫酸镁应用禁忌或硫酸镁治疗效果不佳，否则不推荐使用苯二氮䓬类（如地西泮）和苯妥英钠用于子痫的预防或治疗。

1. 作用机制

（1）镁离子抑制运动神经末梢释放乙酰胆碱，阻断神经肌肉接头间的信息传导，使骨骼肌松弛。

（2）镁离子刺激血管内皮细胞合成前列环素，抑制内皮素合成，降低机体对血管紧张素 II 的反应，从而缓解血管痉挛状态。

（3）镁离子通过阻断谷氨酸通道阻止钙离子内流，解除血管痉挛、减少血管内皮损伤。

（4）镁离子可提高妊娠期女性和胎儿血红蛋白的亲和力，改善氧代谢。

2. 用药指征

（1）控制子痫抽搐及防止再抽搐。

（2）预防伴严重表现先兆子痫发展成为子痫。

（3）伴严重表现先兆子痫患者临产前用药，预防产时子痫或产后子痫。硫酸镁不可作为降压药使用。

3. 用药方案

静脉给药结合肌内注射。

（1）控制子痫。静脉用药，负荷剂量硫酸镁 4～6 g（常用 5 g），溶于 10% 葡萄糖 20 mL 静脉注射（20 分钟内），或者加入 5% 葡萄糖 100 mL 内，快速静脉滴注（20 分钟内），继而 1～2 g/h 静脉滴注维持。或者夜间睡眠前停用静脉给药，改为肌内注射，用法：25% 硫酸镁 20 mL+2% 利多卡因 2 mL 深部臀肌注射。24 小时硫酸镁总量 25～30g。

（2）预防子痫发作。负荷和维持剂量同控制子痫处理。一般每天静脉滴注 6～12 小时，24 小时总量不超过 25 g，用药期间每天评估病情变化，决定是否继续用药。用药时限一般为 24～48 小时，禁止超过 5～7 天。产后 24～48 小时应停用硫酸镁。

4. 注意事项

正常妊娠期女性血清镁离子浓度为 0.75～1 mmol/L，治疗先兆子痫和子痫的有效血镁离子浓度为 2～3.5 mmol/L，超过 3.5 mmol/L 即可出现中毒症状。首先表现为膝反射减弱或消失，继之出现全身肌张力减退、呼吸困难、复视、语言不清，严重者可出现呼吸肌麻痹，甚至呼吸停止、心脏停搏，危及生命。

使用硫酸镁必备条件为：①膝腱反射存在；②每分钟呼吸≥16 次；③尿量≥17 mL/h 或≥400 mL/24h；④备有 10% 葡萄糖酸钙。镁离子中毒时停用硫酸镁并静脉缓慢注射（5～10 分钟）10% 葡萄糖酸钙 10 mL。如患者同时合并肾功能不全、心肌病、重症肌无力等，则硫酸镁应慎用或减量使用。有条件时，用药期间可监测血清镁离子浓度。

（五）镇静治疗

镇静治疗可缓解孕产妇精神紧张、焦虑症状，改善睡眠，当应用硫酸镁无效或有禁忌时可用于预防并控制子痫。

1. 地西泮

具有较强的镇静、抗惊厥、肌肉松弛作用，对胎儿及新生儿的影响较小。用法：2.5～5 mg 口服，每天 3 次或睡前服用；10 mg 肌内注射或静脉缓慢注射（＞2 分钟）可用于预防子痫发作。1 小时内用药超过 30 mg 可能发生呼吸抑制，24 小时总量不超过 100 mg。

2. 冬眠药物

可广泛抑制神经系统，有助于解痉降压，控制子痫抽搐。冬眠合剂由哌替啶 100 mg、氯丙嗪 50 mg、异丙嗪 50 mg 组成，通常以 1/2 量肌内注射，或加入 5% 葡萄糖 250 mL 内静脉滴注。

3. 苯巴比妥钠

具有较好的镇静、抗惊厥、控制抽搐作用，用于子痫发作时 0.1 g 肌内注射，预防子痫发作时 30 mg 口服，每天 3 次。由于该药可致胎儿呼吸抑制，分娩前 6 小时宜慎重。

（六）利尿治疗

先兆子痫患者血液浓缩、有效循环血量减少和高凝状态，不宜常规应用利尿剂。仅当患者出现全身性水肿、肺水肿、脑水肿、肾功能不全、急性心力衰竭时，可酌情使用呋塞米等快速利尿剂。甘露醇主要用于脑水肿，该药属高渗性利尿剂，有心力衰竭或潜在心力衰竭时禁用。严重低蛋白血症有腹腔积液者应补充白蛋白后，再应用利尿剂。

（七）促胎肺成熟

妊娠＜34周的先兆子痫患者，预计1周内可能分娩者均应接受糖皮质激素促胎肺成熟治疗。

（八）终止妊娠时机和期待治疗

先兆子痫患者经积极治疗母胎状况无改善或者病情持续进展时，终止妊娠是唯一有效的治疗措施。

1. 终止妊娠的时机

（1）妊娠期高血压、无严重表现先兆子痫（轻度）可期待治疗至37周终止妊娠。

（2）伴严重表现先兆子痫（重度）：妊娠＜24周经治疗病情不稳定者建议终止妊娠；妊娠24～28周根据母胎情况及当地母胎诊治能力决定是否期待治疗；妊娠28～34周，如病情不稳定，经积极治疗24～48小时病情仍加重，促胎肺成熟后终止妊娠；如病情稳定，可以考虑继续期待治疗，并建议提前转至早产儿救治能力较强的医疗机构；妊娠≥34周患者应考虑终止妊娠。

（3）子痫控制且病情稳定，应尽快终止妊娠。

（4）妊娠合并慢性高血压，可期待治疗至38周终止妊娠。

（5）慢性高血压并发先兆子痫，伴严重表现先兆子痫（重度），≥34周则终止妊娠；无严重表现先兆子痫（轻度），37周终止妊娠。

2. 早发型先兆子痫的期待治疗

入院后经过充分评估病情，明确有无严重的器官损害表现，决定是否进行期待治疗。

3. 期待治疗期间终止妊娠的指征

（1）妊娠期女性指征。血压持续不降（≥160/110 mmHg）；先兆子痫症状（头痛、眼花、少尿等）的反复发作；进行性肾功能不全（血肌酐≥97.2 μmol/L或为正常值2倍以上）；持续性血小板减少；HELLP综合征；肺水肿；子痫；疑似胎盘早剥；临产；胎膜早破。

（2）胎儿指征。妊娠≥34周；严重FGR；持续性羊水过少；胎儿生物物理评分≤4分；脐动脉舒张末期反流；NST反复性变异或晚期减速；死胎。

4. 终止妊娠的方式

无产科剖宫产指征，原则上考虑阴道试产。但如果不能短时间内阴道分娩，病情有可能加重，可考虑放宽剖宫产指征。

5. 分娩期间注意事项

注意观察自觉症状变化；监测血压并继续降压治疗；产时可使用硫酸镁预防子痫发作；监测胎心变化；积极预防产后出血；产时不可使用任何麦角和慎用前列腺素类药物。

（九）子痫处理

子痫是妊娠期高血压最严重的阶段，是导致母胎死亡的最主要原因。处理原则为控制抽搐、纠正缺氧和酸中毒、控制血压，抽搐控制后终止妊娠。

1. 一般急诊处理

子痫发作时需保持气道通畅，维持呼吸、循环功能稳定，密切观察生命体征、尿量（必要时留置导尿管监测）等。避免声、光等刺激。预防坠地外伤、唇舌咬伤。严密监测血压、脉搏、呼吸、神志及尿量等。

2. 控制抽搐

硫酸镁是治疗子痫及预防复发的首选药物。当患者存在硫酸镁应用禁忌或硫酸镁治疗无效时，可考虑应用地西泮、苯妥英钠或冬眠合剂控制抽搐。子痫产后需继续应用硫酸镁 24～48 小时。

用药方案如下：①25% 硫酸镁 20 mL 加于 25% 葡萄糖液 20 mL 静脉注射（>5 分钟），继之用以 2～3 g/h 静脉滴注，维持血药浓度，同时应用有效镇静药物，控制抽搐；②20% 甘露醇 250 mL 快速静脉滴注降低颅内压。

3. 控制血压

脑血管意外是子痫患者死亡的最常见原因。当收缩压持续≥160 mmHg，舒张压≥110 mmHg 时要积极降压以预防心脑血管并发症。

4. 纠正缺氧和酸中毒

面罩和气囊吸氧，根据二氧化碳结合力及尿素氮值，给予适量 4% 碳酸氢钠纠正酸中毒。

5. 适时终止妊娠

子痫控制且病情稳定，应尽快终止妊娠。

（十）产后处理

产后子痫多发生于产后 24 小时直至 10 天内，故产后不应放松子痫的预防。重度先兆子痫患者产后应继续使用硫酸镁 24～48 小时预防产后子痫。

先兆子痫患者产后 3～6 天是产褥期血压高峰期，高血压、蛋白尿等症状仍可能反复出现甚至加重。因此，此期间仍应每天监测血压及尿蛋白。如产后血压≥150/100 mmHg 应继续给予降压治疗。哺乳期可继续应用产前使用的降压药物，禁用血管紧张素转换酶抑制剂和血管紧张素Ⅱ受体拮抗剂（卡托普利、依那普利除外）。当在重要脏器功能恢复正常后方可出院。

第六节 妊娠期肝内胆汁淤积症

妊娠期肝内胆汁淤积症（ICP）是一种特发于妊娠中、晚期的疾病，病因及发病机制至今不明。ICP 是一种良性疾病，但对围生儿有严重的不良影响，可导致早产、羊水粪染、难以预测的胎死宫内、新生儿窒息等，增加围生儿病率及死亡率，并导致剖宫产率上升。

一、病因

目前病因尚不清楚，可能与雌激素、遗传、环境等因素有关。多数学者认为 ICP 是在遗传易患性基础上，妊娠中、晚期雌孕激素水平显著增加而导致妊娠期女性肝脏对胆汁酸的代谢障碍。

（一）雌激素

临床研究发现，ICP 多发生在妊娠晚期、多胎妊娠、既往口服避孕药者，这些均为高雌激素水平状态，由于体内高雌激素可使肝细胞膜中胆固醇与磷脂比例上升，流动性降低，影响对胆汁酸的通透性，使胆汁流出受阻，雌激素作用于肝细胞表面的雌激素受体，改变肝细胞蛋白质合成，导致胆汁回流增加。

（二）遗传和环境

流行病学研究发现，ICP 发病与季节有关，冬季高于夏季。世界各地 ICP 发病率显著不同，北欧的瑞典、芬兰，南美的智利、玻利维亚是高发地区，我国在长江流域的发病率亦高。此外，母亲或姐妹中有 ICP 病史的女性，ICP 发病率明显增高，这些现象表明遗传和环境在 ICP 发生中可能起一定作用。

二、对母胎的影响

（一）对妊娠期女性的影响

ICP 患者脂溶性维生素 K 的吸收减少，易致凝血功能异常，导致产后出血。

（二）对胎儿、新生儿影响

由于胆汁酸的毒性使围生儿发病率和死亡率明显升高，可致胎膜早破、胎儿窘迫、早产、羊水胎粪污染等，甚至可出现不可预测的胎死宫内、新生儿颅内出血等。

三、临床表现

（一）皮肤瘙痒

首先出现的症状，常起于妊娠晚期。手掌、脚掌、脐周是瘙痒的常见部位，可逐渐加剧延及四肢、躯干、颜面部，瘙痒可持续至分娩，大多数在分娩后数小时或数日消失。

（二）黄疸

瘙痒发生后 2～4 周部分患者可出现黄疸，发生率约为 15%，多数为轻度黄疸，于分娩后 1～2 周消退。

（三）其他表现

少数妊娠期女性可有恶心、呕吐、食欲缺乏、腹痛、腹泻、轻微脂肪粒等非特异性症状。

四、诊断

根据临床表现及实验室检查诊断不困难，但需排除其他疾病导致的肝功能异常或瘙痒。根据疾病严重程度分为轻度和重度。

（一）辅助检查

1. 血清胆汁酸测定

这是诊断 ICP 最重要的实验室指标，在瘙痒症状出现或转氨酶升高前几周，血清胆汁酸就已升高，其水平越高，病情越重。

2. 肝功能测定

大多数 ICP 患者的门冬氨酸转氨酶（AST）和谷丙转氨酶（ALT）均有轻到中度升高，升高波动在正常值的 2～10 倍。肝功能在分娩后 4～6 周内恢复正常，不会遗留肝脏损害。部分患者血清胆红素也有轻到中度升高，以直接胆红素升高为主。

3. 肝脏超声检查

ICP 患者肝脏无特征性改变，肝脏超声检查仅对排除妊娠期女性有无肝胆系统基础疾病有意义。

（二）ICP 疾病严重程度的分类

1. 轻度

（1）生化指标。血清总胆汁酸 10～39 μmol/L，总胆红素＜12 μmol/L，直接胆红素＜6 μmol/L。

（2）瘙痒为主，无明显其他症状。

2. 重度

（1）生化指标。血清总胆汁酸≥40 μmol/L 和（或）总胆红素≥12 μmol/L，直接胆红素≥6 μmol/L。

（2）瘙痒严重，伴有其他症状；合并多胎妊娠、妊娠期高血压、复发性 ICP、曾因 ICP 致围生儿死亡者。

五、治疗

ICP 治疗目标是缓解症状，改善肝功能，降低血清总胆汁酸水平，达到延长孕周、改善妊娠结局的目的。

（一）一般处理

适当卧床休息，取左侧卧位，以增加胎盘血流量。监测胎心、胎动，妊娠 34 周后每周一次电子胎儿监护。每 1～2 周复查肝功能、血胆汁酸，以监测病情。

（二）药物治疗

1. 熊去氧胆酸（UDCA）

UDCA 是治疗 ICP 的首选药物，可缓解瘙痒、降低血清学指标、延长孕周、改善母胎预后。目前尚无 UDCA 造成人类胎儿毒副作用和围生儿远期不良影响的报道。UDCA 用量为 1000 mg，分 3～4 次口服。

2. S-腺苷蛋氨酸（SAMe）

SAMe 是治疗 ICP 的二线药物。用量为口服每次 500mg，每天 2 次。

3. 地塞米松

在改善症状和生化治疗、改善母胎结局方面疗效不确切。同时由于激素对母胎的副作用，不主张长期使用。

（三）产科处理

ICP 妊娠期女性会发生临床上无任何先兆的胎心消失，因此选择最佳的分娩方式和时机、获得良好的围生结局是对 ICP 妊娠期管理的最终目的。关于 ICP 终止妊娠时机，至今没有良好的循证医学证据，终止妊娠的时机及方法需要综合考虑孕周、病情严重程度及治疗后的变化来评估。

1. 终止妊娠的时机

足月后尽早终止妊娠可避免继续待产可能出现的死胎风险，目前多数学者建议 37～38 周终止妊娠，产时加强胎儿监护。

2. 终止妊娠的方式

轻度 ICP，无产科其他剖宫产指征，妊娠<40 周，可考虑阴道试产。对下列情况可考虑剖宫产：①重度 ICP；②既往死胎、死产、新生儿窒息或死亡史；③胎盘功能严重下降或高度怀疑胎儿窘迫；④合并双胎或多胎、重度先兆子痫等；⑤存在其他阴道分娩禁忌证。

第七节　妊娠期急性脂肪肝

妊娠期急性脂肪肝（AFLP）是妊娠期肝脏严重、急性脂肪变性所致。多见于妊娠晚期，以凝血功能障碍、肝衰竭及明显肝脏脂肪浸润为特征，发病率为 1/7000～1/6000。起病急，病情重，有较高的母胎死亡率，是严重的产科并发症。

一、发病机制

AFLP 的发病机制尚不十分清楚，但在初产妇、双胎及多胎妊娠时 AFLP 发病风险增加。胎儿性别为男性时，AFLP 的发生风险增高 3 倍。此外，病毒感染、药物（如四环素）、遗传因素、营养不良等均有可能通过损害线粒体脂肪酸氧化使 AFLP 发生风险增高。

（一）胎儿线粒体脂肪酸氧化异常

它是 AFLP 发病的主导学说。该学说认为，AFLP 是胎源性疾病，属于线粒体细胞病的一种。其特点为呕吐、低血糖、乳酸酸中毒、氮质血症以及器官内小泡性脂肪沉积。异常的线粒体 β-氧化是其发病原因。长链 β 羟酰基辅酶 A 脱氢酶（LCHAD）是催化线粒体脂肪酸 β-氧化的限速酶。胎儿 LCHAD 发生突变可导致 LCHAD 功能缺陷，引起胎儿脂肪酸积聚并进入母体循环，使母体肝细胞脂肪沉积和肝功能受损。在婴儿，LCHAD 缺陷可导致非酮症低血糖、肝性脑病、心肌病、周围神经系统疾病和猝死等。

（二）妊娠期激素水平增高与 AFLP 发病有关

妊娠期女性体内雌激素、肾上腺皮质激素、生长激素等均明显升高，可使脂肪酸代谢障碍，致使游离脂肪酸堆积于肝、脑、肾、胰腺等脏器，并对其造成损害。此外，研究还显示过量雌激素可使小鼠肝细胞内线粒体中链脂肪酸 β 氧化及三羧酸循环减少。

二、病理生理

AFLP 的基本病理生理是大量的脂质聚集在以肝脏为主的多个脏器内（包括肾脏、胰腺、脑组织和骨髓）等，引起多脏器功能损害。

（一）肝脏

AFLP 患者肝脏内脂肪含量可高达 13%～19%。肝脏内过量的脂肪酸堆集，导致产生大量的氨，引起肝性脑病；抑制肝糖原合成和糖异生，导致继发性低血糖；最终发生肝衰竭。

（二）肾脏

AFLP 患者的肾小管上皮会沉积大量的游离脂肪酸，引起肾小管的重吸收障碍，导致水钠潴留，进而出现高血压、蛋白尿、全身水肿等类似先兆子痫的表现，随病情进展最终发生急性肾衰竭。

（三）胰腺

过多堆集的游离脂肪酸对胰腺有毒害作用，部分患者出现胰腺炎症状。

三、临床表现和辅助检查

（一）临床表现

1. 发病时间

平均起病时间为妊娠 35～36 周，但也有妊娠 22 周发病的报道。

2. 前驱症状

几乎所有患者起病前 1～2 周出现倦怠、全身不适，临床易忽视。

3. 消化道症状

恶心、呕吐（70%）、上腹不适（50%～80%）、厌食，部分患者（15%～50%）出现黄疸，呈进行性加深，通常无皮肤瘙痒。

4. 类似先兆子痫的症状

约 50% 的患者出现血压升高、蛋白尿、水肿等。如处理不及时，病情继续进展，会出现低血糖、凝血功能障碍、上消化道出血、急性胰腺炎、尿少、无尿、肾衰竭、腹水、败血症、意识障碍、精神症状及肝性脑病，常于短期内死亡。胎儿会出现宫内窘迫、死胎，甚至新生儿死亡。

（二）辅助检查

1. 实验室检查

（1）血常规。白细胞显著升高、血小板减少。

（2）肝、肾功能。转氨酶轻到中度升高（多数不超过 500U/L）；血清碱性磷酸酶、胆红素明显增高，可出现胆酶分离现象、低蛋白血症；尿酸、肌酐、尿素氮水平增高，低血糖，严重者出现乳酸酸中毒。

（3）血脂异常。低胆固醇血症、甘油三酯降低。

（4）凝血因子减少。低纤维蛋白原血症、凝血酶原时间延长、抗凝血酶III减少。

（5）基因检测。胎儿或新生儿行 LCHAD 突变检测可有阳性发现。

2. 影像学

（1）超声检查。超声图像显示弥漫性肝实质回声增强，呈现"亮肝"。

（2）CT 检查。CT 显示病变肝脏密度降低，肝脏 CT 值低于 40HU 提示明显脂肪变性。

（3）MRI。MRI 是检测细胞质内少量脂肪的敏感方法。

影像学检查具有一定假阴性率，故阴性结果不能排除 AFLP 的诊断。影像学检查的最主要意义在于排除其他肝脏疾病，如肝脏缺血、梗死、破裂和 Budd-Chiari 综合征。

3. 肝穿刺活检

AFLP 特征性的镜下改变是肝细胞小泡样脂肪变性，可表现为微小的胞质空泡或弥漫性细胞质气球样变。肝内胆汁淤积的组织学特征也较常见，约 50% 的病例可见到肝细胞炎症改变，但均不明显，无大片肝细胞坏死，肝小叶完整。上述变化可在分娩后数天到数周内完全消失，AFLP 不会进展为肝硬化。

四、诊断

诊断依据：发病于妊娠晚期，无其他原因解释的肝功能异常，终止妊娠后可完全恢复。AFLP 的诊断需排除病毒性肝炎、药物性肝损、妊娠期肝内胆汁淤积症、HELLP 综合征、胆道疾病等。

病理诊断：肝穿刺活检是诊断 AFLP 的标准。但其为侵入性操作，仅适用于临床诊断困难、产后肝功能不能恢复，以及在疾病早期未出现 DIC 时需要明确诊断以作为终止妊娠指征的患者。

五、鉴别诊断

（一）病毒性肝炎

血清病毒标志物呈阳性，转氨酶升高更加明显，常超过 1000U/L，而尿酸水平通常正常，不会出现先兆子痫症状。

（二）先兆子痫

单纯先兆子痫患者通常无黄疸及低血糖，如不合并胎盘早剥，极少发展成严重的凝血功能障碍，少见氮质血症。

（三）妊娠期肝内胆汁淤积症

黄疸常伴有瘙痒，以胆汁酸升高为主，无低血糖及肾功能损害表现及神经系统症状。

六、治疗

治疗原则：一旦确诊，迅速终止妊娠，加强支持治疗，维持内环境稳定。

（一）终止妊娠

1. 分娩前稳定母胎状态

控制高血压，纠正低血糖、电解质和凝血异常。监测生命体征，控制静脉液体和血制品的量；评估母体病情的变化，监测胎儿情况。

2. 终止妊娠方式

阴道试产适用于已临产、病情稳定、胎儿无宫内窘迫的患者，产程中需严密监护母胎状态。如估计不能短时间内经阴道分娩，应剖宫产终止妊娠。术前应纠正凝血功能障碍并采取预防产后出血的措施。

3. 手术麻醉方式

目前对 AFLP 剖宫产中麻醉方式的选择尚无确定结论，但考虑到凝血功能异常时行椎管内阻滞麻醉有脊髓或硬膜外血肿形成的风险，一般倾向于选择全身麻醉。

（二）对症支持处理

（1）疾病早期给予低脂低蛋白、高碳水化合物饮食，保证能量供给；晚期患者无法进食时给予肠内、肠外营养。

（2）纠正凝血功能障碍。主要依靠补充凝血因子及血小板。

（3）监测血糖水平，静脉输注葡萄糖防止低血糖。

（4）对于出现先兆子痫症状者，解痉、降压。

（5）重症患者在同生期转入 ICU 监护。

（6）产后出血的处理。止血、继续纠正凝血功能障碍、补充血容量。

（7）肾功能不全患者控制液体入量，警惕肺水肿的发生，纠正酸中毒、维持电解质平衡、纠正氮质血症，必要时血液透析。

（8）预防继发性感染，围术期给予广谱而肝肾毒性低的抗生素。

（三）新生儿的监测

AFLP 产妇的新生儿存在线粒体内脂肪酸 β 氧化相关酶缺陷的可能，故应从出生后即给予密切监护，警惕低血糖、肝衰竭等疾病发生。明确 LCHAD 缺陷者，推荐低长链脂肪酸饮食。

七、母胎预后

目前认为 AFLP 是一种胎源性疾病，在妊娠终止前病情不会缓解。过去，该病孕产妇死亡率很高，随着早期诊断及治疗水平的提高，近年来 AFLP 产妇的死亡率已经降低到 10% 以下。产后完全恢复需要数周，一般不留后遗症。AFLP 围生儿死亡率高达 50%，目前，及时终止妊娠改善了围生儿预后，死亡率已降至 20% 左右。但由于线粒体内脂肪酸 β-氧化相关酶缺陷的可能性，这些新生儿应从出生后即给予密切监护。

第八节 过期妊娠

妊娠达到或超过 42 周，称为过期妊娠。过期妊娠的胎儿围生期发病率和死亡率增高，并随妊娠延长而加剧，妊娠 43 周时围生儿死亡率为正常值的 3 倍。44 周时为正常值的 5 倍。初产妇过期妊娠胎儿较经产妇者危险性增加。

一、诊断标准

注意月经史、妊娠期变化和超声检查综合评估，核对预产期。

（1）询问平时月经情况，有无服用避孕药等使排卵期推迟情况；B 超监测排卵状况；夫妻两地分居，根据性交日期推算；结合早期妊娠反应时间、初感胎动时间。

（2）平时月经（LMP）规则，末次月经期明确，按 LMP 核对预产期。

（3）妊娠早期曾做妇科检查者，结合当时子宫大小推算。

（4）B 超检查。妊娠早期测定孕囊直径、头臀长；妊娠中期以后测定胎儿双顶径、股骨长等。

二、判断胎盘功能和胎儿安危评估

（1）胎动计数，胎心率。

（2）胎儿电子监护。无应激试验，注意基线变异和各种减速情况；必要时需做宫缩应力试验（CST），CST 多次反复出现胎心晚期减速或重度变异减速者，或基线变异减小，应警惕胎儿严重宫内缺氧情况。

（3）超声检查。羊水指数测定，羊水偏少或羊水过少提示胎盘功能减退；观察胎动、胎儿肌张力、胎儿呼吸样运动等。彩色超声多普勒检查可通过测定胎儿脐血流来判断胎盘功能与胎儿安危状况。

（4）羊膜镜检查。观察羊水颜色，了解胎儿是否有胎粪排出。若已破膜可直接观察到羊水流出量及其性状。

三、处理

（一）宫颈成熟度检查

通常采用 Bishop 宫颈成熟度评分法。

（二）终止妊娠

（1）确诊过期妊娠，应终止妊娠。

（2）确诊过期妊娠，若有下列情况之一应立即终止妊娠：①胎动减少；②胎儿电子监护显示胎儿宫内状况不良；③胎儿生长受限；④羊水过少；⑤羊水粪染；⑥伴有母体并发症；⑦胎死宫内。

（三）终止妊娠方式选择

（1）宫颈成熟，无剖宫产指征，行人工破膜，若羊水量不少，羊水性状清，严密监护下可经阴道试产。

（2）宫颈成熟，人工破膜后宫缩不好，可以人工破膜+静脉滴注缩宫素引产。

（3）宫颈条件未成熟，无立即终止妊娠指征，严密监护母胎状况下，可用促宫颈成熟药物促宫颈成熟和引产。

（4）对于存在相对头盆不称或头浮者，适宜小剂量缩宫素静脉滴注为主，缓缓引发宫缩，诱导进入产程。

（5）出现胎盘功能不良或胎儿状况不良征象，不论宫颈条件成熟与否，行剖宫产尽快结束分娩。

（四）产时监护

过期妊娠为高危妊娠，过期儿为高危儿，应在促宫颈成熟和引产以及各产程中对母胎实施严密监测。有条件的医院连续行胎儿电子监测，无条件则加倍听诊胎心率监测；观察羊水性状和产程进展。必要时检测胎儿头皮血 pH 值。

（五）剖宫产指征

（1）诊断为过期妊娠，有立即终止妊娠、不适宜阴道分娩指征。

（2）臀先露伴骨盆轻度狭窄。

（3）引产失败。

（4）产程延缓或停滞（包括胎先露下降和宫颈扩张延缓或停滞）。

（5）头盆不称。

（6）产程中出现胎儿窘迫征象（胎心率变化或异常胎儿电子描记图形）。

（六）新生儿复苏准备

分娩前做好新生儿复苏准备。

四、延期妊娠

对于妊娠期限已经超过预产期但未满 42 周的延期妊娠，需要严密监测母胎情况，妊娠 41 周后宜收入院观察，适时促宫颈成熟和引产。建议 42 周前结束分娩。

五、促宫颈成熟方法

（一）前列腺素制剂促宫颈成熟

药物有 PGE_2 制剂，如阴道内栓剂（可控释地诺前列酮栓，商品名：欣普贝生）；PGE_2 类制剂，如米索前列醇。

前列腺素制剂促宫颈成熟的注意事项为：①严格掌握用药方法和注意事项；②妊娠期女性患有心脏病、急性肝肾疾病、严重贫血、青光眼、哮喘、癫痫禁用；③有剖宫产史和其他子宫手术史禁用；④主要副作用是宫缩过频、过强，发现宫缩过强或过频及胎心异常者及时取出阴道内药物，必要时使用宫缩抑制剂；⑤已临产者及时取出促宫颈成熟药物。

（二）其他促宫颈成熟方法

机械性扩张法，包括低位水囊、Foley 管、昆布条、海藻棒等，在无感染及胎膜完整时使用。

六、引产方法

（1）缩宫素静脉点滴引产。

（2）人工破膜术引产适用于宫颈成熟者，不适用于头浮的妊娠期女性。

（3）人工破膜术加缩宫素静脉滴注引产。

第五章　胎儿异常与多胎妊娠

第一节　胎儿生长受限

一、要点

（一）小于孕龄儿（SGA）

小于孕龄儿是指胎儿体重小于该孕龄的第 10 百分位；胎儿生长受限（FGR）是指无法达到其应有生长潜力的小于孕龄儿。

（二）FGR 的高危因素

（1）母体因素。妊娠期高血压、妊娠期糖尿病、心脏病及其他相关并发症。

（2）有毒有害物质的暴露。吸烟、酗酒、毒品。

（3）营养因素。社会经济状况差、家族史等。

（4）胎儿因素。占 1%～2%，遗传性疾病（染色体非整倍体）、胎儿畸形、多胎妊娠。

（5）胎盘疾病（胎盘早剥、绒毛膜血管瘤）。

（6）胎儿的感染（巨细胞病毒、弓形虫、风疹病毒等）。

（三）FGR 的并发症

（1）对胎儿的影响。羊水过少、无法预测的胎心异常及胎死宫内。

（2）对新生儿的影响。早产的发生、新生儿呼吸窘迫综合征、颅内出血、坏死性肠炎、败血症、新生儿低血糖、高黏血症、神经系统发育迟缓。

（3）对婴幼儿的影响。低智商、神经系统发育迟缓、脑瘫、语言能力的低下。

（4）成人后发生的一系列疾病如高血压、冠心病、糖尿病、肥胖症以及一系列社会经济方面的相关问题。

二、定义

SGA 被定义为胎儿的大小（通常指体重）小于该孕龄的第 10 百分位，也有中心采用小于第 3 百分位或者第 5 百分位的标准。胎儿处于这样的状态通常被称作"小胎儿"。这其中包含了三种情况。

（一）正常的 SGA

胎儿结构及多普勒血流评估均未发现异常。

（二）异常的 SGA

存在结构异常或者遗传性疾病的胎儿。

（三）FGR

指无法达到其应有生长潜力的 SGA。

严重的 FGR 被定义为胎儿的体重小于第 3 百分位，同时伴有多普勒血流的异常。

低出生体重儿被定义为胎儿分娩时的体重小于 2500g。

三、流行病学

通过定义可知，在普通人群中，SGA 约占 10%。在这其中，正常的 SGA 约占 70%，异常的 SGA 不到 10%，FGR 为 20%～25%。

遗传性状/复发：大多数 FGR 胎儿并没有遗传学上的改变。如果全面的检查提示存在遗传学上的异常，可以给予妊娠期女性正确的咨询。流行病学的调查能够评估复发的风险。

四、病理生理学

SGA 胎儿通常见于两种情况，区分它们是非常重要的。

第一种"正常的 SGA"被认为是胎儿体重小于该孕龄的第 10 百分位，但是胎儿是健康的。该胎儿在妊娠期的生长速度和普通胎儿是一致的。更为重要的是，该胎儿并没有表现出任何围生期的并发症，产后结局良好，并不需要治疗。超声显示胎儿的羊水和多普勒血流均正常。

第二种情况是"并不健康的 SGA"，通常包括 FGR 和异常的 SGA（发现了胎儿结构异常或遗传学异常）。当导致 FGR 的病因出现后，胎儿往往表现出对子宫胎盘灌注不良的适应。FGR 胎儿会有一定的特异性表现。当母体供给胎儿的营养不能满足胎儿需要时，正常组织表现为生长的迟缓，糖类、脂类、蛋白质的代谢均可能造成影响。胎儿组织成分生长的减少，用于保证胎儿重要脏器适应不良的环境。在超声下主要表现为胎儿腹围增长的减少。与此同时，为了保证胎儿重要脏器的血供，多普勒血流超声可以检测到胎儿血流的重新分布。通常某些并不非常重要的脏器血流会相应减少（如肾脏血流），可以导致羊水过少。我们可以检测到脐血流在舒张期的减少，同时大脑中动脉舒张期血流增加。和适于胎龄儿 AGA 比较，FCR 胎儿的代谢往往表现出低 pH 值、低 PO_2、低血糖、低胆固醇、高 PCO_2、高乳酸血症、高胆红素血症。最终，胎儿可能表现出严重的心力衰竭，甚至胎死宫内。

五、分类

传统上 FGR 被分为均称型和不均称型两类。这种分类方法有助于病因学的诊断，但对于胎儿预后结局的改善和临床治疗的评估并无明显帮助，许多的 FGR 胎儿并不适合这种分类而且难以划分。不均称型 FGR 可表现为胎儿的腹围相对于其他生长测量指标更为落后，通常考虑为胎盘疾病，母体疾病与之相关。

均称型 FGR 的胎儿生长测量的各条径线均落后于正常值，通常需要考虑的病因有：孕龄的评估是否正确、非整倍体、遗传方面的疾病、药物毒物的接触史。这种均称型 FGR 的胎儿有时很难和健康的 SGA 区别。

六、管理

（一）预防

妊娠早期（<20 周）的超声能够比较精确地评估孕龄，从而能够较好地发现妊娠中晚期的 FGR。妊娠早期的超声能够降低 SGA 诊断的假阳性率和假阴性率。FGR 的高危因素在妊娠女性的第一次产前检查中能够被尽可能地识别，从而通过控制高危因素的暴露而减少罹患 FGR 的风险，如戒烟、戒酒，以及控制母体并发症，如糖尿病、高血压等。

小剂量的阿司匹林用于预防 FGR 的发生有一定的效果。在低危和中危妊娠女性中显得更加有效，在高危妊娠女性中，能够降低约 3% 的发生率。小剂量的阿司匹林口服如果在妊娠 20 周之前进行，SGA 发生率降低了 18%（6% 对 8%），但如果用药时大于妊娠 20 周，往往没有明显的效果。更大剂量的阿司匹林（>75 mg）口服提示更好的效果（SGA 的发生降低了 32%，14% 对 21%）。

营养不良的妊娠女性应进行均衡的营养补充，饮食结构中注意三大营养素的合理搭配能够预防 FGR 的发生。

（二）FGR 的筛查

妊娠早期的母体血清 AFP 的增高可能与 FGR 的发生、发展有关。尽管也有其他数个血清标志物可能与 FGR 有关，但没有明确的证据证实生化筛查对 FGR 是有效的。在每次的产前检查中，宫高曲线的变化对 FGR 筛查的敏感性较低，假阳性率很高。

妊娠早期超声检查对于正确评估胎儿孕龄是非常重要的，正确的孕龄才能准确评估胎儿的体重是否位于标准之下。针对 FGR，最好的筛查及诊断方法就是超声。在妊娠早期超声中，如果头臀径（CRL）比实际孕周小 6 天以上，需要考虑胎儿出生低体重发生的风险。生长监测的指标为双顶径（BPD）、头围（HC）、腹围（AC）、股骨长（FL），用于估算胎儿的体重。腹围（AC）是一个独立的指标，用于预测胎儿的生长。个性化估算胎儿体重往往需要考虑到妊娠女性的身高、体重、种族、胎儿的性别等。这种方法可能使得胎儿体重的估测更加精确，但没有研究表明更多的考虑因素影响了胎儿的结局。多普勒超声用于 FGR 筛查的证据并不充分，因为发现了多普勒异常后并没有成熟的干预措施。研究表明，妊娠女性在妊娠 10～14 周脐血流阻力指数（RI）偏高可能提示妊娠期发生 FGR 的风险增加了 5.5 倍。高危妊娠的女性在妊娠 12～14 周的超声检查中如果双侧子宫动脉均见到切迹，对于预测 FGR 的发生有 75% 的敏感性。

七、诊断

妊娠期准确诊断 FGR 并不容易，往往需要在分娩后才能确诊。密切关注胎儿发育情况是提高 FGR 诊断率及准确率的关键。没有高危因素的妊娠女性应在妊娠早期明确孕周，准确判断胎龄，并通过妊娠女性体重和宫高的变化，初步筛查出 FGR，进一步经超声检查确诊。有高危因素的妊娠女性还需从妊娠早期开始定期行超声检查，根据各项衡量胎儿生长发育指标及其动态情况，结合子宫胎盘的灌注情况及妊娠女性的产前检查表现，尽早诊断 FGR。

（一）临床指标

测量子宫长度、腹围、体重，以推测胎儿大小，简单易行，可用于低危人群的筛查。

（1）子宫长度、腹围值连续 3 周测量均在第 10 百分位数以下者，为筛选 FGR 指标，预测准确率达 85% 以上。

（2）计算胎儿发育指数。胎儿发育指数=子宫长度（cm）-3×（月份+1），指数在-3 和+3 之间为正常，小于-3 提示可能为 FGR。

（3）于妊娠晚期，妊娠女性每周增加体重 0.5kg。若体重增长停滞或增长缓慢时，可能为 FGR。

（二）辅助检查

1. B 型超声胎儿生长测量

利用超声对胎儿身体不同的解剖部位进行测量，如头臀径、双顶径、头围、腹围、股骨长等，作为生长指标用于评估胎龄及胎儿宫内生长情况。

妊娠囊（GS）：受孕后，妊娠囊出现最早，妊娠 12～16 周时，根据 GS 可以粗略估计胎龄。一般仅应用于妊娠囊出现到可以清楚地测量到胎头时，于妊娠 6 周时 GS 最大径线约为 2 cm，8 周时约为 4 cm，约占宫腔的 2/3，至妊娠 10 周时 GS 几乎充满宫腔。

头臀径（CRL）：于妊娠 7～12 周时，以 CRL 估计胎龄较准确。如该径线小于胎龄平均数的第 10 百分位，考虑 FGR 的可能，其误差为+3 天。但妊娠 12 周后再正确测量 CRL 较为困难，应改为测量双顶径。

双顶径（BPD）：只要胎头显示清晰（妊娠 12 周以上），以 BPD 估计胎龄不如 GS 及 CRL 准确。一般妊娠早期，正常妊娠下 BPD 平均每周增长 4 mm，妊娠中期增长 2.6 mm，妊娠晚期增长 1.4 mm。

每两周测量 BPD 一次，观察其增长情况，可以区分测量误差、孕龄错误与 FGR。正常胎儿妊娠 36 周前双顶径增长较快，如在妊娠 36 周前双顶径每两周增长小于 2 mm，应考虑 FGR 的可能。

头围与腹围比值（HC/AC）：一般认为 HC/AC 是诊断 FGR 比较恰当的方法。因妊娠 32 周后胎头的生长速率减慢，但胎儿体重仍然以同样的速度增长，单测 HC 或单测 AC 均不能准确反映胎儿的生长发育。在不均称型的 FGR 中，胎儿肝脏发育受到的影响最大，最后为胎脑，故在 FGR 的早期即可表现出 AC 减小的情况。若 HC/AC 小于同孕龄胎儿的第 10 百分位时，应考虑 FGR 的可能。

2. 彩色多普勒超声检查

脐动脉舒张期血流缺失或倒置，对诊断 FGR 意义较大。妊娠晚期脐动脉 S/D 比值通常≤3 为正常值，脐血 S/D 比值升高时，也应考虑有 FGR 的可能。随着彩色多普勒超声的广泛应用，有学者提出测量子宫动脉的血流可以预测 FGR，尤其以子宫动脉的 PI 值及切迹的意义更加明确。

八、后续检查

对妊娠期女性进行系统回顾，发现 FGR 的可能高危因素包括慢性病史、用药史、感染史等。对每个体重小于第 10 百分位或腹围小于第 5 百分位的胎儿需要进行详细的超声检查，由经验丰富的母胎医学专家进行。超声的检查内容包括生长测量、详细的结构筛查、羊水的评估、胎盘的评估、脐血流分析等。在生长测量中，尤其要注意腹围以及头围/腹围的比值。如果超声检查过程中胎儿心脏图像显示不够满意，则需要进一步的胎儿超声心动图检查。在某些胎儿医学中心，超声多普勒血流还包括脐静脉波形、大脑中动脉、静脉导管等，但尚没有足够的证据表明这些指标必须作为一个常规的检查项目。胎盘评估包括胎盘回声是否增强，以及胎盘是否"老化"、是否增厚、是否存在结构异常等。

羊膜腔穿刺用于胎儿的非整倍体诊断（核型分析）和病毒感染的诊断（巨细胞病毒和弓形虫的 PCR 检测），尤其是早发型的严重 FGR（＜24 周，EFW＜5%），伴或不伴有结构异常和羊水过多。

如果超声显示胎盘形态学异常，可以考虑行胎盘活检（即晚期的绒毛活检术），用于判断是否存在胎盘嵌合。

关于感染的检查还包括羊水的 PCR，母体血清巨细胞病毒和弓形虫的 IgG、IgM，风疹病毒的筛查等。

尚没有足够证据证明必须对血栓形成倾向进行检查。抗磷脂抗体的检查包括抗心磷脂抗体 IgG、IgM，狼疮抗凝物，抗 β_2 糖蛋白-Ⅰ，可用于既往病因的寻找和优生咨询。

母体的检查包括先兆子痫的筛查，如血压监测、蛋白尿以及其他任何可能导致 FCR 的疾病。

九、治疗

正确治疗慢性高血压、先兆子痫、糖尿病和其他妊娠并发症是非常重要的，但没有证据表明能够对 FGR 的胎儿起到非常好的效果。

（一）卧床休息

与正常行走活动的妊娠女性相比，卧床休息对胎儿的生长并没有起到非常明显的效果，新生儿结局并无明显改善。卧床休息从相当程度上讲是危险的，因为其增加了静脉血栓发生的可能，而且对妊娠女性来说，长期住院也是不经济的。

（二）营养治疗

目前看来，使用葡萄糖、半乳糖、肉碱等营养疗法来改善 FGR 胎儿的生长，依据并不充分。铁剂、维生素和高蛋白的食物似乎对胎儿的生长发育并不起主要作用。

（三）β 受体激动剂

理论上提示 β 受体激动剂的使用能够通过增加营养物质和减少血管的抵抗来促进 FGR 胎儿的生长。但通过比较发现，β 受体激动剂并没有对低出生体重儿的预后、新生儿的发病率和死亡率产生明显的影响。而使用 β 受体激动剂可能造成严重的并发症，因此不适用于 FGR 的胎儿。

（四）钙通道阻滞剂

没有足够证据表明使用钙通道阻滞剂能够改善胎儿的生长。在一项小规模的对照研究中，吸烟女性接受氟桂利嗪，其出生胎儿的体重相应较大。

（五）阿司匹林

在发现子宫动脉血流异常的妊娠女性中（发现切迹或 PI 增高），与安慰剂比较，使用阿司匹林并没有降低 SGA 或低出生体重儿的发生。

（六）氧疗

目前，针对妊娠期女性氧疗利弊相关的证据尚不充分。有实验表明，与非氧疗组（65%）相比，氧疗组的围生儿死亡率较低（33%），在所用的研究中，氧疗组的胎儿出生体重较非氧疗组高，并没有明显的不良反应或者相反的结局被报道。这些研究并没有采用安慰剂、盲法。

（七）扩容

对于母体通过扩容的办法（静脉或者口服的方式）来治疗 FGR 的证据评价并不充分。有小规模的研究表明，与非扩容组的妊娠女性相比，发现脐血流舒张期缺失而采取扩容治疗的 FGR 妊娠女性的围生儿死亡率有所下降（2/7 对 6/7）。

（八）腹部减压

腹部减压装置包括一个放置在腹部的由气囊包裹的装置，能够在每分钟提供 15～30 秒的 50～100 mmHg 负压，在妊娠期可以每日应用 1～3 次，临产时也可以在宫缩时进行。这种方法可以将血液泵入绒毛间隙，但没有足够的证据来证明这种方法的效果，目前的文献均已经陈旧且可能存在偏见。治疗性的腹部减压可能能够减少持续性的先兆子痫、产时的"胎儿窘迫"、低 Apgar 评分（1 分钟＜6 分）、围生儿死亡率（7% 对 40%）。

十、产前检查和随访

（一）超声生长测量

生长测量的随访是评估胎儿宫内情况的有效方式，一般每 2～3 周重复进行一次。一般间隔两周以内的测量导致的假阳性率高于间隔 3 周以上的随访。

1. 多普勒超声

多普勒超声对于 FGR 的随访和管理是非常重要的。随着多普勒超声技术的开展，FGR 的围生儿死亡率逐步下降。在高危妊娠的管理中（尤其是妊娠期高血压、持续性的 FGR），多普勒血流的评估降低了引产、住院率，且并没有不良反应的报道。

2. 胎动计数

没有足够证据表明，胎动计数对于 FGR 胎儿的监护效果是有效的。

（二）胎儿无应激试验（NST）

在高危妊娠和中高危人群中，产前的胎儿监护 NST 并没有对围生儿的发病率和死亡率造成明显的影响。胎儿监护并不增加引产率和剖宫产率。

（三）生物物理评分（BPP）

与其他的胎儿监护手段相比（通常是 NST），生物物理评分增加了引产的概率，但并不影响剖宫产率、围生儿死亡率和新生儿 NICU 的入住率。

（四）胎儿监护

胎儿的监护应该从确诊为 FGR 开始或妊娠 28～30 周以后，取决于临床表现。在多普勒血流正常的胎儿中，监护的频率通常为每周 1 次。如果多普勒血流发现异常，需要更加严密的监护，通常考虑每周 2 次的 NST 或 BPP，监护的频率取决于病情的发展，直至胎儿的分娩。

十一、分娩

（一）准备

糖皮质激素促胎肺成熟：当小于 34 周的 FGR 胎儿需要在未来的 2～7 天内分娩时，强烈建议使用糖皮质激素促胎肺成熟。倍他米松 12 mg 肌内注射 q24h×2 次的做法能够减少围生儿的死亡率和 IVH、NEC 的发病率。糖皮质激素能够对 NST、BPP 和多普勒血流监测造成影响。

（二）分娩时机

分娩时机的确定需要依照个体化的原则，依据孕周和妊娠期一系列的检查做出决定。有研究表明，在 24～36 周之间的 FGR 胎儿，分娩孕周的推迟并不能改善围生儿的结局，通常分娩孕周的延后仅 4 天。对<31 周的胎儿，终止妊娠后围生儿发病率较继续妊娠组的胎儿低。

在任何孕周，如果发现异常的胎心率（如晚期减速、胎儿心动过缓）都需要考虑终止妊娠，32 周以后的胎心变异＜5bpm 也需要考虑是否需要终止妊娠。如果有条件做生物物理评分，则 BPP＜6 分也是终止妊娠的指征。

35 周以后的 FCR 胎儿如果在胎儿健康评估中发现生物物理评分＜6 分、AFI＜50 则需要考虑终止妊娠。一些临床医生认为，单纯性的 SGA 如果妊娠期的胎儿健康评估在正常水平也可以在 39 周终止妊娠。

在 32～34 周，通常在糖皮质激素促胎肺成熟后的 24～48 小时，如果发现胎儿健康状况的明显异常需要考虑终止妊娠。通常，早产儿或者足月前胎膜早破的妊娠女性不应该使用宫缩抑制剂，除非能够在密切监测胎心率的基础上为使用糖皮质激素促胎肺成熟赢得时间。

在 24～31 周，胎心率的加速在正常胎儿中表现得不太明显，但是如果出现频繁的晚期减速或者胎心过慢则需要考虑终止妊娠，只要条件允许，尽可能在终止妊娠前给予促胎肺成熟。

小于 24 周的 FGR 胎儿大多预后不良，而且可能存在严重的神经系统的并发症，如果妊娠女性需要继续妊娠，则需要转运到更好的监护中心。

（三）分娩方式

并没有足够的证据表明 FGR 胎儿的结局和分娩方式有密切的关系。对于是选择阴道分娩还是选择性剖宫产需要考虑到胎儿的健康状况、产前产时的监护、妊娠女性的宫颈条件和本人意愿。

1. 继续妊娠指征

胎儿状况良好、胎盘功能正常、妊娠末足月、妊娠女性无并发症者，可以在密切监护下妊娠至足月，但不应超过预产期。

2. 终止妊娠指征

（1）治疗后 FGR 无改善，胎儿停止生长 3 周以上。

（2）胎盘提前老化，伴有羊水过少等胎盘功能低下表现。

（3）NST、胎儿生物物理评分及胎儿血流测定等，提示胎儿缺氧。

（4）妊娠并发症、并发症病情加重、继续妊娠将危害母婴健康或生命者，均应尽快终止妊娠，一般在妊娠 34 周左右考虑终止妊娠，如孕周未达 34 周者，应促胎儿肺成熟后再终止妊娠。

3. 分娩方式选择

FGR 胎儿对缺氧耐受力差，胎儿胎盘贮备不足，难以耐受分娩过程中子宫收缩时的缺氧状态，应适当放宽剖宫产指征。

（1）阴道分娩。胎儿情况良好、胎盘功能正常、胎儿成熟、Bishop 宫颈成熟度评分≥7 分、羊水量及胎位正常、无其他禁忌者，可经阴道分娩；若胎儿难以存活，无剖宫产指征时予以引产。

（2）剖宫产。胎儿病情危重、产道条件欠佳、阴道分娩对胎儿不利，均应行剖宫产结束分娩。

十二、再次妊娠的咨询

前次妊娠如果出现 SGA 的话，再次妊娠 SGA 的发生率增加 20%，胎死宫内的风险也同时增加（尤其是早产的 FGR）。

第二节　胎儿窘迫

胎儿在宫内因缺氧和酸中毒危及胎儿健康和生命者，称为胎儿窘迫。其发生率为 2.7%～38.5%，胎儿宫内窘迫可发生在临产过程，也可发生在妊娠期。发生在临产过程中时，其为围生儿死亡主要原因，约占 42.6%。根据发生速度胎儿窘迫可分为急性、慢性两类。

一、病因

引起胎儿窘迫的常见原因有母体血液中含氧量不足、母胎间氧的交换和传输障碍以及胎儿自身因素三大类。

（一）母体血液中含氧量不足

各种引起母体氧交换不全、影响血氧含量或母血含氧量不足的原因，均可导致胎儿窘迫。

（1）妊娠女性患各种较严重的心脏病。

（2）妊娠女性患肺部疾病影响肺功能。

（3）妊娠女性患严重贫血。

（4）妊娠女性患高热疾病。

（5）妊娠女性患急性失血性疾病。

（6）妊娠女性应用麻醉剂、镇静剂，能抑制呼吸、影响肺部气体交换。

（7）妊娠女性患肾性或慢性高血压，致使胎盘血流量减少，引起胎儿急性、慢性缺氧。

（8）妊娠女性较长时间仰卧位，可致仰卧位低血压综合征，或降压过速或应用降压药过量，均可引起胎儿缺氧。

（9）妊娠女性精神过度紧张，使交感神经兴奋、儿茶酚胺增加、外周血管收缩、子宫胎盘供血减少。

（10）吸烟（包括妊娠女性主动和被动吸烟）使血中 CO_2 浓度增高，血中游离氧量减少。

（二）母胎间氧的交换和传输障碍

1. 胎盘功能降低

多见于高危妊娠时，尤其存在血管性病变时，例如重度妊娠高血压征、慢性高血压、慢性肾炎、糖尿病、肝内胆汁淤积症、过期妊娠、某些胎盘形状异常或发育异常以及胎盘自身的某些病变等，均可使子宫胎盘血流量减少。胎盘老化发生退行性变、胎盘绒毛梗死、纤维蛋白沉着，影响母胎间气体、营养成分和代谢产物的交换，由于低氧、缺氧发生胎儿窘迫，可致胎儿宫内发育迟缓，严重时甚至发生死胎、死产。

2. 子宫胎盘血运受阻

（1）子宫过度膨胀，肌张力紧张，增加子宫肌壁血管的阻力，减少胎盘血液灌流量，影响气体交换，如双胎、羊水过多、巨大胎儿。

（2）产力异常，如子宫不协调收缩、高张性子宫收缩、子宫收缩过强过频、痉挛性子宫收缩，均能使产程延长，易致低氧血症及酸中毒，均会影响胎盘内的物质、气体交换，导致胎儿缺氧。

（3）胎膜早破致使羊水过少，子宫壁紧裹胎体，每当宫缩时脐带的受压机会增加，导致胎儿缺氧。

（4）催产素静脉滴注引产或催产时，若发生不协调宫缩，对胎儿有一定危险。

3. 母胎间气体传输障碍

母胎间发生气体传输障碍的部位是脐带。脐带是胎儿与胎盘的纽带，是胎儿的生命线。若脐带血流受阻，可发生胎儿窘迫甚或胎死宫内，多见于脐带受压（如脐带绕颈或缠绕肢体、脐带打结或扭曲、脐带先露、脐带脱垂等）。

（三）胎儿自身因素

胎儿患严重心血管疾病、呼吸系统疾病，或发育异常，药物或出血引起胎儿低血压或心力衰竭，胎儿颅骨受压过久并发颅内出血时，可影响心血管中枢功能，均可使胎儿对氧的交换、利用产生障碍。

二、病理生理

妊娠期胎儿对宫内缺氧有一定的代偿能力，轻、中度或一过性缺氧，常常通过减少自身及胎盘耗氧量，增加血红蛋白释氧缓解，而不产生严重代谢障碍及器官损害，但长时间重度缺氧则可导致严重并发症。

（一）血气变化

母体低氧血症引起的胎儿缺氧，胎儿脐静脉血氧分压降低，二氧化碳分压往往正常。如果胎盘功能正常，胎儿排出酸性代谢产物可无障碍，不易发生呼吸性及代谢性酸中毒，胎儿可通过增加红细胞生成代偿低氧血症。胎盘功能不良引起的胎儿缺氧，可因胎盘血管阻力增高、脐静脉血液回流继发性减少，使下腔静脉中来自肢体远端含氧较少的血液比例相对增加，胎儿可利用氧减少，无氧酵解占优势，乳酸形成增加；又因胎盘功能障碍，二氧化碳通过胎盘弥散减少，致碳酸堆积，故胎盘功能不良所致的胎儿缺氧常较早地出现呼吸性及代谢性酸中毒。

（二）心血管系统的变化

因母体缺氧致低氧血症时，由于胎儿肾上腺髓质直接分泌或通过化学感受器、压力感受器的反射作用，使血中儿茶酚胺浓度增高，心血管系统产生三个主要变化，即血压增高、心率减慢、血液重新分布。胎盘血流量及胎儿心排血量多无改变。因胎盘功能不良引起的胎儿缺氧，同样可观察到血液重新分布：心、脑、肾上腺血管扩张，血流量增加，其他器官血管收缩，血流量减少；而血压变化则取决于两个相反因素的作用结果。①胎盘血管阻力增高及儿茶酚胺分泌增加使血压增高；②酸中毒时，心肌收缩力减弱使心排血量减少，引起血压下降。通常，缺氧早期血压轻度增高或维持正常水平，晚期则血压下降。心率变化取决于儿茶酚胺浓度及心脏局部因素相互作用的结果，前者使心率加快，而心肌细胞缺氧，局部 H^+ 浓度增高时，心率减慢。

（三）泌尿系统变化

缺氧可使胎儿肾血管收缩、血流量减少、肾小球滤过率降低、胎儿尿形成减少，从而使羊水量减少。

（四）消化系统变化

缺氧使胎儿胃肠道血管收缩、肠蠕动亢进、肛门括约肌松弛，从而使胎粪排出污染羊水。

（五）呼吸系统变化

缺氧初期胎儿深呼吸增加，并出现不规则喘气，使胎粪污染的羊水吸入呼吸道深处，继之呼吸暂停直至消失。

（六）中枢神经系统变化

缺氧初期通过血液重新分布维持中枢神经系统供氧，但长期严重缺氧使心肌收缩力下降，当心排血量减少引起血压下降时，则脑血流灌注减少、血管壁损害，致脑水肿及出血；又因脑细胞缺氧、代谢障碍、细胞变性坏死，可能产生神经系统损伤后遗症。

三、临床表现

（一）急性胎儿窘迫

主要发生在分娩期。多因脐带异常、前置胎盘、胎盘早剥、宫缩过强、产程延长及休克等引起。

1. 胎心率异常

胎心率变化是急性胎儿窘迫的重要征象。正常胎心率为 120～160bpm，且规律。缺氧早期，胎心率于无宫缩时加快，＞160bpm；缺氧严重时胎心率＜120bpm。胎儿电子监护可出现多发晚期减速、变异减速；胎心率＜100bpm、基线变异＜5bpm，伴频繁晚期减速提示胎儿缺氧严重，可随时胎死宫内。

2. 羊水胎粪污染

根据程度不同，羊水污染分为 3 度：Ⅰ度呈浅绿色，常见胎儿慢性缺氧；Ⅱ度呈深绿色或黄绿色，提示胎儿急性缺氧；Ⅲ度呈棕黄色，稠厚，提示胎儿缺氧严重。当胎先露部固定，胎心率＜100bpm 而前羊水清时，应在无菌条件下，在宫缩间歇时稍向上推胎先露部，观察后羊水性状。

3. 胎动异常

缺氧初期为胎动频繁，继而减弱及次数减少，进而消失。

4. 酸中毒

采集胎儿皮血进行血气分析，若 pH 值＜7.20（正常值 7.25～7.35）、PO_2＜10 mmHg（正常值为 15～30 mmHg）、PCO_2＞60 mmHg（正常值为 35～55 mmHg）可诊断为胎儿酸中毒。

（二）慢性胎儿窘迫

可能表现为胎儿生长发育缓慢，常发生于高危妊娠者。可根据孕周、宫底高度和胎儿成熟度估计胎儿发育是否迟缓。具有妊娠并发症的妊娠女性，妊娠晚期应做胎盘功能检查，测定胎动数。慢性胎儿窘迫表现之一为胎动减慢。必要时用羊膜镜检查羊水颜色，以便尽早发现胎儿有无宫内缺氧。

四、实验室及其他检查

（一）胎盘功能检查

24 小时尿 E_3 测定并动态连续观察。若急骤减少 30%～40%，或于妊娠末期连续多次测定 24 小时尿 E_3 值在 10 mg 以下；或测定血浆胎盘生乳素（HPL）＜4 μg/mL，表示胎儿胎盘功能减退，胎儿可能存在慢性缺氧。

（二）胎儿电子监护

进行无负荷（NST）试验，胎儿窘迫者表现为无反应型及正弦波。无反应型是指胎心率基线为每分钟 120～160 次，胎动每 10 分钟＜2 次，与胎动相应出现的心率加速不明显，加速幅度每分钟＜15 次，时间不足 15 秒。正弦波是指胎心率基线为每分钟 120～160 次，无胎动出现，无加速反应。

（三）羊膜镜检查

见羊水混浊，呈黄色或浓绿色。

（四）胎儿头皮血 pH 值测定

其是产时胎儿宫内状况监测的一种可靠手段，对胎儿宫内窘迫判断的准确率达80%～90%。头皮血气测定应在电子胎心监护异常的基础上进行。胎儿头皮血 pH 值为7.20～7.24，提示为病理前期，可能存在胎儿窘迫，应立即进行宫内复苏。间隔 15 分钟复查，pH 值为 7.15～7.19 提示胎儿酸中毒及窘迫，应立即复查。如 pH 值≤7.19，除外母体酸中毒后，应在 1 小时内结束分娩；pH 值＜7.15 是严重胎儿窘迫的危险信号，须迅速结束分娩。

（五）五项生物物理指标监护

1980 年，Manning 报道，胎儿生物物理指标［NST、胎儿呼吸运动（FBM）、胎动（FM）、胎儿肌张力（FT）、羊水容量（AFV）］用于妊娠期诊断胎儿低氧，已被较广泛地应用于临床监测高危妊娠的胎儿是否处于低氧状态。在分析监护结果时，除考虑总分外，还应特别注意其单项指标。

（六）胎儿心电图

本法有助于诊断胎儿窘迫。当胎儿在宫内缺氧时，其心电图中 ST 段抬高或压低，QRS 时限延长＞0.10 秒。

（七）B 型超声检查

可观察胎动、胎儿呼吸（出现喘息型呼吸表示胎儿缺氧，应予处理）、脐带情况（位置、打结、缠绕、搏动等）、羊水量、胎盘有无老化等，观察胎儿及其附属物诊断胎儿有无缺氧。

五、诊断和鉴别诊断

（一）诊断标准

（1）产前或临产过程中，在宫缩间歇时胎心率≥160 次/分或≤120 次/分，或心律不齐、心音减弱。听诊时间宜稍长。

（2）胎动每小时少于 3～5 次，早期可有躁动。

（3）头先露时羊水内混有胎粪。

（4）辅助检查（适用于慢性胎儿窘迫）。

1）尿雌三醇持续低值或突然大幅度下降。

2）经腹壁抽取羊水，可见含有胎粪，其中雌三醇小于 0.6 mg/L 者为危险值，0.6～1.0 mg/L 为警戒值，大于 1.5 mg/L 为安全值。

3）羊膜镜检查见羊水混浊，呈黄绿色。

4）有条件时，用电子监护仪监护。

（二）鉴别诊断

胎儿窘迫时的心率缓慢应与完全性房室传导阻滞鉴别。完全性房室传导阻滞可使胎心率减慢至每分钟 90 次以下，但心律规则，心音强，吸氧无效。

六、治疗

（一）急性胎儿窘迫

一旦发生胎儿窘迫立即分析产生缺氧的原因，积极处理。

1. 左侧卧位

提高子宫血流量，改善胎盘功能。

2. 吸氧

面罩或鼻导管持续给氧，每分钟流量 10 L，能明显提高胎儿的血氧供给。

3. 增强胎儿组织对缺氧的耐受力

可用 50% 葡萄糖 100 mL 加入维生素 C 1g，以加强胎儿组织对缺氧的耐受力。

4. 防止脐带受压

如怀疑脐带受压，可采取改变体位、转换卧位、抬高臀部等措施。

5. 胎儿宫内复苏

目的：一是抑制宫缩，阻止宫内窘迫；二是用碱性药物纠正胎儿酸中毒。

6. 积极寻找缺氧原因，分别处理

如通过肛查或阴道检查排除脐带先露或脱垂。如系宫缩过强者，可采用 β 受体兴奋剂、硫酸镁及钙离子通道拮抗剂以抑制宫缩。

7. 重症胎儿窘迫除采用上述措施外，有下列情况应立即分娩

（1）胎心率持续增速或过缓合并（或）羊水 II～III 度污染者，尤其伴羊水量减少者。

（2）NST 无反应型，CST（+）AFV 下降（最大羊水池深度≤2 cm）。

（3）FBS pH 值＜7.20 者。

（4）应缩短第二产程者。第二产程是胎儿处于酸中毒的最危险阶段。可酌情经阴道助产。施术前均应做好对新生儿窒息的抢救准备。

（二）慢性胎儿窘迫

据病因、孕周、胎儿成熟和窘迫的严重程度决定。

（1）定期做产前检查，估计胎儿情况，嘱妊娠女性左侧卧位，定时吸氧。积极治疗并发症，争取胎盘供血改善，延长妊娠周数。

（2）情况难以改善、已接近预产期、估计娩出后存活机会较大者，可考虑剖宫产。

（3）应向家属说明情况，尽量保守治疗以期延长妊娠周数。实际胎儿胎盘功能不佳者，胎儿发育必受影响，所以预后较差。

七、预防

（1）做好围生期保健和产前胎儿监测，积极防治妊娠并发症和围生期疾病。

（2）临产后密切观察产程，早发现、早处理。

（3）临产后避免滥用宫缩剂和镇静剂，必须应用时，要密切注意胎心音的变化。

（4）对胎头浮动或胎位异常，尤其是臀位和横位，应避免发生胎膜早破和脐带脱垂。

（5）产科手术应严格操作规程，减少胎儿损伤。

第三节　多胎妊娠

凡一次妊娠有一个以上的胎儿称为多胎妊娠。哺乳类动物繁衍子代一般是多胎妊娠的方式，但进化至灵长类，常常是单胎妊娠，特别是人类，一般都是单胎妊娠，多胎妊娠是一种特殊的情况。

一、双胎

（一）双胎的发生率

双胎的发生率根据大数量统计为10‰～12‰。但从20世纪80年代中期，随着辅助生育技术的迅猛发展，发达国家的双胎数猛增。

双胎分为两大类，一类是双卵双胎，一类是单卵双胎。其中单卵双胎的发生率较恒定，双卵双胎的发生率差别较大。

（二）影响双胎发生率的有关因素

前文所述，单卵双胎的发生率比较恒定，发生率为3‰～5‰；而双卵双胎的波动极大，如尼日利亚的个别地区竟高达49‰，即几乎20次妊娠中就有一次双胎，但日本则较低，在1000万次妊娠统计中，其双胎的发生率为1:155，主要因双卵双胎的发生率极低，仅为1.3‰有关。

1. 血清促性腺激素水平

血清促性腺激素水平与双胎的发生，特别是双卵双胎的发生率有极大关系。例如，尼日利亚双胎高发的Ibaban地区女性的血清促性腺激素水平较高，而在双胎发生率较低的日本女性血清促性腺激素水平较低。Allen及Benirschke还认为，促性腺激素水平的与该地女性的年龄、产次、营养和遗传也有一定关系。

2. 年龄和产次

年龄和双胎有一定关系。根据Hendricks的资料表明，年龄20岁或以下双胎的发生率约为8‰，但以后逐步上升，至35～39岁时达到15‰，以后下降至9‰。学者们认为这和促性腺激素水平的升高以及多次排卵有关。至于产次，则随产次增加，据Henchicks的资料，第一胎双胎的发生率仅为6‰～7‰，至第五产已达14‰，第九产已达26‰，这可能与年龄的增加呈平行的关系。在尼日利亚。Azubuike报告在第一次妊娠双胎发生率为1:50（2%），而至第六次或以上的妊娠双胎发生率竟高达1:15（6.6%）。

3. 营养

动物实验已证实增加营养则双胎的发生率亦增加：高大的女性双胎发生率高于身材瘦小者，可能与摄入的营养有关。Czeizel等曾随机在女性受孕前后给予叶酸，结果是服用叶酸者双胎发生率增加。

4. 遗传因素

决定双胎的遗传倾向，母亲较父亲更为重要。有学者对分娩两次或两次以上双胎的女性进行了家族性研究，发现这些女性中本身即为双胎之一者占 4.5%，姐妹中有 5.5% 曾分娩双胎，兄弟的子女 6.5% 属双胎；连获双胎的父亲中有 4.2% 本人即为双胎之一，其姐妹中有 8.2% 曾分娩双胎，其兄弟的子女 6.5% 属双胎。这些数字表明，双胎的家族优势，其发生双胎的频率较一般人群高 4～7 倍。一般而言，单卵双胎并无家族遗传倾向，双卵双胎则存在这些倾向。有些学者认为，这些家族的男女都是遗传因素的携带者，但表现在女性，因为这些女性的血清垂体的促性腺激素水平增高，其发生双卵双胎的频率较一般女性高 1 倍。

5. 季节

在芬兰北部某些地区，多胎与季节有十分明显的关系，其多胎发生高峰在 7 月份。这可能与连续夏季光照射导致丘脑对垂体刺激增加有关。

6. 促排卵药物

应用促排卵药物，如绝经后促性腺激素（hMG）或氯米芬等，明显导致多个排卵，其多胎发生率将增加 20%～40%。

（三）双胎的围生儿死亡率

双胎的死亡率明显高于同时期的单胎死亡率。双胎的围生儿死亡率显然与该国、该地区或该医院的条件和水平有关。在双胎中影响围生儿死亡率的主要因素是早产，如果能正确处理早产、恰当地选择分娩方式、预防并积极处理新生儿呼吸窘迫综合征（RDS），可以使围生儿的死亡率明显下降。

（四）双胎的种类

1. 双卵双胎

即两个卵子分别受精形成的双胎，一般是在同一个排卵期同时有两个以上的卵子成熟排出，并有两个卵子成功受精。这种双胎一般约占双胎的 70%，但其变异较大，如前文所述波动在 1∶155～1∶20 之间。Martin 认为，双卵双胎的妊娠女性的月经周期易有多个卵泡形成和成熟的倾向，他们曾对 21 名曾分娩过双卵双胎的女性和 18 例未分娩过双卵双胎的女性（包括分娩过单卵双胎 13 名）作为对象观察其每次月经周期中形成的卵泡数，结果是前者 21 名中有 13 名在 72 个周期中有 24 个周期有多个卵泡形成（直径≥12 mm），而后者 18 名中仅有 2 名在 31 个周期中有 3 个周期有多个卵泡形成，可见两者的差异是十分显著的。

在双卵双胎中有两个比较特殊的现象，如下所述。

（1）异期复孕。在一次受精后隔一个排卵周期后再次受精称异期复孕。只要第一次受精卵发育成的孕囊未完成封闭宫腔，从理论上说异期复孕的可能是存在的。虽然目前已在动物（马）中证明有异期复孕现象，而在人类妊娠中未得到证实，但很多专家认为在双胎中两个胎儿似乎是同一时期受孕而胎儿大小有明显差异，实际上很可能是异期复孕的结果。

（2）同期复孕。在较短的时间内有两次性交使两个卵子受精发育，甚至可以不是一个人的精液，这种受孕称同期复孕，同期复孕尽管十分少见，但它确实存在。

由于双卵双胎的两个胎儿各有其自己的遗传基因，因此其性别、血型、容貌均不同。但亦有个别的双卵双胎，其容貌十分相似。

2. 单卵双胎

由一个受精卵分裂而生长成为两个胎儿称为单卵双胎。分裂后的胚胎除极少数外均可形成独立的胎儿，此种双胎约占双胎总数的 30%，一般恒定在 1：255 左右。由于单卵双胎受精后分裂成两个胚胎的时间早迟不同，可以表现为以下几种单卵双胎。

（1）双羊膜囊双绒毛膜单卵双胎。在受精后 72 小时内的桑葚期前分裂成两个胚胎，它有两个羊膜囊及双层绒毛膜，此即双羊膜囊双绒毛膜单卵双胎，占单卵双胎的 18%～36%，它有各自的胎盘，但相靠很近，甚至融合。

（2）双羊膜囊单绒毛膜单卵双胎。受精后 72 小时至 6～8 天，囊胚期内细胞块已形成，绒毛膜已分化，但羊膜囊尚未出现前形成的双胎为双羊膜囊单绒毛膜单卵双胎，它在单卵双胎中占 70%，它们有一个胎盘，但各有自己的羊膜囊，两者间仅隔一层绒毛膜和两层羊膜。极少数情况下，内细胞块分裂不对称，形成一大一小胚胎，小的胚胎在发育过程中因与大而发育正常胚胎的卵黄囊静脉吻合，逐渐被包入体内，成为包入性寄生胎，俗称胎中胎或胎内胎。

（3）单羊膜囊单绒毛膜双胎。在受精后 8～12 天分裂为双胎者，此时两个胎儿共有一个胎盘，处于一个羊膜囊内，但无羊膜分割，两个胎儿由于互相运动可发生脐带缠绕、打结，以致一个胎儿死亡。这种双胎仅占单卵双胎的 1%，为数极少，但死亡率极高。

（4）连体双胎。分裂发生在受精的 13 天以后，可导致连体畸形，发生率约占单卵双胎的 1/1500。单卵双胎的性别、血型相同，容貌极为相似，在大多数情况下，大小也近似。但如发生双胎输血综合征时，则胎儿大小及体重可有很大差别。

（五）双胎胎盘组织学表现

1. 双胎胎盘类型的确定

检查胎盘应将胎盘翻转至胎儿面，完全铺平，如果是两个完全分开的完整的胎盘，则无须做其他特殊观察，可以确定为双卵双胎；如果是融合的胎盘，则须仔细检查两个胎盘的界膜，界膜仅有两层羊膜组成则常呈透明状，如果两层羊膜间尚有两层绒毛膜，则透明度差，因此可做成一长条卷轴切片，可在显微镜下检查。当然，在进行胎盘检查的同时，尚需观察新生儿的性别及其容貌的相似性。

2. 双胎胎盘的血管吻合

单卵双胎两个胎盘间的血管吻合率很高，达 85%～100%，吻合可在胎盘胎儿的浅表面，亦可在组织的深部。浅表部的吻合多为较大的血管，多数以动脉-动脉方式吻合，少数是静脉-静脉吻合，具有较大意义的是在组织深部的动脉-毛细血管-静脉吻合，吻合部在共同的胎儿小叶，血液从一个胎儿的动脉通过多种的吻合方式经绒毛的毛细血管流至另一胎儿的静脉。

为确定两个胎儿的胎盘间是否有血管吻合，除应注意两个胎盘的胎儿面交界处的动、静脉吻合，还可以用造影剂、有色液体或有色塑料注入脐动脉或脐静脉内做进一步检查，如有交通支存在，则为单卵双胎。

双胎胎盘中，脐带帆状附着发生率较普通胎盘高 9 倍，并发血管前置和单脐动脉（SUA）亦较高，SUA 常发生于单卵双胎的胎儿之一，SUA 的发生率在双胎中可达 7%，为单胎的 10 倍。

（六）双胎胎儿性别、妊娠期及体重

1. 双胎胎儿性别

在人类，随每胎胎儿的数目增加，男性胎儿逐步减少。早在 1946 年，Strandskov 等就观察到在 31 000 000 次单胎中，男性占 51.6%，双胎占 50.9%，三胎占 49.5%，四胎占 46.5%。至 1996 年曾报道在单绒毛膜单羊膜囊双胎中，女性占 70%，连体双胎中女性占 75%，其解释首先是男性将承受更大的压力，女性易于存活，这种倾向在宫内的双胎、多胎的女性中体现更为明显；其次是女性的配子更易于分裂成双胎、三胎。

2. 双胎的妊娠期

双胎的妊娠期明显短于单胎，由于双胎有两个胎儿，其体积较同期单胎为大，加以羊水、胎盘等，整体的体积明显大于单胎，因此，宫内所承受的压力明显高于单胎，导致其较早地启动了产程；约有 57% 在妊娠 37 周或以前即已分娩，因而早产率高。至三胎或三胎以上，妊娠期就更短。

3. 双胎胎儿体重

双胎的胎儿体重明显低于单胎，在双胎中生长受限和早产所占的比例升高，胎儿体重明显降低。一般来说，双胎中两个胎儿大小体重是相差不多的，但是双卵双胎中由于两个胎儿的着床部位的不同，血供丰富的胎儿体重就要大一些，有时可以相差达 1500 g 以上，成为不一致性双胎。单卵双胎的体重可以有较大的差异，首先是与胎盘的位置有关，胎盘偏向宫体、宫底的，获氧及营养较多，长得大一些；其次是当伴有双胎输血综合征时，供血儿体重小而受血儿体重大。

（七）双胎妊娠的诊断

自从 B 超检测技术在产科广泛应用之后，在早、中期妊娠即可发现双胎妊娠。Kemppaineu 报道，对 4600 名女性在妊娠两月时临床上疑有双胎可能时方行 B 超检查，仅诊断出 3/4 的双胎，而对 4700 名女性常规行 B 超检查，则获得 100% 的诊断率。

1. 病史及物理检查

凡有双胎家族史应用 hMG 或氯米芬促排卵而妊娠者应注意双胎的可能。在物理检查时，发现实际子宫大小大于子宫妊娠月份应有大小者，或宫底高度大于妊娠月份应有高度时均应疑有双胎可能。Jimenez 等对妊娠 20～30 周的单胎及双胎子宫高度做了比较，

后者较前者平均高 5 mm。凡妊娠期子宫高度明显大于实际孕龄者首先应怀疑双胎外，其次应考虑到巨大儿、母体有充盈的膀胱、末次月经有误、羊水过多、并发子宫肌瘤、附件肿块、并发葡萄胎等可能。腹部检查时，如扪及过多的小肢体，或扪及三个胎极应疑有双胎可能，如能同时听到两个速率不同的胎心并相差 10bpm 以上亦可以做出双胎的诊断。

2. B 超

B 超是诊断双胎的重要工具，它还有鉴别胎儿生长发育、观察胎儿有无畸形及有无羊水过多或过少的功能。

（1）早期妊娠时双胎的诊断。用腹部 B 超检查法，双胎妊娠最早出现在妊娠 6 周，一般可在妊娠 7~8 周发现宫内有两个胚囊。一般在妊娠 7 周末，可在 B 超的同一切面中，在胚芽中见到原始心血管搏动。单卵双胎的胚囊则为一较大的双环囊，腔内有一羊膜光带将胚囊分隔成两个小房，各有胚芽及心血管波动。双绒毛膜双羊膜囊在早期妊娠时，其着床部位分离较远，在超声图像中可见到两个分离的胎盘，附着在宫腔的不同部位，如果两个孕囊种植部位靠得较近，在发育中两个胎盘可以融合在一起，但在胎盘融合处形成一个三角形组织，向羊膜腔方向凸起，其尖端的两侧胎膜继续延续，这一突起称之为"λ 字缝尖"或"双胎峰"，双胎峰的存在表明是双绒毛膜双羊膜囊双胎。它的出现在妊娠 10~14 周。而单绒毛膜双羊膜囊双胎不存在这一现象，胎膜与胎盘连接处呈直角形态，成为"T 形"。故双胎在妊娠早期时，可根据是否有"双胎峰"或"T 形"，以区别双绒毛膜或单绒毛膜双胎，这一区别在临床上有重要意义。

阴道超声较腹部超声可更早发现双胎妊娠。但由于两个胚芽的原始心血管搏动的出现时间可不一致，故在妊娠 9 周胎儿已初具人形并出现胎动时，诊断更为确切，至妊娠 9~13 周，两个胎囊、胎儿及其胎动均已清晰可辨。妊娠 16 周以后测量其双顶径观察胎儿的生长。如遇双角子宫，由于一角内受孕后，对侧角的蜕膜受卵巢及胎盘的影响而蜕膜充分发育，腺体的分泌充满于腔内可造成囊状的假象而误诊为双胎。

妊娠早期时 B 超诊断的双胎数较妊娠中、晚期时实际分娩的双胎数为高，因为在妊娠早期，双胎中的一胎可因各种原因死亡，在宫内消失，发生率为 20%~50%。

自从应用超声诊断双胎后，人们在研究应用 B 超早期诊断双胎的过程中，发现妊娠早期时双胎的发生率高，至妊娠中期时发生率降低，这种现象称之为"消失的双胎"。单绒毛膜双胎发生流产的危险性明显高于双绒毛膜双胎。可以肯定，有些先兆流产是在尚未能认识其为双胎的情况下排出了一个胎儿，而另一个胎儿继续在宫内生长和发育。"消失"的双胎提示由于某种原因一个胎儿在宫内夭折，小的胎儿就自溶被吸收，稍大一点的胎儿可能就被挤扁成为纸样胎儿，直至分娩时方被发现，所以事实上妊娠早期时的双胎或多胎率远远高于妊娠晚期的双胎或多胎。

（2）中晚期双胎妊娠的诊断和护理。至妊娠中、晚期，可用 B 超诊断双胎的正确率达 100%，除出现两个胎头，或躯干及各自的胎心及不同的搏动频率以外，应注意双胎胎盘的位置，一方面区别单卵双胎或双卵双胎，还尚需留意是否有胎盘低置或前置胎盘可能。

妊娠晚期时，双胎的两个胎儿的生长速度慢于单胎，且两个胎儿有时可不等大，如伴发双胎输血综合征时两个胎儿的差异更为明显。因此，应对两个胎儿做多种参数如双顶径、股骨长度、腹径等的测量，以判断发育情况。另外，应当注意羊水的监测。

很多学者用多普勒超声监测晚期双胎妊娠胎儿的脐血流速度及脐血流频谱以判断胎儿预后，凡脐血流有异常者，小于胎龄儿、早产及围生儿死亡率均显著高于正常者，故此亦可作为监护方法之一。

（3）双胎畸形的诊断。双胎的胎儿畸形明显高于单胎，常见的畸形有脑积水、无脑儿、脑脊膜膨出、脐膨出及内脏外翻、双联畸形及无心畸形等，均可经 B 超而诊断。

3. X 线诊断

X 线一度是诊断双胎的重要方法，但与 B 超相比，其诊断必须用于骨骼形成以后，而且母亲过于肥胖、羊水过多及胎儿的运动均影响诊断的正确性，且放射有一定的伤害性，而 B 超可以通过多个切面观察胎儿的各部分结构，测量其径线，并可反复使用。因此 X 线诊断已被 B 超所取代。

4. 生化检测

由于双胎胎盘比单胎大，在生化检测中，血绒毛膜促性腺激素（hCG）、人类胎盘催乳素（hPL）、甲胎蛋白（AFP）、雌激素、碱性磷酸酶的平均水平及尿雌三醇和雌二醇明显高于单胎，故这些方法对双胎并无诊断的价值，唯有 AFP 明显升高将提高人们对畸形的警惕性。

（八）双胎母体及胎儿的适应性变化

一般而言，双胎妊娠女性的母体变化较单胎者更为明显，最重要的是母体血容量的增多比单胎多 500 mL。由于血容量的剧增，以及两个胎儿的发育，对铁及叶酸的需要剧增，因此母体更容易发生贫血。根据超声心电图计量双胎妊娠女性的心功能，与单胎相比，其心排血量增加，但舒张期末心室容积仍相同。心排血量的增加与心率的增加及每搏排出量的增加有关，而每搏排出量的增加可能是心肌收缩力加强，心肌收缩期更短所致。

另一个母体变化是双胎妊娠的子宫体积及张力明显增大，其容积增加 10 L 或更多，特别是在单卵双胎，其羊水量可以迅速增加，发生急性羊水过多，除压迫腹腔脏器，甚至发生移位外，还可能有横膈抬高、肾功能受损。

对胎儿的主要影响表现在体重上，胎儿生长受限及早产使胎儿体重较轻，双胎与单胎比较，在妊娠 28 周以前，双胎胎儿体重量略低于单胎胎儿，但其相差不大，妊娠 28 周以后，体重相差日益显著，至 34～35 周以后，其体重的分离现象格外明显。但有意义的是该阶段双胎的两个胎儿体重相加，体重常在 4000～5000 g。不过若妊娠女性体重增加少，则胎儿生长速度慢。

关于两个胎儿的体重，一般相差不大，但在单卵双胎中发生双胎输血综合征时，其体重往往相差在 500 g 或以上。至于双卵双胎，体重亦可发生极大差异。

（九）双胎的妊娠并发症

1. 母亲并发症

（1）早产。由于双胎的子宫过于膨胀，早产的发生率增高是必然的。早在 1958 年，Mckeo Wn 即报道了双胎的平均妊娠期为 260 天，双胎胎儿中，有一半体重小于 2500 g，早产部分是自然发生的，部分发生于胎膜早破以后。单卵双胎的胎膜早破发生率高于双卵双胎，但原因不明，因双胎中胎位不正常发生率高，故破膜后脐带脱垂的发生率亦高于单胎。

早产是双胎新生儿死亡率及新生儿患病率增高的主要原因。与单胎相比，双胎妊娠本身并未比单胎妊娠对胎儿带来更大的危害，但是双胎早产发生率远比单胎高，所以是主要危险。

（2）贫血。如前文所述，双胎妊娠发生贫血者约为 40%，主要原因为铁和叶酸的储备不足以应付两个胎儿的生长需要。

（3）妊娠期高血压。其是双胎的主要并发症之一，其发病率较单胎妊娠高 3～5 倍。初产妇尤为多见，其在妊娠 37 周前发展成妊娠期高血压的比例约为 70%，而单胎妊娠仅为 6%～8%，其发生时间亦早于单胎妊娠，且病情重，易发展成子痫，小于胎龄儿的发生率亦增加。另外，有妊娠期肝内胆汁淤积症更易发生妊娠期高血压疾病。

（4）羊水过多。在双胎妊娠中，妊娠中期时与单胎妊娠一样常可见羊水过多，但以后逐渐减少，最终发展为羊水过多者约为 12%。急性羊水过多在单卵双胎中较多见，而且常出现于可以存活之前，因此对胎儿是很大的威胁。

（5）妊娠期肝内胆汁淤积症（ICP）。ICP 是我国妊娠女性在妊娠期常见的并发症之一，其发病原因与雌激素有关，妊娠期雌激素水平异常增高，双胎妊娠因有两个胎盘，雌激素水平增高更加明显，其主要症状是瘙痒、肝酶升高，或伴胆红素升高，出现黄疸，对胎儿主要威胁是早产及胎儿宫内窒息，以致突然死亡。

双胎并发 ICP，产后出血量亦增加。Reyes 亦有双胎中 ICP 发病率增高的报道。因此，双胎并发 ICP 的危险对孕产妇来说主要是产后出血，对胎儿来说主要是胎儿宫内窘迫及早产。

2. 胎儿并发症

（1）围生儿死亡率。与单胎妊娠相比，双胎妊娠围生儿的死亡率明显增高，有报道称与单胎相比，其死亡率增加 4 倍。死亡的主要原因是早产造成的低体重儿和极低体重儿，是双胎新生儿死亡率及新生儿患病率增高的主要原因。

（2）流产。双胎的流产率高于单胎，妊娠早期时经 B 超诊断为双胎者约有 20% 于妊娠 14 周前自然流产，此为单胎妊娠的 2～3 倍。流产可能与胚胎畸形、胎盘发育异常、胎盘血液循环障碍、宫腔容积相对狭窄等因素有关。

（3）早产。双胎妊娠的子宫过于膨胀使得早产的发生率增高，双胎胎儿中，有一半体重小于 2500 g，早产部分是自然发生的，部分发生于胎膜早破以后。单卵双胎的胎膜早破发生率高于双卵双胎，但原因不明。因双胎中胎位不正发生率高，故破膜后脐带脱垂的发生率亦高于单胎。

（4）胎儿生长受限。胎儿生长受限及早产是造成双胎低体重儿的两大原因。从妊娠中期开始就有生长受限的趋势，主要依靠 B 超检测诊断，胎儿生长受限在双胎妊娠中发生率为 12%～34%，其发生率及严重程度随孕龄的增加而增加，而单卵双胎较双卵双胎更为明显，特别是伴发双胎输血综合征者，两个胎儿的体重差异更大；此外并发先兆子痫者亦易发生胎儿生长受限。

（5）呼吸窘迫综合征（RDS）。双胎妊娠中新生儿呼吸窘迫综合征的发生主要与双胎早产的高发生率有关，尤其是十分低及极低体重儿的发生率更高，因此，RDS 是双胎妊娠新生儿的重要并发症。对有早产可能的双胎妊娠，或出现早产征兆时，应积极预防 RDS 的发生以降低新生儿死亡率。

（十）双胎的特殊问题

1. 双胎输血综合征（TTTS）

TTTS 是双胎妊娠中一种特殊而严重的并发症，它发生于单绒毛膜双羊膜囊双胎妊娠，在该种双胎中发生率为 9%～15%。若不及早诊断、处理，围生儿死亡率几乎高达 100%。

（1）TTTS 的病理生理基础。尽管 100 年前德国学者 Schatz 就推测 TTTS 的形成是由于两胎之间的血流不平衡所致，但其发生的机制十分复杂，至今尚未完全明确，目前学者们仍致力于此研究。前文已述双胎中单绒毛膜双羊膜囊双胎的两个胎盘的血流吻合率达 100%，血管的吻合方式有动脉-动脉吻合（AAA）、静脉-静脉吻合（VVA）及动静脉吻合（AVA）三种，其中 AAA 及 VVA 在胎盘的胎儿面，其血流都有双向性的特点，由于动脉血流有较高的压力，在血流动力学方面，较 VVA 更具有调节、平衡的优势。AVA 则位于胎盘的深部，其对发生 TTTS 的作用，虽未完全明确，但与血管吻合有肯定的联系。过去已经有不少学者研究，认为 AAA 的存在可以减少 TTTS 的发生，有的学者认为 AVA 是病变的主要部位，认为两个胎盘界面 AVA 在血流不平衡形成 TTTS 的过程中并不起重要作用。TTTS 的发病因素中，脐带帆状附着也可能是发病的原因之一，因帆状附着的脐带被固定于子宫壁上的一段较长而易于受压，以致使一个胎儿血流减少而发生 TTTS。这些因素都可能参与 TTTS 的形成，此外，尚有一些关于抗血管生成物质与 TTTS 的研究报告。综上所述，TTTS 的发生机制相当复杂，还需要进一步研究。

在单绒毛膜双羊膜囊双胎中，一般情况下两个胎儿中的一个的血液流向对方胎儿是相等的，但由于血管吻合中某些因素，在单位时间内甲胎儿流向乙胎儿的血流量多于乙胎儿流向甲胎儿的血流量时，甲胎儿成为供血儿，乙胎儿成为受血儿。供血儿由于不断地向受血儿输送血液，就逐渐地处于低血容量、贫血、发育差，其个体小、体重轻，类似胎儿生长受限，并可因低血容量、尿少而发生羊水过少。受血儿往往个体大，其肝、肾、胰及肾上腺均增大，血细胞比容明显高于供血儿，可出现高血容量、高胆红素血症，高血容量使胎儿尿量增多以致发生羊水过多。Nageotte 等发现 TTTS 的受血儿体内心房肽激素较供血儿增多，心房肽激素是一种由心房特殊细胞分泌的肽激素，可促进肾脏排出水和电解质，这是导致羊水过多的原因之一。

（2）TTTS 的诊断。B 超是产前诊断 TTTS 的重要手段，受血胎儿的多尿、羊水过多，供血胎儿的少尿、羊水过少是超声波诊断的关键。TTTS 的诊断标准尚未统一。目前常用的 B 超诊断 TTTS 的标准如下。

1）有胎盘血管交通的单绒毛膜双胎，同性别胎儿。

2）胎儿间腹围相差 18～20 mm，预测胎儿体重相差 20%。

3）大胎儿有羊水过多（最大垂直暗区＞8 cm）伴膀胱大，小胎儿羊水过少（最大垂直暗区＜2 cm）伴膀胱小或未见。

4）两个胎儿的脐带直径或脐带血管的数目有差异，两胎儿间脐动脉 S/D 差异大于 0.4，受血儿的脐带明显粗于供血儿，有时受血儿的脐带伴有单脐动脉。

5）脏器的差异。Laphapalle 在产后证实为 TTTS 的 5 例双胎中，妊娠期 B 超发现其受血儿的心室壁均增厚，供血儿的左心室部缩短，其心排血量均明显增加，说明心脏活动处于过渡状态，而后者更有助于诊断。Robert 等发现，受血儿肝脏长度均明显大于作为对照组的双绒毛膜双胎胎儿，故有诊断价值。

TTTS 中两个胎儿脐带血的血红蛋白水平有助于诊断，主要采用的是脐穿刺技术，在 B 超引导下取得血样本对诊断 TTTS 有较大帮助，可测血红蛋白水平的差异及胎儿的贫血状态。如 Ckamura 曾对 5 例 TTTS 抽脐血，证实供血儿为 9.2 g/dL，受血儿为 15.4 g/dL。脐血管穿刺技术有一定损害性，特别是双胎妊娠本身早产率也较高，本诊断方法已少做。

近年来，学者们致力于早期诊断 TTTS，如 Linsken 等测量两个胎儿颈透明层厚度的不一致（＞20%）以提示 TTTS 的可能性增加，有较高的阳性及阴性预测值。Mieghem 等认为，在妊娠 20 周以前两个孕囊的最大羊水值相差≥3.1 cm 有助于预测 TTTS 的发生。

（3）产后诊断。产后对胎儿的胎盘、体重及血红蛋白进行检查。

1）胎盘：供血儿的胎盘色泽苍白、水肿，呈萎缩貌。因羊水过少，羊膜上有羊膜结节。受血儿则胎盘色泽红而充血。

2）血红蛋白水平：一般 TTTS 的受血儿和供血儿血红蛋白水平相差 5 g/dL 以上，故目前以相差 5 g/dL 为诊断标准，但亦有相差不大于 5 g/dL 者。

3）体重差异：新生儿体重差异一般为 20%。为了区别 TTTS 的严重程度，比较各种治疗方法的效果。Quintero 等将 TTTS 的严重程度分为 5 级。

Ⅰ级：羊水过少或羊水过多，供血儿膀胱可见。

Ⅱ级：供血儿未见膀胱。

Ⅲ级：脐动脉或脐静脉血流出现异常，供血儿出现脐动脉舒张末期血流缺如（AEDF）

或舒张末期血流反流（REDF），以及脐静脉出现搏动性血流或静脉导管出现反流。

Ⅳ级：受血儿水肿。

Ⅴ级：一个胎儿或两个胎儿死亡。

目前，多数研究都以此作为判别胎儿的预后，治疗方法的选择的依据。

（4）TTTS 的预后。TTTS 出现越早，预后越差，未经处理的 TTTS 的预后不佳，如不治疗，围生儿死亡率几乎是 100%，如在 28 周以前诊断进行处理，可以明显改善围生儿的预后。

TTS 对围生儿的主要危害是早产，并可以发生胎儿的不一致性，以及可因受血儿的充血性心力衰竭或供血儿的贫血、心力衰竭，发生一胎死于宫内。尚可因一胎死亡后，存活的一胎胎儿血液通过血管吻合支流向死亡的胎儿而发生贫血，甚至死亡。TTTS 胎儿的脑瘫发生率明显增高，早产是重要原因之一，可以发生脑室旁白质软化和脑室内出血，另外受血儿可因红细胞增多症和血流瘀塞，以及供血儿可因贫血和低血压而发生脑部受损。当一个胎儿死亡或发生脑瘫后，另一个胎儿发生脑瘫的概率也增高。

（5）TTTS 的处理。产前诊断 TTTS 后处理方法有以下几点。

1）羊膜腔穿刺放液：对受血儿的羊水过多进行羊膜腔穿刺放液以减轻羊膜腔内压力、减少胎膜早破、改善 TTTS 预后是对技术要求不高又比较安全的方法，Elott 等及 Cincotta 等用该法取得了较好效果，穿刺可以多次进行，使围生儿存活率达 60%～80%。Dickinson 对 10 例严重的 TTTS 行多次穿刺放液，放液次数是 1～9 次，放液量为 3200～14 000 mL，妊娠期延长 46 天，围生儿存活率近 65%。

2）羊膜腔纵隔开窗术：开窗术可使受血儿羊膜腔内羊水流入供血儿羊膜腔内，减轻受血儿压力，增加供血儿羊水量，改善供血儿条件，但有关报道不多，效果难以评价。

3）胎儿镜激光消融：Delia 等于 1985 年首次报道用胎儿镜以铋-铱石榴石（Nd-YAG）激光对胎盘血管的血管吻合部照射以阻断胎盘间的血流，现在国外已逐渐成为一线有效治疗方法，该方法现已发展为非选择法及选择法两种，前者沿中间羊膜附着处的胎盘全部激光消融，后者为沿中间羊膜附着处的胎盘有选择地对血管吻合部进行照射。Quntero 等比较了该两种方法，前者一胎存活率达 63%，后者达 83%，且后者日后发生脑瘫者亦远低于前者。

2. 双胎胎儿染色体异常及胎儿畸形

单胎胎儿的染色体异常及胎儿畸形同样可以出现在双胎中。双胎可以出现一个胎儿甚至两个胎儿的染色体异常和胎儿畸形。随妊娠女性年龄的增加及广泛开展辅助生育技术，大龄女性双胎及多胎的胎儿染色体异常和畸形有增加趋势。与单胎妊娠相比，其染色体异常和胎儿畸形均高于单胎妊娠，以无脑儿为例，双胎中一胎为无脑儿的发生率较单胎为高。一篇关于西班牙大数量双胎出生缺陷的调查中报道，双胎中无脑儿的发生率为 10.4/10 000，单胎仅为 2.8/10 000。同性别双胎的发生率明显高于不同性别，并提示无脑儿在单卵双胎的发生率为双卵双胎的 1 倍。在双卵双胎中，虽然两个受精卵不同，但都有可能发生染色体数量或结构异常以及胎儿畸形，以 21-三体综合征为例，一位年龄 40 岁的怀有双卵双胎的妊娠女性，其中任何一个胎儿发生 21-三体综合征的相对危险性为 1/100，计算法应该将两个 1/100 相加，即为 1/50；两个胎儿都发生 21-三体综合征的相对危险性应为 1/10 000。

单卵双胎发生染色体数量或结构异常，理论上应该是一旦发生，两个胎儿都有同样的异常。但是有少数报道单卵双胎的染色体畸形的两个胎儿的染色体可以有差异，如最近 Sepulveda 等报道一例单卵双胎，一胎染色体正常，另一胎为 47-XX，为 13-三体综合征。Lewi 等亦报道 6 例不同核型或异体核型或合子前期分裂错误。在染色体结构方面可以发生基因不表达、突变、端粒体大小、不一致等错误。而在畸形方面可能是由细胞分化或某些基因的表达导致单卵双胎的内细胞块的延迟或不均等分裂的错误。

3. 不一致性双胎

双胎的两个胎儿的大小或体重明显不一致称为不一致性双胎。一般都以体重的不一致作为评估的标尺。不一致性双胎难以确定，与对双胎的两个胎儿体重估算不够准确有关。双胎的不一致性计算方法如下：（大胎儿体重−小胎儿体重）/大胎儿体重。根据多数学者意见，以计算结果≥25% 可确定为不一致性双胎，但亦有以≥20% 为标准者。

发生不一致性双胎的原因并未完全明确，它一般发生于中、晚期双胎妊娠。在单绒毛膜双胎中 TTTS 因血流动力学的不平衡，两个胎儿即供血儿与受血儿的体重相差很大，供血儿因供血而生长发育受到限制，从而成为不一致性双胎。双合子双胎胎儿体重不一致可能是两个胎儿的不同遗传因素所致，特别是性别不同的双胎更为明显。此外，体重的不一致与胎盘种植部位以及发育有关，胎盘种植部位好且发育良好则胎儿生长发育正常。若胎盘种植部位差、发育不良、体积小，甚至结构异常亦可发生不一致性双胎。

不一致性双胎的预后与体重差异程度有密切关系。Hollier 等以体重相差 5% 为一等级，回顾性对 1370 例双胎从体重相差 5%～40% 进行分析，他们发现新生儿的呼吸窘迫综合征、脑室内出血、脑室旁白质软化、脓毒血症及坏死性小肠炎的发生率随体重差异达到 25% 后增高，相差 30% 时，胎儿死亡的相对危险度增加至 5.6，40% 时相对危险度增加至 18.9。

根据以上情况可见，同性别不一致性双胎的胎儿和新生儿死亡率均高于不同性别者，不一致性双胎的大胎儿及大新生儿死亡率低于小胎儿及小新生儿。同性别或不同性别的不一致性双胎体重差异越大，胎儿或新生儿死亡率越高，尤以同性别的小胎儿和小新生儿为最高。

对不一致性双胎诊断主要依靠 B 超对胎儿的测量，测量内容包括两个胎儿的双顶径、股骨长度、腹围，同时测量羊水池深度。测量力求准确，并要定期随访两个胎儿的生长情况和羊水变化，若两个胎儿的预测体重的差异不断增加，表明胎儿的危险度在增加；若其中一个胎儿已呈现生长受限或发现羊水过少，应寻找原因，并适时考虑终止妊娠。终止妊娠的方法根据具体情况而定。

4. 双胎中一胎死亡

双胎中一胎死亡在妊娠早期时多见。妊娠早期时 B 超诊断为双胎，妊娠中、晚期时发现为单胎，实际上一胎已死亡。这种情况在足月妊娠分娩时可见软组织中一个很小并完全被压扁的胎儿，成为纸样胎儿。妊娠中期后双胎中一胎死亡的发生率为 2%～6%，而单绒毛膜双胎的死亡率明显高于双绒毛膜双胎。

单绒毛膜双胎中发生一胎死亡的原因主要是 TTTS，胎盘异常也是一胎死亡的因素之一，如前置胎盘、血管前置、胎盘梗死及胎盘早期剥离。一胎死亡后对存活胎儿的主要危险是早产和远期的脑瘫和智力障碍。脑瘫主要发生在单绒毛膜双胎，目前的观点是一胎死亡后存活胎儿的血液通过胎盘血管吻合支流向死亡胎儿，存活胎儿发生暂时但严重的低血压及缺氧血症，以致脑部产生多囊性的脑白质软化。至于双绒毛膜双胎一胎死亡，存活胎儿经长期随访很少有此种情况。

5. 脑瘫

脑瘫是双胎和多胎妊娠小儿的重要并发症。发生脑瘫的原因主要是早产和 TTTS。

6. 连体双胎

连体双胎是单卵双胎的单羊膜囊双胎特有的一种表现，两个胎儿部分身体相连而不分离。一般认为，单个受精卵 15～17 天分裂而形成连体双胎（分裂理论），亦有认为在已经分离为两个胚胎后继发性融合而成为连体双胎（融合理论）。大约在 50 000 例妊娠中可能发生 1 例连体双胎。连体双胎的两个胎儿发生联合的部位约 70% 在胸部，称为胸部连胎，其他有在腹部联合称为脐部连胎，在会阴部联合为臀位连胎，在骨盆及下肢联合为坐骨连胎，在头部联合为头部连胎。

妊娠中期时 B 超筛查即可发现连体连胎，对其处理根据目前条件，如主要生命器官共用不可能分离者可以引产；两个胎儿各有自己主要的独立的生命器官，将来有可能独立生活者，则可征求妊娠女性及其家属意见，在分娩后由儿外科主持进行手术分离。

7. 无心畸形

无心畸形是一种以没有心脏为特征的畸形，在单卵双胎中是比较罕见的一种。在这种双胎的胎盘中常可见正常胎儿与无心胎儿的胎盘间至少有一支动脉-动脉及一支静脉-静脉的交通支。因此，学者们推测无心畸形是依靠正常胎儿心脏动力将血液反向灌注（TRAP）而获得生存的，因 TRAP 的血氧及营养成分较低，在妊娠早期时正常胎儿的心功能较强，而使另一胎儿心脏停止发育，最终成为无心畸形。无心畸形的脐带常并发单脐动脉。Napolitani 根据畸形表现将其分为四类。①无心无脑畸形：有部分头颅骨，面部发育不完全，可以有躯干、肢体的发育，但无心脏可见；②无心无头畸形：无头无胸部的发育，故无心脏，腹腔内可有发育不完全的各种类型脏器，有下肢发育，由于 TRAP 是从髂血管进入无心胎儿体内的，因此往往下肢先获得灌注，而头、上肢、胸腔不见发育，在无心畸形中此类畸形最多见；③无心无躯干畸形：是无心畸形中最少见的一种，仅有胎头发育，与胎盘相连亦可有颈部与脐带相连；④无定形无心畸形：该类畸形无人的形象而成为球形或无定形的难以辨认的肉团，上覆有鳞形上皮及毛发，与畸形瘤的区别是它有脐带与胎盘连接。

由于正常胎儿要负担两个胎儿的血供，其负荷过重，如不及时处理，正常胎儿可发生慢性高血压、心力衰竭而死亡。前文所述，本病常与 TTTS 合并存在，无心畸形可并发严重的组织水肿，体重明显大于供血儿，最重的达 6kg。Moore 曾做统计，如无心畸形胎儿体重较正常儿大 70% 或以上，均将发生早产；另外，如存在泌尿系统，则可并发羊水过多。

由于 B 超能及时发现无心畸形，故可以在胎儿镜下结扎无心畸形的脐带以保证正常胎儿发育。

8. 寄生胎

在囊胚期时内细胞块分裂不对称，发育差的内细胞与正常发育胚胎卵黄囊静脉吻合，渐被包入体内，称为寄生胎，或称胎内胎，寄生胎大部分位于正常胎儿的上腹部腹膜后部位，其表面有结缔组织包裹胎体，胎体的发育不完整，有发育不全的脊柱、肋骨、骨盆及四肢，有时有部分头盖骨及内脏的发育不全。

（十一）双胎的处理

1. 妊娠期处理

（1）双胎的产前诊断。双胎的产前诊断比单胎复杂。无论妊娠早期或妊娠中期，母亲血清中的各种生化指标水平平均为单胎妊娠的一倍。有关双胎母亲血清中各种生化指标水平的荟萃分析显示，甲胎蛋白的中位值较单胎增加 2.26、β-hCG 增加 2.06、非结合雌三醇增加 1.68，这种增加导致 21-三体在双胎中检出率较单胎低 15%。

在妊娠早期，颈项透明层（NT）检查是检出 21-三体综合征很好的方法，与单胎比较，其对 21-三体综合征的检出率并无差异。

B 超在筛查妊娠早期与中期胎儿畸形方面，对双胎的筛查能力与对单胎一样有效，但是因为有两个胎儿，大的畸形检出率非常高，小畸形受另一胎儿的影响而有被漏检的可能；因此，有三维成像的 B 超的配合将更有效地提高检出率。

产前诊断的确诊方法与单胎相同，包括妊娠早期及中期时的绒毛取样检查（CVS）及妊娠中期的经羊膜腔穿刺抽羊水做细胞培养和抽脐血检查法，其操作难度均稍高于单胎。妊娠早期时的检查，对每一个胎儿的定位十分重要。双胎行羊膜腔穿刺法的流产率与单胎相等，但亦有报道称略高于单胎者，实际上，无论 CVS 法，还是羊膜腔穿刺法，其关键在于操作者的熟练程度。

（2）营养。足够的营养是促进胎儿生长的要点。应保证足够的热量、蛋白质、矿物质、维生素和脂肪酸以适应两个胎儿生长发育的需要。正常妊娠体重（BMI19.8～26.0）热量摄入为每天 3500kcal, 铁摄入量每天从 30 mg 增加至 60～100 mg, 叶酸从每天 400 μg 增至 1 mg，以防止贫血，钠盐的限制不一定有利于妊娠期女性。

在营养方面，美国医学研究院建议双胎至足月妊娠时体重增加以 16～20kg 为宜。

Meis 等、EWigman 等及 Neilson 等都认为在妊娠 20 周以前就应该注意营养使体重增加，妊娠 20 周以前的体重增加，保证了妊娠中期的胎儿生长速度并有可能使妊娠期延长。

（3）预防妊娠期高血压的发生。有多个报道认为双胎的妊娠期高血压的发病率会增加约 20%，特别是初产妇。Hardardottir 等报道多胎妊娠更易发生以上腹疼痛、溶血及血小板减少为特点的 HELLP 综合征，其发生时间早、程度重，因此预防十分重要。双胎妊娠应于妊娠早期测定基础血压及平均动脉压，以便在妊娠中、晚期对照。

（4）产前密切监视胎儿的生长。妊娠期应用 B 超系统地检测两个胎儿的双顶径及腹周径的增加速度，同时注意两个胎儿是否有生长不一致性。如两个胎儿的腹周径相差 20 mm 或以上，则体重将相差 20% 或以上，如为同一性别应考虑 TTTS 的可能性。体重相差越大，围生儿死亡率将成正比例增加。

双胎的羊水量也应予以注意。Magann 等对 47 例无并发症的妊娠 27～28 周的双胎妊娠以染料稀释测得一个胎儿的羊水量为 215～2500 mL，平均为 877 mL，其结果与单胎妊娠相同，这个结果表明双羊膜囊双胎的羊水恰为单胎的一倍。B 超可以测量双胎的羊水量，Polrcer 等已提供了双胎妊娠的羊水指数值，但 Magann 等认为用 B 超有时难以确定双胎的羊水过少（<500 mL）。

关于产前胎儿电子监护，Callagher 等观察到双胎的醒睡周期常是同步的，而胎动和胎心率是不一致的，如估计胎儿宫内情况，NST 及生物物理评分均可用于双胎，但因有两个胎儿，难以精确测定，不过有一定参考价值。

（5）预防早产。双胎早产的预测比单胎更有意义。经阴道或经会阴 B 超测量宫颈长度及测量纤维结合蛋白等预测单胎早产的方法，均可用于预测双胎的早产。Goldenberg 等曾同时用该两种方法预测双胎早产，两种方法比一种方法预测更为准确，妊娠 24 周的预测较妊娠 28 周预测似更有意义。

具体处理如下。

1）β 型拟肾上腺能药物的应用：Conner 等、Cetrido 等曾用双盲法对应用 β 型拟肾上腺能药物预防早产进行了研究，但无论是利托君还是其他药物均不能显示有延长妊娠期并增加胎儿体重的结果。近年来，AshWorth 应用沙丁胺醇的结果亦相同，但对此类药物的研究报道不多，故尚无定论。

2）地塞米松：皮质类激素有促进胎儿肺成熟的功能，目前使用较多的是地塞米松，为预防早产所致的 RDS，双胎妊娠达 26 周者，必要时可用地塞米松 10 mg 每天连续静脉注射 3 天，可有效地减少早产儿 RDS 的发生率。

3）宫颈环扎术：如有前次早产史，为预防双胎的早产而行宫颈环扎术是可行的；如无上述情况，仅为预防双胎的早产而行宫颈环扎术，Der 等及 Grant 等都认为其无助于改善围生儿的死亡率，有的学者还认为它可能诱发早产、胎膜早破，甚至发生绒毛膜羊膜炎，其弊可能大于利，故不宜作为常规应用。

　　2. 分娩期处理

　　（1）分娩方式及时机的选择。分娩方式的选择应根据妊娠期女性的健康状况、过去的分娩史、目前孕周、胎儿大小、胎位以及妊娠期女性有无并发症和何种并发症而定。双胎的分娩不同于单胎，双胎妊娠的并发症多，产程长，产后出血多，这些都是必须考虑的因素。其目的是确保产妇的安全，并力求降低围生儿死亡率，而胎儿体重和胎位常是最重要的决定因素。Harie 等对 36 例双胎妊娠已逾 36 周者给予缩宫素、阴道留置前列腺素类药物等方法引产，另 45 例双胎妊娠者为对照组做期待处理，结果无论是产程、剖宫产率、新生儿 Apgar 评分，还是进入 NICU 的发生率，两组基本相同，无统计学上差异。故在正常的双胎妊娠达 36 周后引产并不增加母亲及新生儿患病率。

　　（2）剖宫产。

　　如胎儿的孕周在 34 周或体重在 2000 g 以上，胎位是决定分娩方式的主要因素。如两个均为头位，或第一胎是头位，均可考虑经阴道分娩；若第一胎为臀位则以剖宫产为宜；近年对第二个胎儿为臀位时，第一个胎儿分娩后可利用 B 超找到胎儿的双脚而有利于进行臀位牵引手术，其死亡率与剖宫产接近，但问题还在于施行手术的医生若没有内倒转或头位牵引的经验，仍以剖宫产为宜。

　　对极低体重儿（<1500 g）双胎的分娩，意见不尽相同。在发达地区国家，极低体重儿的存活率很高，体重为 1000～1500 g 的新生儿存活率在 90% 以上；如经阴道分娩因胎位、产程等因素死亡率将有所增加，但剖宫产不受影响，因此选择剖宫产者甚多。

　　在少数情况下，第一胎娩出后发觉第二胎明显大于第一胎而突然发生窘迫，或宫颈收缩变厚而不扩张，在短时间内不可能经阴道分娩，则可以考虑剖宫产。

　　（3）阴道娩出。凡双胎均为头位或第一胎为头位且胎儿为中等大小都可阴道试产。由于两个胎儿的总重为 4500～5000 g，估计产程较一般单胎为长，故应保护好产力，注意及时补充能量，适时休息，使产妇保持良好体力，有较好的宫缩使产程正常进展。产程中要严密监护胎心变化，可以通过听诊，亦可以应用两个监护仪同时进行监护，一个做腹部外监护，另一个经阴道于宫颈内胎头旁做监护。

　　当进入第二产程后，因胎儿一般偏小，且常为早产，胎头不宜受过多的压力，可行会阴切开，第一胎儿娩出后，宫内环境已有改变，而第二胎儿娩出后新生儿的 Apgar 评分、脐动脉及静脉的 PO_2 及 PCO_2 均比第一胎儿差，所以应掌握好其分娩时间及分娩方式。在第一胎儿娩出后，助手应在腹部将胎儿维持在纵产式，同时警惕脐带脱垂及胎盘早剥，如为头位或臀位已固定于骨盆腔内，阴道检查无脐带先露，则行破膜，并经常监听胎心变化，严密观察。如有胎心变慢或阴道出血，提示有脐带脱垂或胎盘早剥，均可应用产钳或臀位助产以结束分娩。如第一胎儿娩出后一切正常，人工破膜后 10 分钟内无正规宫缩，则可用缩宫素静脉点滴，以再次启动并加强宫缩，促使阴道分娩。亦有医生在第一胎儿娩出后，在 B 超监视下迅速抓住胎儿的足部做内倒转及臀位牵引而使第二胎儿娩出，但要强调的是，熟练的手法是成功的关键。

第一胎儿到第二胎儿的娩出，传统的规定时间是 30 分钟。Paybure 等报道妊娠 34 周或以上的 115 例双胎，平均两个胎儿娩出时间间隔为 21 分钟，其范围在 1~134 分钟，约 60% 少于 15 分钟，但间隔时间超过 15 分钟，胎儿窘迫或外伤的发生率并未增加，但是间隔 15 分钟以内的剖宫产为 3%，超过 15 分钟则增加至 18%。

二、三胎及三胎以上妊娠

（一）三胎及三胎以上妊娠的发生率

在多胎妊娠（包括双胎）中，约 3/4 与应用辅助生殖技术有关。不同的报道显示，应用该项技术导致多胎妊娠的比例为 25%~38%，特别是在三胎、四胎或四胎以上者更为明显。这种倾向已遍及发达国家及正在开展辅助生殖技术的发展中国家。使多胎妊娠发生率达到高峰。

（二）三胎及三胎以上妊娠的诊断

B 超是诊断三胎或三胎以上妊娠的有力工具。妊娠 18~20 周是诊断多胎较为合适的时间。随孕周的增加，诊断准确率也上升。

血清甲胎蛋白（AFP）测定亦有助于多胎的诊断。Maefarlane 的多胎资料表明血清 AFP 在双胎中明显升高者仅占 29.3%，三胎为 44.8%，四胎及四胎以上则达 80%。因此妊娠期女性血清 AFP 的筛查有助于发现多胎。

（三）三胎及三胎以上的妊娠产科并发症

三胎、四胎及四胎以上对母亲的主要危险是先兆流产、早产、早产胎膜早破、贫血、先兆子痫、产后出血、子宫内膜炎，HELLP 综合征、肺水肿、肺栓塞、急性脂肪肝等严重并发症亦时有发生，必须提高警惕。其中以早产最多见。

（四）分娩方式

根据 Macfarlane 的资料，同时期单胎剖宫产率为 10%，但三胎、四胎及四胎以上妊娠女性的剖宫产率远高于单胎剖宫产率。

（五）三胎及三胎以上妊娠的胎盘

根据对三胎胎盘的肉眼观察，三个胎盘完全分离者占 23.5%，两个胎盘融合而另一个胎盘分离者占 41.6%，三个胎盘完全融合者占 32.9%。但单凭肉眼观察尚难确定为单卵三胎、单卵双胎及单卵一胎或均为一卵一胎，须借助胎儿性别、绒毛膜、血型及其他方法检测，才能有比较准确的结论。

（六）三胎以及三胎以上妊娠的围生儿

1. 三胎以及三胎以上妊娠的围生儿体重

三胎以及三胎以上妊娠的围生儿体重与每胎胎儿的体重成反比。

2. 新生儿疾病

多胎妊娠新生儿疾病的发病率与多胎胎儿的个数成正比，如双胎为 32%，三胎为 53%，四胎及四胎以上为 68%，但双胎与单胎的第一胎儿均较其余胎儿的发病率低。

根据资料可见，新生儿并发症随每胎胎儿数的增加，并发症发病率亦增高。其中最主要的是新生儿高胆红素血症及呼吸窘迫综合征，而脑室内出血、坏死性结肠炎、脓毒血症亦不在少数。

关于畸形，主要是心血管畸形和泌尿系统畸形，三胎明显多于双胎，三胎的双联畸形亦高于双胎，而且在双胎中，畸形同时累及两个胎儿少见，但三胎中同时累及两个甚至三个者明显增多，例如，有 3 例三胎妊娠中三个新生儿均有先天性动脉导管未闭的报道，以及 1 例三胎妊娠中三个胎儿均有泌尿生殖系统畸形的报道。

总之，产科工作者应熟悉多胎妊娠领域的各个方面，才能保证孕产妇的安全，降低围生儿的死亡率。

第四节　死胎

死胎是指妊娠 20 周后胎儿在子宫内死亡。如果不能明确妊娠周数，则将出生体重为 350 g 或以上的死亡胎儿定义为死胎，这一数值是此孕周胎儿出生体重的第 50 百分位数。在美国，死胎的发生率为每 160 例活产中有 1 例，或每年 25 000 例。随着妊娠早期超声及血清学筛查的开展，异常胎儿妊娠在妊娠早期即被终止，使得死胎的发生率有所下降。高危因素，包括母亲年龄增加、肥胖、吸烟、死胎史、胎儿生长受限、母体疾病等。而缺乏妊娠期保健、营养状况差、受教育程度低也是死胎的危险因素。死胎还可能是多个因素共同作用的结果。此外，多胎妊娠的死胎发生率是单胎妊娠的 4 倍。

一、死胎的病因

死胎的病因分为胎儿、胎盘和母亲三个方面。对胎儿和胎盘疾病有经验的病理科医生通过尸检，并与母胎医学、遗传学及儿科学专家联合，通常能够确定胎儿死亡的原因。但是，未足月的死胎通常比足月死胎的病因更难确定。15%～35% 的死胎不能确定病因。

（一）胎儿方面的原因

胎儿异常占所有死胎病因的 25%～40%。文献报道的胎儿重大致死性畸形的发生率各异，造成这种差异的原因是胎儿是否进行了尸检，以及病理科医生是否接受过培训并有足够的经验。在 Copper 及同事报道的 403 例死胎中，仅有 5.6% 发现了畸形；而 Faye-Petersen 及其同事发现 1/3 的胎儿死亡都是由结构畸形造成的，最常见的原因包括神经管畸形、孤立的脑积水、复杂的先天性心脏病。

除致死性结构畸形外，遗传因素在胎儿因素里也占有重要地位。死胎最常见的染色体异常包括 45，X、21-三体、18-三体和 13-三体。染色体异常在解剖结构异常的胎儿中更常见。8%～13% 死胎中可以发现核型异常，超过 20% 结构异常或胎儿生长受限胎儿存在核型异常，考虑未充分检查和细胞培养失败等因素，核型异常的比例可能更高。

宫内感染引起的胎儿死亡也很常见。细菌、病毒和原虫感染所致胎儿炎症反应与死胎相关。在发展中国家，上行性细菌感染通常是最常见原因，其次为病毒感染。与死胎发生有关的感染性疾病包括妊娠并发阑尾炎、胰腺炎、肺炎、细菌性痢疾、疟疾、登革热和水痘等。上行性细菌感染包括大肠埃希菌、B 族链球菌感染；病毒感染包括巨细胞病毒、细小病毒 BI9、风疹病毒等；特殊病原体感染包括梅毒、李斯特菌、弓形虫等。

（二）胎盘方面的原因

很多胎盘异常造成的胎儿死亡会被划分到胎儿或母亲因素中。例如，大约有一半胎盘早剥与母亲高血压有关，可能被划分为母亲因素。在这种情况下，15%~25% 的死胎被归结为是胎盘、胎膜或脐带异常造成的。胎盘早剥是死胎最常见的单个病因，特别是在妊娠晚期。母亲出血足以导致胎儿死亡，这种出血常见于母亲的严重外伤。双胎输血综合征是单绒毛膜双胎死亡的常见原因。脐带缠绕、脐带脱垂也是死胎的常见病因。

（三）母亲方面的原因

妊娠并发症如高血压疾病、糖尿病、甲状腺疾病、结缔组织病（如系统性红斑狼疮）、妊娠期肝内胆汁淤积症、抗磷酸磷脂综合征、遗传性易栓症、红细胞同种异体免疫和血小板同种异体免疫等均可导致死胎。5%~8% 的死胎是由高血压疾病和糖尿病这两种最常见的妊娠并发症引起的，妊娠糖尿病发生死胎的相对危险因子达 2.5。系统性红斑狼疮或肾病发生死胎的风险比普通人群高 20~30 倍；狼疮抗凝物和抗心磷脂抗体与蜕膜血管病变、胎盘梗死、胎儿发育受限、死胎相关。超重和肥胖的女性发生死胎的风险增加。生育时年龄过小或过大，也会使死胎的风险增加。

（四）其他因素

胎儿生长发育受限与死胎密切相关，并且可用于死胎的预测。胎儿生长发育是胎儿遗传生长潜能与胎盘功能共同作用的结果。生长潜能是胎儿生长的原动力，胎盘则是营养物质和氧气的唯一来源。因此，各种因素导致的胎盘功能不足都将影响胎儿的生长发育，并可能导致死胎。过期妊娠时胎盘功能不足，也可以导致死胎的发生。

二、死胎的评估

确定胎儿死亡的原因有助于母亲的心理调整，并且有助于咨询下一次妊娠时复发的可能性，在后续妊娠时采取措施预防类似情况的发生。

（一）临床检查

死胎分娩时，要对胎儿、胎盘、胎膜、脐带、羊水进行全面的检查和记录，如有可能，应当拍摄照片。美国妇产科学会建议对死亡胎儿进行 X 线片、MRI 或超声检查。在父母亲不愿意进行尸检的情况下，这样的检查有助于寻找解剖学方面的原因。

（二）实验室评估

美国妇产科学会建议对所有的死胎进行染色体核型分析。在获得知情同意后，可以获取脐带血或心脏穿刺得到血液，置于无菌、肝素化的试管里，进行细胞遗传学检测。

如果无法获得胎儿血，可以通过以下组织进行核型分析：脐带附着部位下方的胎盘、大约 1.5 cm 长的脐带、胎儿肋软骨或膝盖骨。用无菌盐水洗涤组织后，放置于乳酸林格液或无菌的细胞遗传培养基内。

但是，由于胎儿死亡后数天之内就会发生浸软，目前认为传统的通过已分娩死胎取得胎儿组织的方法效果不佳。细胞培养常常失败，导致 50%～70% 的病例没有结果。通过羊膜腔穿刺来获得胎儿细胞的病例中，有 80% 染色体分析能够成功培养。如果羊膜腔穿刺不能实施或者培养失败，可以尝试进行荧光原位免疫杂交（FISH）的结果来除外常见的染色体三倍体。

而在母亲方面，应当考虑进行血糖、狼疮抗凝物和抗磷脂抗体的检测。

（三）尸检

应当鼓励父母亲接受胎儿的全面尸检。一个完整的尸检常常能够提供有用的信息。一篇来自威尔士的报道显示，在对 400 例死胎进行尸检后，13% 与之前预想的原因不同，26% 找到了新的问题。确定病因对于评估再发风险是十分重要的。

三、死胎的处理

死胎的分娩时机和方式根据孕周、妊娠期女性意愿和临床状况确定。分娩处理应当个性化，大部分妊娠期女性会希望尽快分娩。为寻求死胎原因，可以将患者转诊到有条件的医疗机构处理。

如果没有禁忌，可选择药物引产和清宫排出死胎。曾有子宫下段横切口剖宫产者，在反复沟通和知情选择后，可以选择米索前列醇、缩宫素或水囊引产，最好避免剖宫产。在少数情况下，死胎长期不排出可以导致凝血功能障碍和宫内感染，因此，如果胎儿死亡已超过 3 周，应当常规检查凝血功能，并使纤维蛋白原和血小板恢复到有效止血水平，方可引产。对死胎进行处理时，需要警惕感染。

四、再次妊娠

根据资料，具有死胎史的女性再次发生胎儿死亡的概率是 22.7‰，胎盘功能不足造成的死胎更易复发，而多胎妊娠、感染造成的死胎不易再现。美国妇产科学会指出，死胎原因不明的低危女性，再次发生死胎的风险增加了 10 倍。除遗传性疾病以外，母体疾病如慢性高血压、糖尿病，均增加了再次发生死胎的风险。

再次妊娠后，应当在妊娠早期或妊娠中期进行筛查，排除畸形，并对胎儿的生长发育状况进行监测。通过胎儿发育可以了解胎盘功能。

综上所述，死胎是一种严重的妊娠并发症，其原因多样，积极寻找死胎的病因有助于评估再发风险，并对再次妊娠进行指导。

第六章　胎儿附属物异常

第一节　前置胎盘

正常妊娠时胎盘附着于子宫体部的前壁、后壁或者侧壁。妊娠 28 周后，若胎盘附着于子宫下段、下缘达到或覆盖宫颈内口，位置低于胎先露部，称为前置胎盘。前置胎盘是妊娠晚期严重并发症之一，也是妊娠晚期阴道出血最常见的原因。其发病率国外报道为 0.5%，国内报道为 0.24%～1.57%。

一、病因

尚不清楚。多次流产及刮宫、高龄初产妇（＞35 岁）、产褥感染、剖宫产史、多次妊娠、妊娠期女性不良生活习惯（吸烟或吸毒女性）、辅助生殖技术受孕、子宫形态异常、妊娠中期 B 型超声检查提示胎盘前置状态等为高危人群。

其病因可能与下述因素有关。

（一）子宫内膜病变或损伤

多次流产及刮宫、产褥感染、剖宫产、子宫手术史、盆腔炎等为子宫内膜损伤引发前置胎盘的常见因素。上述情况可引起子宫内膜炎或萎缩性病变，再次受孕时子宫蜕膜血管形成不良，胎盘血供不足，为摄取足够营养而增大胎盘面积，延伸到子宫下段。前次剖宫产手术瘢痕可妨碍胎盘在妊娠晚期向上迁移，增加前置胎盘可能性。辅助生殖技术、促排卵药物改变了体内性激素水平，使子宫内膜与胚胎发育不同步等，导致前置胎盘的发生。

（二）胎盘异常

胎盘大小和形态异常，均可发生前置胎盘。胎盘面积过大而延伸至子宫下段，前置胎盘发生率双胎较单胎妊娠高 1 倍；胎盘位置正常而副胎盘位于子宫下段接近宫颈内口；膜状胎盘大而薄扩展到子宫下段。

（三）受精卵滋养层发育迟缓

受精卵到达子宫腔后，滋养层尚未发育到可以着床的阶段，继续向下移，着床于子宫下段而发育成前置胎盘。

二、分类

根据胎盘下缘与宫颈内口的关系，将前置胎盘分为 3 类。

（一）完全性前置胎盘

或称中央性前置胎盘，胎盘组织完全覆盖宫颈内口。

（二）部分性前置胎盘

胎盘组织部分覆盖宫颈内口。

（三）边缘性前置胎盘

胎盘下缘附着于子宫下段，下缘到达宫颈内口，但未超越宫颈内口。

胎盘位于子宫下段，胎盘边缘极为接近但未达到宫颈内口，称为低置胎盘。胎盘下缘与宫颈内口的关系可因宫颈管消失、宫口扩张而改变。如临产前为完全性前置胎盘，临产后因宫口扩张而成为部分性前置胎盘。前置胎盘类型可因诊断时期不同而各异。通常按处理前最后一次检查结果决定分类。

根据疾病的凶险程度，前置胎盘又可分为凶险性和非凶险性。凶险性前置胎盘指前次有剖宫产史，此次妊娠为前置胎盘，胎盘覆盖原剖宫产切口，发生胎盘植入的危险约为 50%。

三、临床表现

（一）症状

典型症状为妊娠晚期或临产时，发生无诱因、无痛性反复阴道出血。妊娠晚期子宫下段逐渐伸展，牵拉宫颈内口，宫颈管缩短；临产后规律宫缩使宫颈管消失成为软产道的一部分。宫颈口扩张，附着于子宫下段及宫颈内口的胎盘前置部分不能相应伸展而与其附着处分离，血窦破裂出血。前置胎盘出血前无明显诱因，初次出血量一般不多，剥离处血液凝固后，出血停止；也有初次即发生致命性大出血而导致休克。由于子宫下段不断伸展，前置胎盘出血常反复发生，出血量也越来越多。阴道出血发生孕周迟早、反复发生次数、出血量多少与前置胎盘类型有关。完全性前置胎盘初次出血时间多在妊娠 28 周左右，称为"警戒性出血"；边缘性前置胎盘出血多发生在妊娠晚期或临产后，出血量较少；部分性前置胎盘的初次出血时间、出血量及反复出血次数，介于两者之间。

（二）体征

患者一般情况与出血量有关，大量出血呈现面色苍白、脉搏增快微弱、血压下降等休克表现。腹部检查：子宫软，无压痛，大小与妊娠周数相符。由于子宫下段有胎盘占据，影响胎先露部入盆，故胎先露高浮，常并发胎位异常。反复出血或一次出血量过多可使胎儿宫内缺氧，严重者胎死宫内。当前置胎盘附着于子宫前壁时，可在耻骨联合上方闻及胎盘杂音。临产时检查见宫缩为阵发性，间歇期子宫完全松弛。

四、诊断

（一）病史

妊娠晚期无痛性阴道出血，且既往有多次刮宫、分娩史、子宫手术史、妊娠期女性不良生活习惯、应用辅助生殖技术、高龄妊娠女性、双胎等，有上述症状及体征，对前置胎盘的类型可做出初步判断。

（二）辅助检查

B 型超声检查可清楚显示子宫壁、胎盘、胎先露部及宫颈的位置，并根据胎盘下缘与宫颈内口的关系，确定前置胎盘类型。前壁胎盘、膀胱充盈有助诊断。阴道 B 型超声能更准确地确定胎盘边缘和宫颈内口的关系，但在已有阴道出血时应谨慎使用。B 型超声诊断前置胎盘时，必须注意孕周。妊娠中期胎盘占据子宫壁一半面积，因此胎盘贴近或覆盖宫颈内口概率较高；妊娠晚期胎盘占据宫壁面积减少到 1/3 或 1/4，子宫下段形成及伸展增加宫颈内口与胎盘边缘间的距离，大部分胎盘可随宫体上移而成为正常位置胎盘。妊娠中期 B 型超声检查发现胎盘前置者，不宜诊断为前置胎盘，而应称为胎盘前置状态。

在胎盘疾病诊断中，MRI 因对软组织分辨率高具有一定优越性，可全面、立体观察，全方位显示解剖结构，而且不依赖操作者的技巧，也不需要充盈膀胱，综合评价有利于对病变定性，尤其是对于胎盘位于子宫后壁及羊水较少的产妇。

（三）产后检查胎盘和胎膜

对产前出血患者，产后应仔细检查胎盘边缘有无血管断裂，可提示有无副胎盘。若前置部位的胎盘母体面有陈旧性黑紫色血块附着，或胎膜破口距胎盘边缘距离＜7 cm，则为低置胎盘。

五、鉴别诊断

前置胎盘应与 I 型胎盘早剥、脐带帆状附着、前置血管破裂、胎盘边缘血窦破裂、宫颈病变等产前出血相鉴别。结合病史，通过辅助检查及分娩后检查胎盘，一般不难鉴别。

六、对母胎影响

（一）产时、产后出血

附着于前壁的胎盘行剖宫产时，当子宫切口无法避开胎盘，则出血明显增多。胎儿娩出后，子宫下段肌组织菲薄，收缩力较差，附着于此处的胎盘不易完全剥离，且开放的血窦不易关闭，故常发生产后出血，量多且难于控制。

（二）植入性胎盘

子宫下段蜕膜发育不良，胎盘绒毛穿透底蜕膜，侵入子宫肌层，形成植入性胎盘，使胎盘剥离不全而发生产后出血。

（三）产褥感染

前置胎盘剥离面接近宫颈外口，细菌易经阴道上行侵入胎盘剥离面，加之多数产妇因反复失血而致贫血、体质虚弱，容易发生产褥期感染。

（四）围生儿预后不良

出血量多可致胎儿窘迫，甚至缺氧死亡。为挽救妊娠期女性或胎儿生命通常会提前终止妊娠，导致早产率增加，新生儿死亡率高。

七、处理

原则是抑制宫缩、止血、纠正贫血和预防感染。根据阴道出血量、有无休克、孕周、产次、胎位、胎儿是否存活、产妇是否临产及前置胎盘类型等情况综合做出决定。凶险性前置胎盘处理，应选择有条件的医疗机构。

（一）期待疗法

适用于妊娠<34 周、胎儿体重<2000 g、胎儿存活、阴道出血量不多、一般情况良好的妊娠女性。国外有资料证明，前置胎盘妊娠女性的妊娠结局，选择住院或门诊治疗并无明显差异。根据我国国情，结合患者依从性，前置胎盘妊娠女性可选择门诊或住院治疗。

（二）一般处理

取侧卧位，绝对卧床休息，止血后方可轻微活动；禁止性生活、阴道检查及肛门检查；密切观察阴道出血量；一般不采用阴道 B 型超声检查。应用胎儿电子监护仪监护胎儿宫内情况，包括胎心率、胎动计数等；为提高胎儿血氧供应，每日间断吸氧，每次 20 分钟；纠正妊娠女性贫血，补充铁剂，维持正常血容量，血红蛋白低于 70 g/L 时，应输血，使血红蛋白≥100 g/L，血细胞比容>0.30。

（三）药物治疗

必要时给予地西泮等镇静剂。在保证妊娠女性安全的前提下尽可能延长孕周，抑制宫缩，以提高围生儿存活率。出血时间久，应用广谱抗生素预防感染；估计妊娠女性近日需终止妊娠的，若胎龄<34 周，应进行促胎肺成熟。

妊娠 35 周以后，子宫生理性收缩频率增加，前置胎盘出血率随之上升，可适时终止妊娠。资料表明，妊娠 36 周以后择期终止妊娠时，围生儿结局明显好于等待至 36 周以上自然临产者。

（四）紧急转运

如患者阴道出血多，怀疑凶险性前置胎盘，若当地无医疗条件处理，应尽快建立静脉通道，输血输液，止血，抑制宫缩，由有经验的医生护送，迅速转诊到上级医疗机构。

（五）终止妊娠

1. 终止妊娠指征

妊娠女性反复发生多量出血甚至休克者，无论胎儿成熟与否，为了妊娠女性安全应终止妊娠；胎龄达 36 周以上；胎儿成熟度检查提示胎儿肺成熟者；胎龄在 34～36 周，出现胎儿窘迫征象，或胎儿电子监护发现胎心异常、监测胎肺未成熟者，经促胎肺成熟处理后；胎儿已死亡或出现难以存活的畸形，如无脑儿。

2. 剖宫产指征

完全性前置胎盘，持续大量阴道出血；部分性和边缘性前置胎盘出血量较多，先露高浮，胎龄达 36 周以上，短时间内不能结束分娩，有胎心、胎位异常。

子宫切口的选择原则上应避开胎盘，可参考产前 B 型超声胎盘定位。胎盘附着于子宫后壁，选择子宫下段横切口；附着于侧壁，选择偏向对侧的子宫下段横切口；附着于前壁，根据胎盘边缘所在，选择子宫体部纵切口、子宫下段纵切口娩出胎儿，也可在子宫下段安放止血带。

胎儿娩出后，立即子宫肌壁注射缩宫素，等待胎盘剥离，必要时徒手剥离胎盘，并徒手按摩子宫，以减少子宫出血。缩宫素不能奏效时，可选用前列腺素类药物。亦可采用以下方法：在吸收性明胶海绵上放凝血酶压迫出血处，可用可吸收线局部"8"字缝合开放血窦；B-Lynch 缝合子宫；宫腔及子宫下段填纱条压迫，24～48 小时后经阴道取出。上述方法无效时，可结扎双侧子宫动脉、髂内动脉或行子宫动脉栓塞术。经上述处理仍出血不止，应考虑子宫切除术。

在剖宫产切开宫壁前，应注意检查子宫下段处，若有局限性怒张血管，前置胎盘着床在前次剖宫产切口处，则应高度怀疑胎盘植入。此时应不急于切开宫壁，应准备充足的血液，做好一切抢救产妇和新生儿的准备。选择子宫体部切口取出胎儿，仔细检查胎盘是否植入。若为部分性植入可行梭形切口切除部分子宫肌组织，用可吸收线缝合止血；若为大部分植入、活动性出血无法纠正时，应行子宫次全切除术或子宫全切除。同时应积极抢救出血与休克，并以中心静脉压监测血容量，注意纠正心力衰竭、肾衰竭、多器官功能衰竭、酸中毒等，并给予抗生素预防感染。

3. 阴道分娩

适用于边缘性前置胎盘、枕先露、阴道出血不多、无头盆不称和胎位异常，估计在短时间内能结束分娩者。可在备血、输液条件下人工破膜，破膜后，胎头下降压迫胎盘前置部位而止血，并可促进子宫收缩加快产程。若破膜后胎先露部下降不理想，仍有出血或分娩进展不顺利，应立即改行剖宫产。

八、预防

采取积极有效的避孕措施，减少子宫内膜损伤和子宫内膜炎的发生；避免多产、多次刮宫或引产，降低剖宫产率，预防感染，计划妊娠女性应戒烟、戒毒，避免被动吸烟；加强妊娠期管理，按时进行产前检查，以及进行及正确的妊娠期指导，早期诊断前置胎盘，及时正确处理。

第二节 胎盘早剥

妊娠 20 周后或分娩期，正常位置的胎盘在胎儿娩出前，部分或全部从子宫壁剥离，称为胎盘早剥。其发病率在国外为 1%～2%，国内为 0.46%～2.1%，属于妊娠晚期严重并发症，起病急、发展快，若处理不及时可危及母儿生命。

一、病因

胎盘早剥确切的原因及发病机制尚不清楚，可能与下述因素有关。

（一）妊娠期女性血管病变

妊娠期高血压，尤其是重度先兆子痫、慢性高血压、慢性肾脏疾病或全身血管病变的妊娠期女性，主要由于底蜕膜螺旋小动脉痉挛或硬化，引起远端毛细血管变性坏死甚至破裂出血，血液在底蜕膜层与胎盘之间形成胎盘后血肿，致使胎盘与子宫壁分离。妊娠晚期或临产后，妊娠期女性长时间仰卧位，妊娠子宫压迫下腔静脉，回心血量减少，血压下降，子宫静脉瘀血，静脉压突然升高，蜕膜静脉床瘀血或破裂，形成胎盘后血肿，导致部分或全部胎盘剥离。

（二）宫腔内压力骤减

胎膜早破（妊娠足月前）；双胎妊娠分娩时，第一胎儿娩出过快；羊水过多时，人工破膜后羊水流出过快，宫腔内压力骤减，子宫骤然收缩，胎盘与子宫壁发生错位而剥离。

（三）机械性因素

外伤尤其是腹部直接受到撞击或挤压；脐带过短（<30 cm）或因脐带绕颈、绕体相对过短时，分娩过程中胎儿下降牵拉脐带；羊膜腔穿刺时，刺破前壁胎盘附着处血管，胎盘后血肿形成引起胎盘剥离。

（四）其他高危因素

如高龄妊娠女性、经产妇、吸烟、可卡因滥用、妊娠女性代谢异常、妊娠女性有血栓形成倾向、子宫肌瘤（尤其是胎盘附着部位肌瘤）等。有胎盘早剥史的妊娠女性再次发生胎盘早剥的风险比无胎盘早剥史者高 10 倍。

二、病理及病理生理改变

主要病理改变是底蜕膜出血并形成血肿，使胎盘从附着处分离。按病理分为三种类型：①显性剥离或外出血，为底蜕膜出血，量少，出血很快停止，多无明显的临床表现，仅在产后检查胎盘时发现胎盘母体面有凝血块及压迹。若底蜕膜继续出血，形成胎盘后血肿，胎盘剥离面随之扩大，血液经胎盘边缘沿胎膜与子宫壁之间自宫颈管向外流出，有阴道出血；②隐性剥离或内出血，若胎盘边缘仍附着于子宫壁或由于胎先露部固定于骨盆入口，使血液存聚于胎盘与子宫壁之间，无阴道出血；③混合型出血，由于子宫内有妊娠产物存在，子宫肌不能有效收缩以压迫破裂的血窦而止血，血液不能外流，胎盘后血肿越积越大，子宫底随之升高。当出血达到一定程度时，仍然会由胎盘边缘及胎膜向外流，此型对母儿威胁大。偶有出血穿破胎膜溢入羊水中称为血性羊水。

胎盘早剥内出血急剧增多，可发生子宫胎盘卒中，又称为库弗莱尔子宫。此时血液积聚于胎盘与子宫壁之间，胎盘后血肿压力增加，血液浸入子宫肌层，引起肌纤维分离、断裂甚至变性，当血液渗透至子宫浆膜层时，子宫表面呈现紫蓝色瘀斑。子宫肌层由于血液浸润，收缩力减弱，造成产后出血。血液甚至还可渗入输卵管系膜、卵巢生发上皮下、阔韧带内。

严重的胎盘早剥可以引发弥散性血管内凝血（DIC）等一系列病理生理改变。从剥离处的胎盘绒毛和蜕膜中释放大量组织凝血活酶，进入母体血循环，激活凝血系统，肺、肾等脏器的毛细血管内微血栓形成，造成脏器缺血和功能障碍。胎盘早剥持续时间越长，促凝物质不断进入母血，激活纤维蛋白溶解系统，产生大量的纤维蛋白原降解产物（FDP），引起继发性纤溶亢进。大量凝血因子消耗，最终导致凝血功能障碍。

三、临床表现及分类

根据病情严重程度将胎盘早剥分为3度。

Ⅰ度：以外出血为主，多见于分娩期，胎盘剥离面积小，常无腹痛或腹痛轻微，贫血体征不明显。腹部检查见子宫软，大小与孕周相符，胎位清楚，胎心率正常，产后检查见胎盘母体面有凝血块及压迹即可诊断。

Ⅱ度：胎盘剥离面1/3左右，常有突然发生的持续性腹痛、腰酸或腰背痛，疼痛的程度与胎盘后积血量成正比。无阴道出血或出血量不多，贫血程度与阴道出血量不相符。腹部检查见子宫大于孕周，宫底随胎盘后血肿增大而升高。胎盘附着处压痛明显（胎盘位于后壁则不明显），宫缩有间歇，胎位可扪及，胎儿存活。

Ⅲ度：胎盘剥离面超过胎盘面积1/2，临床表现较Ⅱ度加重。可出现恶心、呕吐、面色苍白、四肢湿冷、脉搏细数、血压下降等休克症状，且休克程度大多与母血丢失成比例。腹部检查见子宫硬如板状，宫缩间歇时不能松弛，胎位扪不清，胎心消失。如无凝血功能障碍属Ⅲa，有凝血功能障碍属Ⅲb。

四、辅助检查

（一）B型超声检查

B型超声检查可协助了解胎盘的部位及胎盘早剥的类型，并可明确胎儿大小及存活情况。典型声像图显示胎盘与子宫壁之间出现边缘不清的液性低回声区，即为胎盘后血肿，胎盘异常增厚或胎盘边缘"圆形"裂开。同时可排除前置胎盘。需要注意的是，B型超声检查阴性结果不能完全排除胎盘早剥，尤其是子宫后壁的胎盘。

（二）实验室检查

实验室检查包括全血细胞计数及凝血功能检查。Ⅱ度及Ⅲ度患者应检测肾功能及二氧化碳结合力，有条件时应做血气分析，并做 DIC 筛选试验（包括血小板计数、凝血酶原时间、血纤维蛋白原测定），结果可疑者，进一步做纤溶确诊试验（包括凝血酶时间、优球蛋白溶解时间和血浆鱼精蛋白副凝试验）。血纤维蛋白原 <2.5 g/L 为异常，如果 <1.5 g/L 对凝血功能障碍有诊断意义。情况紧急时，可抽取肘静脉血 2 mL 放入干燥试管中，7 分钟后若无血块形成或形成易碎的软凝血块，说明凝血功能障碍。

五、诊断与鉴别诊断

依据病史、症状、体征，结合实验室检查结果做出临床诊断并不困难。怀疑有胎盘早剥时，应当在腹部体表画出子宫底高度，以便观察。Ⅰ度临床表现不典型，依据 B 型超声检查确诊，并与前置胎盘相鉴别。Ⅱ度及Ⅲ度胎盘早剥症状与体征比较典型，诊断多无困难，主要与先兆子宫破裂相鉴别。

六、并发症

（一）胎儿宫内死亡

如胎盘早剥面积大，出血多，胎儿可因缺血、缺氧而死亡。

（二）弥散性血管内凝血（DIC）

胎盘早剥是妊娠期发生凝血功能障碍最常见的原因，约 1/3 可发生死胎。临床表现为皮肤、黏膜及注射部位出血，阴道出血不凝或凝血块较软，甚至发生血尿、咯血和呕血。一旦发生 DIC，病死率较高，应积极预防。

（三）产后出血

发生子宫胎盘卒中时，子宫肌层收缩受影响导致产后出血，经治疗多可好转。若并发 DIC，产后出血难以纠正，引起休克、多脏器功能衰竭、脑垂体及肾上腺皮质坏死，导致希恩综合征发生。

（四）急性肾衰竭

大量出血使肾脏灌注严重受损，导致肾皮质或肾小管缺血坏死，出现急性肾衰竭。胎盘早剥多伴发妊娠期高血压、慢性高血压、慢性肾脏疾病等，肾血管痉挛也影响肾血流量。

（五）羊水栓塞

胎盘早剥时羊水可经剥离面开放的子宫血管，进入母血循环，羊水中的有形成分栓塞肺血管，引起肺动脉高压。

七、对母胎的影响

胎盘早剥对母胎影响极大。剖宫产、贫血、产后出血、DIC 的发生率均升高。由胎盘早剥出血引起胎儿急性缺氧，新生儿窒息率、早产率、胎儿宫内死亡率明显升高，围生儿死亡率约为 11.9%，是无胎盘早剥者 25 倍。尤其重要的是，胎盘早剥新生儿还可遗留显著神经系统发育缺陷、脑性麻痹等严重后遗症。

八、治疗

胎盘早剥严重危及母胎生命，母胎的预后取决于处理是否及时与恰当。子宫底高度短时间内升高时，应当重视。治疗原则为早期识别、积极处理休克、及时终止妊娠、控制 DIC、减少并发症。

（一）纠正休克

建立静脉通道，迅速补充血容量，改善血液循环。根据血红蛋白的多少，输注红细胞、血浆、血小板、冷沉淀等，最好输新鲜血，既可补充血容量又能补充凝血因子，应使血细胞比容提高到 0.30 以上，尿量＞30 mL/h。

（二）及时终止妊娠

胎儿娩出前胎盘剥离有可能继续加重，一旦确诊Ⅱ、Ⅲ度胎盘早剥应及时终止妊娠。根据妊娠期女性病情轻重、胎儿宫内状况、产程进展、胎产式等，决定终止妊娠的方式。

1. 阴道分娩

Ⅰ度患者，一般情况良好，病情较轻，以外出血为主，宫口已扩张，估计短时间内可结束分娩，应经阴道分娩。人工破膜使羊水缓慢流出，缩小子宫容积，腹部包裹腹带压迫胎盘使其不再继续剥离，必要时滴注缩宫素缩短第二产程。产程中应密切观察产妇心率、血压、宫底高度、阴道出血量以及胎儿宫内状况，发现异常征象，应行剖宫产。

2. 剖宫产

适用于以下情况：①Ⅱ度胎盘早剥，不能在短时间内结束分娩者；②Ⅰ度胎盘早剥，出现胎儿窘迫征象者；③Ⅲ度胎盘早剥，产妇病情恶化，胎儿已死，不能立即分娩者；④破膜后产程无进展者。剖宫产取出胎儿与胎盘后，立即注射宫缩剂，并按摩子宫促进子宫收缩。发现有子宫胎盘卒中时，在按摩子宫的同时，可以用热盐水纱垫热敷子宫，多数子宫收缩转佳。若发生难以控制的大量出血，应快速输入新鲜血、凝血因子，并行子宫切除术。

（三）并发症的处理

1. 产后出血

胎儿娩出后立即给予子宫收缩药物，如缩宫素、前列腺素制剂等；胎儿娩出后人工剥离胎盘，持续子宫按摩等。若仍有不能控制的子宫出血，或血不凝、凝血块较软，应按凝血功能障碍处理。

2. 凝血功能障碍

迅速终止妊娠、阻断促凝物质继续进入母血循环，纠正凝血机制障碍。

（1）补充血容量和凝血因子。及时、足量输入红细胞悬液，同等比例的血浆、血小板是补充血容量和凝血因子的有效措施。也可输入冷沉淀，补充纤维蛋白原。

（2）肝素的应用。DIC 高凝阶段主张及早应用肝素，可阻断 DIC 的发展。但禁止在有显著出血倾向或纤溶亢进阶段应用。

（3）抗纤溶治疗。当 DIC 处于血液不凝固而出血不止的纤溶阶段时，可在肝素化和补充凝血因子的基础上应用抗纤溶药物。常用的药物有氨基己酸、氨甲环酸、氨甲苯酸、抑肽酶等。

3. 肾衰竭

若患者尿量<30 mL/h，提示血容量不足，应及时补充血容量；若血容量已补足而尿量<17 mL/h，可给予呋塞米 20～40 mg 静脉推注，必要时可重复用药。若短期内尿量不增且血清尿素氮、肌酐、血钾进行性升高，并且二氧化碳结合力下降，提示肾衰竭。出现尿毒症时，应及时行血液透析治疗。

九、预防

健全孕产妇三级保健制度，对存在妊娠期高血压、慢性高血压、肾脏疾病的妊娠女性，应加强妊娠期管理；行外转胎位术纠正胎位时，动作应轻柔；对高危患者不主张行倒转术；应在宫缩间歇期进行人工破膜；妊娠晚期或分娩期，应鼓励妊娠女性做适量的活动，避免长时间仰卧；避免腹部外伤；羊膜腔穿刺应在 B 型超声引导下进行，以免误穿胎盘等。

第三节　胎膜早破

临产前发生胎膜破裂，称为胎膜早破（PROM）。国外报道发生率为 5%～15%，国内为 2.7%～7%。未足月胎膜早破（PPROM）指在妊娠 20 周以后、未满 37 周时胎膜在临产前发生的胎膜破裂。妊娠满 37 周后的胎膜早破发生率为 10%；妊娠不满 37 周的胎膜早破发生率为 2.0%～3.5%。单胎妊娠 PPROM 的发生率为 2%～4%，双胎妊娠为 7%～20%。孕周越小，围生儿预后越差，胎膜早破可引起早产、胎盘早剥、羊水过少、脐带脱垂、胎儿窘迫和新生儿呼吸窘迫综合征，孕产妇及胎儿感染率和围生儿病死率显著升高。

一、病因

导致胎膜早破的因素很多，常是多因素相互作用的结果。

（一）生殖道感染

病原微生物上行性感染，可引起胎膜炎，细菌可以产生蛋白酶、胶质酶和弹性蛋白酶，这些酶可以直接降解胎膜的基质和胶质，使胎膜局部抗张能力下降而破裂。

（二）羊膜腔压力增高

双胎妊娠、羊水过多、巨大儿等导致宫内压力增加，覆盖于宫颈内口处的胎膜自然成为薄弱环节而容易发生破裂。

（三）胎膜受力不均

头盆不称、胎位异常使胎先露部不能衔接，前羊膜囊所受压力不均，导致胎膜破裂。因手术创伤或先天性宫颈组织结构薄弱，宫颈内口松弛，前羊膜囊揳入，受压不均；宫颈过短（＜25 mm）或宫颈功能不全，宫颈锥形切除，胎膜接近阴道，缺乏宫颈黏液保护，易受病原微生物感染，导致胎膜早破。

（四）营养因素

缺乏维生素C、锌及铜，可使胎膜抗张能力下降，易引起胎膜早破。

（五）其他

细胞因子IL-6、IL-8、TNF-α升高，可激活溶酶体酶，破坏羊膜组织导致胎膜早破；羊膜穿刺不当、人工剥膜、妊娠晚期性生活频繁等均有可能导致胎膜早破。

二、临床表现

90%患者突感有较多液体从阴道流出，有时可混有胎脂及胎粪，无腹痛等其他产兆。肛诊上推胎先露部，见阴道流液增加。阴道窥器检查见阴道后穹隆有羊水积聚或有羊水自宫口流出，即可确诊胎膜早破。伴羊膜腔感染时，阴道流液有臭味，并有发热、母胎心率增快、子宫压痛、白细胞计数增多、C-反应蛋白与降钙素原（PCT）升高。隐匿性羊膜腔感染时，无明显发热，但常出现母胎心率增快。流液后，常很快出现宫缩及宫口扩张。

三、诊断

（一）临床表现

妊娠期女性感觉阴道内有尿样液体流出，有时仅感外阴较平时湿润。

（二）检查

妊娠期女性取平卧位，两腿屈膝分开，可见液体自阴道流出。诊断胎膜早破的直接证据为阴道窥器打开时，可见液体自宫颈流出或后穹隆较多积液，并见到胎脂样物质。

（三）辅助检查

1. 阴道液pH值测定

正常阴道液pH值为4.5～5.5，羊水pH值为7.0～7.5。若pH值≥6.5，提示胎膜早破，准确率90%。血液、尿液、宫颈黏液、精液及细菌污染可出现假阳性。

2. 阴道液涂片检查

取阴道后穹隆积液置于载玻片上，干燥后镜检可见羊齿植物叶状结晶，用0.5%硫酸尼罗蓝染色，显微镜下见橘黄色胎儿上皮细胞，用苏丹Ⅲ染色见黄色脂肪小粒，均可确定为羊水，准确率达 95%。

3. 胎儿纤连蛋白（fFN）测定

fFN 是胎膜分泌的细胞外基质蛋白。当宫颈及阴道分泌物内 fFN 含量＞0.05 mg/L 时，胎膜抗张能力下降，易发生胎膜早破。

4. 胰岛素样生长因子结合蛋白-1（IGFBP-1）检测

检测人羊水中 IGFBP-1 检测试纸，特异性强，不受血液、精液、尿液和宫颈黏液的影响。

5. 羊膜腔感染检测

（1）羊水细菌培养。

（2）羊水涂片革兰染色检查细菌。

（3）羊水白细胞 IL-6 测定。IL-6≥7.9ng/mL，提示羊膜腔感染。

（4）血 C-反应蛋白＞8 mg/L，提示羊膜腔感染。

（5）降钙素原结果分为 3 级（正常：＜0.5ng/mL；轻度升高：≥0.5～2ng/mL；明显升高：≥10ng/mL），轻度升高表示存在感染。

6. 羊膜镜检查

可直视胎先露部，看见头发或其他胎儿部分，看不到前羊膜囊即可诊断为胎膜早破。

7. B 型超声检查

羊水量减少可协助诊断。

（四）绒毛膜羊膜炎的诊断

绒毛膜羊膜炎是 PPROM 的主要并发症，其诊断依据包括：母体心动过速≥100 次/分、胎儿心动过速≥160 次/分、母体发热≥38℃、子宫激惹、羊水恶臭、母体白细胞计数≥15×10^9/L、中性粒细胞≥90%。出现上述表现应考虑有绒毛膜羊膜炎。

四、对母胎影响

（一）对母体影响

破膜后，阴道内的病原微生物易上行感染，感染程度与破膜时间有关，超过 24 小时，感染率增加 5～10 倍。若突然破膜，有时可引起胎盘早剥。羊膜腔感染易发生产后出血。

（二）对胎儿影响

围生儿死亡率为 2.5%～11%。常诱发早产，早产儿易发生呼吸窘迫综合征；并发绒毛膜羊膜炎时，易引起新生儿吸入性肺炎，严重者发生败血症、颅内感染等危及新生儿生命。脐带受压、脐带脱垂可致胎儿窘迫。破膜时孕周越小，胎肺发育不良发生率越高。如破膜潜伏期长于 4 周，羊水过少程度重，可出现明显胎儿宫内受压，表现为铲形手、弓形腿、扁平鼻等。

五、治疗

处理原则为：妊娠<24 周的女性应终止妊娠；妊娠 28～35 周的女性若胎儿胎肺不成熟、无感染征象、无胎儿窘迫可期待治疗，但必须排除绒毛膜羊膜炎；若胎儿胎肺成熟或有明显感染时，应立即终止妊娠；对存在胎儿窘迫的妊娠期女性，若妊娠>34 周，可终止妊娠。

（一）足月胎膜早破的处理

足月胎膜早破常是即将临产的征兆，如检查宫颈已成熟，可以进行观察，一般在破膜后 12 小时内自然临产。若 12 小时内未临产，可予以药物引产。

（二）未足月胎膜早破的处理

1. 期待疗法

适用于妊娠 28～34 周、胎膜早破不伴感染、羊水池深度≥3 cm 者。

（1）一般处理。绝对卧床，保持外阴清洁，避免不必要的肛门及阴道检查，密切观察产妇体温、心率、宫缩、阴道流液性状和血白细胞计数。

（2）预防感染。破膜超过 12 小时，应给予抗生素预防感染，能降低胎儿及新生儿肺炎、败血症及颅内出血的发生率，也能大幅度减少绒毛膜羊膜炎及产后子宫内膜炎的发生。建议首先静脉应用抗生素 2～3 日，然后改口服抗生素维持。

（3）纠正羊水过少。羊水池深度≤2 cm、妊娠<34 周者，可行经腹羊膜腔输液，有助于胎肺发育，避免产程中脐带受压（CST 显示频繁变异减速）。

2. 终止妊娠

（1）经阴道分娩。妊娠 34 周后，胎肺成熟，宫颈成熟，无禁忌证可引产。

（2）剖宫产。胎头高浮，胎位异常，宫颈不成熟，胎肺成熟，存在明显羊膜腔感染，伴有胎儿窘迫，抗感染同时行剖宫产终止妊娠，做好新生儿复苏准备。

六、预防

（一）尽早治疗下生殖道感染

妊娠期应及时治疗滴虫阴道炎、细菌性阴道病、宫颈沙眼衣原体感染、淋病奈瑟菌感染等。

（二）加强围生期卫生宣教与指导

妊娠晚期禁止性生活，避免突然腹压增加。

（三）注意营养平衡

补充足量的维生素、钙、锌及铜等营养素。

（四）治疗宫颈内口松弛

宫颈内口松弛者，妊娠 14～18 周行宫颈环扎术并卧床休息。

第四节　羊水过多

妊娠期间羊水量超过 2000 mL，称为羊水过多，发生率为 0.5%～1%。羊水量在数日内急剧增多，称为急性羊水过多；羊水量在数周内缓慢增多，称为慢性羊水过多。

一、病因

在羊水过多的妊娠女性中，约 1/3 患者原因不明，称为特发性羊水过多。明显的羊水过多患者多数与胎儿畸形以及妊娠并存疾病等因素有关。

（一）胎儿疾病

包括胎儿结构畸形、胎儿肿瘤、神经肌肉发育不良、代谢性疾病、染色体或遗传基因异常等。明显的羊水过多常伴有胎儿畸形，常见的胎儿结构畸形以神经系统和消化道畸形最常见。神经系统畸形主要是无脑儿、脊柱裂等神经管缺陷。神经管畸形因脑脊膜暴露，脉络膜组织增殖，渗出液增加；抗利尿激素缺乏，导致尿量增多；中枢吞咽功能异常，胎儿无吞咽反射，导致羊水产生增加和吸收减少。消化道畸形主要是食管及十二指肠闭锁，使胎儿不能吞咽羊水，导致羊水积聚而发生羊水过多。羊水过多的原因还有腹壁缺陷、膈疝、心脏畸形、先天性胸腹腔囊腺瘤、胎儿脊柱畸胎瘤等畸形，以及新生儿先天性醛固酮增多症（Batter 综合征）等代谢性疾病。18-三体综合征、21-三体综合征、13-三体综合征胎儿出现吞咽羊水障碍，也可引起羊水过多。

（二）多胎妊娠

双胎妊娠羊水过多的发生率约为 10%，是单胎妊娠的 10 倍，以单绒毛膜双胎居多。还可能并发双胎输血综合征，两个胎儿间的血液循环相互沟通，受血胎儿的循环血量多，尿量增加，导致羊水过多。

（三）胎盘脐带病变

胎盘绒毛血管瘤直径＞1 cm 时，15%～30% 合并羊水过多。巨大胎盘、脐带帆状附着也可导致羊水过多。

（四）妊娠并存疾病

妊娠期糖尿病，羊水过多的发生率为 13%～36%。母体高血糖致胎儿血糖增高，产生高渗性利尿，并使胎盘胎膜渗出增加，导致羊水过多。母胎 Rh 血型不合，胎儿免疫性水肿、胎盘绒毛水肿影响液体交换，以及妊娠期高血压、重度贫血，均可导致羊水过多。

二、诊断

（一）临床表现

1. 急性羊水过多

较少见。多发生在妊娠 20～24 周。羊水迅速增多，子宫于数日内明显增大，产生一系列压迫症状。妊娠期女性自觉腹部胀痛，行动不便，表情痛苦，因横膈抬高，出现呼吸困难，甚至发绀，不能平卧。检查见腹壁皮肤紧绷发亮，严重者皮肤变薄，皮下静脉清晰可见。

巨大的子宫压迫下腔静脉，影响静脉回流，出现下肢及外阴部水肿或静脉曲张。子宫明显大于同期孕周标准，胎位不清，胎心遥远或听不清。

2. 慢性羊水过多

较多见，多发生在妊娠晚期。数周内羊水缓慢增多，症状较缓和，妊娠期女性多能适应，仅感腹部增大较快，临床上无明显不适或仅出现轻微压迫症状，如胸闷、气急，但能忍受。产检时宫高及腹围增加过快，测量子宫底高度及腹围大于同期孕周标准，腹壁皮肤发亮、变薄。触诊时感觉子宫张力大，有液体震颤感，胎位不清，胎心遥远。

（二）辅助检查

1. B 型超声检查

B 型超声检查是重要的辅助检查方法，不仅能测量羊水量，还可了解胎儿情况，如无脑儿、脊柱裂、胎儿水肿及双胎等。B 型超声诊断羊水过多的标准如下：①羊水最大暗区垂直深度（AFV）：≥8 cm 诊断为羊水过多，其中 AFV 8～11 cm 为轻度羊水过多，12～15 cm 为中度羊水过多，>15 cm 为重度羊水过多；②羊水指数（AFI）：≥25 cm 诊断为羊水过多，其中 AFI 25～35 cm 为轻度羊水过多，36～45 cm 为中度羊水过多，>45 cm 为重度羊水过多。也有认为以 AFI 大于该孕周的 3 个标准差或大于第 97.5 百分位较为恰当。

2. 胎儿疾病检查

需排除胎儿染色体异常时，可做羊水细胞培养，或采集胎儿脐带血细胞培养。了解染色体数目、结构有无异常，排除三体型染色体异常。同时可行羊水生化检查，若为胎儿神经管畸形（无脑儿、脊柱裂）、上消化道闭锁等，羊水中的甲胎蛋白平均值超过同期正常妊娠平均值 3 个标准差以上有助于诊断。可通过测定羊水中胎儿血型，预测胎儿有无溶血性疾病。还可用 PCR 技术检测胎儿是否感染细小病毒 B19、梅毒、弓形虫、单纯疱疹病毒、风疹病毒、巨细胞病毒等。

3. 其他检查

母体糖耐量试验，Rh 血型不合者检查母体抗体滴定度。

三、对母胎的影响

（一）对母体的影响

羊水过多时子宫张力增高，妊娠期女性易并发妊娠期高血压，导致胎膜早破、早产发生率增加。突然破膜宫腔内压力骤然降低，易发生胎盘早剥。子宫肌纤维伸展过度可致产后子宫收缩乏力，产后出血发生率明显增多。

（二）对胎儿的影响

胎位异常，胎儿窘迫，早产增多。破膜时羊水流出过快可导致脐带脱垂。羊水过多的程度越重，围生儿的病死率越高。

四、处理

（一）羊水过多合并胎儿畸形

应及时终止妊娠，方法如下。

（1）人工破膜引产。宫颈评分＞7 分者，破膜后多能自然临产，若 12 小时后仍未临产，可静脉滴注缩宫素诱发宫缩。破膜时需注意：行高位破膜，用穿刺针刺破胎膜 1～2 个小孔，使羊水缓慢流出，避免宫腔内压力骤然下降，以防发生胎盘早剥、血压骤降与休克；羊水流出过程中密切观察妊娠期女性血压、心率变化。

（2）经羊膜腔穿刺放出适量羊水后，可注入依沙吖啶引产。

（二）羊水过多合并正常胎儿

应寻找病因，积极治疗糖尿病、妊娠期高血压等母体疾病。母胎血型不合者，必要时可行宫内输血治疗。

前列腺素合成酶抑制剂（如吲哚美辛）有抗利尿作用。妊娠晚期羊水主要由胎儿尿液形成，抑制胎儿排尿能使羊水量减少。用药期间每周做 1 次 B 型超声监测羊水量。由于吲哚美辛可使胎儿动脉导管闭合，不宜长时间应用，妊娠＞34 周者也不宜使用。

胎肺不成熟者，应尽量延长孕周。自觉症状轻者，注意休息，取左侧卧位以改善子宫胎盘循环，必要时给予镇静剂。每周复查 B 型超声以便了解羊水指数及胎儿生长情况。自觉症状严重者，可经腹羊膜腔穿刺放出适量羊水，缓解压迫症状，并可通过放出的羊水做卵磷脂/鞘磷脂（L/S）比值、羊水泡沫试验等确定胎肺成熟度。在 B 型超声监测下，避开胎盘部位以 15～18 号腰椎穿刺针穿刺，放羊水速度不宜过快，每小时约 500 mL，一次放羊水量不超过 1500 mL；注意严格消毒预防感染，密切观察妊娠期女性血压、心率、呼吸变化，监测胎心，酌情给予镇静剂，预防早产。必要时 3～4 周后再次放羊水，以降低宫腔内压力。

羊水量反复增长，自觉症状严重者，妊娠≥34 周，胎肺已成熟，可终止妊娠；如胎肺未成熟，可在羊膜腔内注入地塞米松 10 mg 促胎肺成熟，24～48 小时后再考虑引产。

（三）其他

分娩期应警惕脐带脱垂和胎盘早剥的发生。若破膜后子宫收缩乏力，可静脉滴注低浓度缩宫素加强宫缩，密切观察产程。胎儿娩出后及时应用宫缩剂，预防产后出血发生。

第五节　羊水过少

妊娠晚期羊水量少于 300 mL 者，称为羊水过少。羊水过少的发生率为 0.4%～4%。羊水过少会严重影响围生儿预后，羊水量少于 50 mL，围生儿病死率高达 88%。

一、病因

羊水过少主要与羊水产生减少或羊水外漏增加有关。部分羊水过少原因不明。常见原因如下。

（一）胎儿畸形

以胎儿泌尿系统畸形为主，如 Meckel-Gruber 综合征、Prune-Belly 综合征、胎儿肾缺如（Potter 综合征）、肾小管发育不全、输尿管或尿道梗阻、膀胱外翻等引起少尿或无尿，导致羊水过少。染色体异常、脐膨出、膈疝、法洛四联症、水囊状淋巴管瘤、小头畸形、甲状腺功能减低等也可引起羊水过少。

（二）胎盘功能减退

过期妊娠、胎儿生长受限和胎盘退行性变均能导致胎盘功能减退。胎儿慢性缺氧引起胎儿血液重新分配，为保障胎儿脑部和心脏血供，肾血流量降低，胎儿尿生成减少，导致羊水过少。

（三）羊膜病变

某些原因不明的羊水过少与羊膜通透性改变，以及炎症、宫内感染有关。胎膜破裂，羊水外漏速度超过羊水生成速度，可导致羊水过少。

（四）母体因素

妊娠期高血压可致胎盘血流减少。妊娠期女性脱水、血容量不足时，妊娠期女性血浆渗透压增高，使胎儿血浆渗透压相应增高，尿液形成减少。妊娠期女性服用某些药物，如前列腺素合成酶抑制剂、血管紧张素转化酶抑制剂等有抗利尿作用，使用时间过长，可发生羊水过少。

二、临床表现及诊断

（一）临床表现

羊水过少的临床症状多不典型。妊娠期女性于胎动时感腹痛，胎盘功能减退时常有胎动减少。检查见宫高腹围较同期孕周标准小，合并胎儿生长受限更明显，有子宫紧裹胎儿感。子宫敏感，轻微刺激易引发宫缩。临产后阵痛明显，且宫缩多不协调。阴道检查时，发现前羊膜囊不明显，胎膜紧贴胎儿先露部，人工破膜时羊水流出极少。

（二）辅助检查

1. B 型超声检查

B 型超声检查是最重要的辅助检查方法。妊娠晚期羊水最大暗区垂直深度（AFV）≤2 cm 为羊水过少，≤1 cm 为严重羊水过少。羊水指数（AFI）≤5 cm 诊断为羊水过少，≤8 cm 为羊水偏少。B 型超声检查还能及时发现胎儿生长受限，以及胎儿肾缺如、肾发育不全、输尿管或尿道梗阻等畸形。

2. 羊水量直接测量

破膜时以容器置于外阴收集羊水，或剖宫产时用吸引器收集羊水。本方法缺点是不能早期诊断。

3. 电子胎儿监护

羊水过少胎儿的胎盘储备功能降低，无应激试验（NST）可呈无反应型。分娩时主要威胁胎儿，子宫收缩致脐带受压加重，可出现胎心变异减速和晚期减速。

4. 胎儿染色体检查

需排除胎儿染色体异常时可做羊水细胞培养，或采集胎儿脐带血做细胞培养，应用染色体核型分析、荧光定量 PCR 法快速诊断。

三、对母胎的影响

（一）对胎儿的影响

羊水过少时，围生儿病死率明显增高。轻度羊水过少时，围生儿病死率增高 13 倍；重度羊水过少时，围生儿病死率增高 47 倍，死亡原因主要是胎儿缺氧和胎儿畸形。羊水过少如发生在妊娠早期，胎膜与胎体粘连造成胎儿畸形，甚至肢体短缺；如发生在妊娠中、晚期，子宫外压力直接作用于胎儿，引起胎儿肌肉骨骼畸形，如斜颈、曲背、手足畸形等；先天性无肾所致的羊水过少可引起 Potter 综合征（肺发育不全、长内眦赘皮、扁平鼻、耳大位置低、铲形手及弓形腿等），预后极差，多数患儿娩出后即死亡。

（二）对母体的影响

手术分娩率和引产率均增加。

四、处理

根据胎儿有无畸形和孕周大小选择治疗方案。

（一）羊水过少合并胎儿畸形

确诊胎儿畸形应尽早终止妊娠。可选用 B 型超声引导下经腹羊膜腔穿刺注入依沙吖啶引产。

（二）羊水过少合并正常胎儿

增加补液量，改善胎盘功能，抗感染。嘱妊娠期女性自行计数胎动，进行胎儿生物物理评分；B 型超声动态监测羊水量及脐动脉收缩期最高血流速度与舒张期最低血流速度（S/D）的比值；胎儿电子监护，严密监测胎儿宫内情况。

1. 终止妊娠

对妊娠已足月、胎儿可宫外存活者，应及时终止妊娠。合并胎盘功能不良、胎儿窘迫，或破膜时羊水少且胎粪严重污染者，估计短时间不能结束分娩的，应采用剖宫产终止妊娠，以降低围生儿病死率。对胎儿贮备功能尚好，无明显宫内缺氧，人工破膜羊水清亮者，可以阴道试产。若选择阴道试产，需密切观察产程进展，连续监测胎心变化。

2. 增加羊水量期待治疗

对妊娠未足月，胎肺不成熟者，可行增加羊水量期待治疗，延长妊娠期。可采用羊膜腔灌注液体法，以降低胎心变异减速发生率、羊水粪染率及剖宫产率。与此同时，应选用宫缩抑制剂预防早产。

第六节　脐带异常

脐带若发生先露或脱垂、缠绕、长度异常或打结等，可对胎儿造成危害。

一、脐带先露与脐带脱垂

胎膜未破时脐带位于胎先露部前方或一侧，称为脐带先露或隐性脐带脱垂。胎膜破裂脐带脱出于宫颈口外，降至阴道内甚至露于外阴部，称为脐带脱垂。

（一）病因

（1）胎头未衔接，如头盆不称、胎头入盆困难。

（2）胎位异常，如臀先露、肩先露、枕后位。

（3）胎儿过小或羊水过多。

（4）脐带过长。

（5）脐带附着异常及低置胎盘等。

（二）对母胎的影响

1. 对产妇影响

增加剖宫产率及手术助产率。

2. 对胎儿影响

发生在胎先露部尚未衔接、胎膜未破时的脐带先露，因宫缩时胎先露部下降，一过性压迫脐带导致胎心率异常。胎先露部已衔接、胎膜已破者，脐带受压于胎先露部与骨盆之间，引起胎儿缺氧，甚至胎心完全消失；以头先露最严重，肩先露最轻。若脐带血循环阻断超过 7～8 分钟，可胎死宫内。

（三）诊断

有脐带脱垂危险因素存在时，应警惕脐带脱垂的发生。胎膜未破，于胎动、宫缩后胎心率突然变慢，改变体位上推胎先露部及抬高臀部后迅速恢复者，应考虑有脐带先露的可能，临产后应行胎心监护。胎膜已破出现胎心率异常，应立即行阴道检查，了解有无脐带脱垂和脐带血管有无搏动。在胎先露部旁或其前方以及阴道内触及脐带者，或脐带脱出于外阴者，即可确诊。B 型超声及彩色多普勒超声等有助于明确诊断。

（四）治疗

1. 脐带先露

经产妇胎膜未破、宫缩良好者，取头低臀高位，密切观察胎心率，等待胎头衔接，宫口逐渐扩张，胎心持续良好者，可经阴道分娩。初产妇或足先露、肩先露者，应行剖宫产。

2. 脐带脱垂

发现脐带脱垂，胎心尚好，胎儿存活者，应争取尽快娩出胎儿。

（1）宫口开全。胎头已入盆者，行产钳术；臀先露者，行臀牵引术。

（2）宫颈未开全。产妇立即取头低臀高位，将胎先露部上推，应用抑制子宫收缩的药物，以缓解或减轻脐带受压；严密监测胎心同时，尽快行剖宫产。

（五）预防

妊娠晚期及临产后，超声检查有助于尽早发现脐带先露。对临产后胎先露部迟迟不入盆者，尽量不做或少做肛门检查或阴道检查。

二、脐带缠绕

脐带围绕胎儿颈部、四肢或躯干者，称为脐带缠绕。90% 为脐带绕颈，以绕颈 1 周者居多，占分娩总数的 20% 左右。发生原因与脐带过长、胎儿小、羊水过多及胎动频繁等有关。脐带绕颈对胎儿影响与脐带缠绕松紧、缠绕周数及脐带长短有关。

临床特点如下所述。

（一）胎先露部下降受阻

脐带缠绕使脐带相对变短，影响胎先露部入盆，可使产程延长或停滞。

（二）胎儿窘迫

缠绕周数多、过紧使脐带受牵拉，或因宫缩使脐带受压，导致胎儿血循环受阻，胎儿缺氧。

（三）胎心率变异

出现频繁的变异减速。

（四）脐带血流异常

彩色多普勒超声检查：在胎儿颈部发现脐带血流信号。

（五）B 型超声

检查见脐带缠绕处皮肤有明显压迹，脐带缠绕 1 周呈 U 形压迹，内含一小圆形衰减包块，并可见其中小短光条；脐带缠绕 2 周呈 W 形；脐带缠绕 3 周或 3 周以上呈锯齿形，其上为一条衰减带状回声。出现上述情况应高度警惕脐带缠绕，特别是胎心监护出现频繁的变异减速，经吸氧、改变体位不能缓解时，应及时终止妊娠。产前超声诊断为脐带缠绕，在分娩过程中应加强监护，一旦出现胎儿窘迫，应及时处理。

三、脐带长度异常

脐带正常长度为 30～100 cm，平均长度为 55 cm。脐带短于 30 cm 者，称为脐带过短。妊娠期间脐带过短常无临床征象，临产后因胎先露部下降，脐带被牵拉过紧，使胎儿血循环受阻，因缺氧出现胎心率异常；严重者导致胎盘早剥。胎先露部下降受阻，引起产程延长，以第二产程延长居多。经抬高床脚和吸氧，胎心率仍无改善者，应立即行剖宫产结束分娩。脐带过长易造成脐带绕颈、绕体、打结、脱垂或脐带受压。

四、脐带打结

脐带打结有假结和真结两种。脐带假结指因脐血管较脐带长，血管卷曲似结，或因脐静脉较脐动脉长形成迂曲似结，通常对胎儿无大危害。脐带真结多先为脐带缠绕胎体，后因胎儿穿过脐带套环而成真结。脐带真结较少见，发生率为 1.1%。若脐带真结未拉紧则无症状，拉紧后胎儿血循环受阻可致胎死宫内。多数在分娩后确诊。

五、脐带扭转

脐带扭转，胎儿活动可使脐带顺其纵轴扭转呈螺旋状，生理性扭转可达 6～11 周。脐带过分扭转在近胎儿脐轮部变细呈索状坏死，引起血管闭塞或伴血栓形成，胎儿可因血运中断而致死亡。

六、脐带附着异常

正常情况下，脐带附着于胎盘胎儿面的近中央处。脐带附着于胎盘边缘者，称为球拍状胎盘，分娩过程中对母胎无大影响，多在产后检查胎盘时发现。脐带附着于胎膜上，脐带血管通过羊膜与绒毛膜间进入胎盘者，称为脐带帆状附着，若胎膜上的血管跨过宫颈内口位于胎先露部前方，称为前置血管。当胎膜破裂时，伴前置血管破裂出血达 100 mL 时可导致胎儿休克或死亡。若前置血管受胎先露部压迫，引起脐血循环受阻，可导致胎儿窘迫或死亡。临床表现为胎膜破裂时发生无痛性阴道出血，伴胎心率异常或消失，胎儿死亡。取流出血涂片检查，查到有核红细胞或幼红细胞并有胎儿血红蛋白，即可确诊。产前超声检查应注意脐带附着在胎盘的部位。

七、脐血管数目异常

脐带只有一条动脉时，为单脐动脉。大多数病例在产前用 B 型超声可以发现。如果 B 型超声只发现单脐动脉这一因素，而没有其他结构异常，新生儿预后良好；如果同时有其他超声结构异常，非整倍体以及其他畸形的发生风险增高，如肾脏发育不全、无肛门、椎骨缺陷等。

第七章 异常分娩

第一节 产力异常

产力包括子宫收缩力、腹肌和膈肌收缩力以及肛提肌收缩力，其中以子宫收缩力为主。子宫收缩力贯穿于分娩的全过程。

子宫收缩力异常的临床分类如下。

一、子宫收缩乏力

（一）病因

子宫收缩乏力常由多种因素综合引起。

1. 全身因素

全身因素是造成子宫收缩乏力的主要原因。产妇精神紧张、过度疲劳、进食量少、体力消耗大、体质虚弱、慢性疾病等均可影响子宫收缩。膀胱及直肠充盈可影响胎先露下降，导致宫缩乏力。

2. 头盆不称或胎位异常

临产后胎儿先露部下降受阻，胎先露不能紧贴子宫下段和宫颈，不能引起反射性子宫收缩，是造成继发性子宫收缩乏力最常见的原因。

3. 内分泌因素

临产后，产妇体内雌激素、缩宫素、前列腺素等分泌不足，孕激素下降缓慢，子宫平滑肌敏感性降低，导致子宫收缩乏力。

4. 子宫因素

子宫过度伸展（如双胎妊娠、羊水过多）、多产妇子宫肌纤维变性、子宫肌瘤、子宫肌纤维水肿（如重度贫血、妊娠期高血压）、子宫发育不良或子宫畸形，均能引起子宫收缩乏力。

5. 药物因素

应用大剂量镇静剂或麻醉剂抑制子宫收缩。

（二）临床表现及诊断

1. 协调性子宫收缩乏力（低张性子宫收缩乏力）

协调性子宫收缩乏力指子宫收缩力虽具有正常的节律性、对称性和极性，但仅收缩力弱，持续时间短，间歇时间长且不规律，致宫口扩张及先露下降缓慢，产程延长。多为继发性子宫收缩乏力。

2. 不协调性子宫收缩乏力（高张性子宫收缩乏力）

不协调性子宫收缩乏力指子宫收缩力失去正常的节律性、对称性和极性，甚至极性倒置，子宫收缩时子宫下段较子宫底部收缩力强，子宫收缩间歇时平滑肌不能完全松弛，使宫口不能扩张、先露不能下降，导致产程延长或停滞。

3. 产程异常

临床上子宫收缩乏力可使产程进展出现各种异常。

（1）潜伏期超过 16 小时者为潜伏期延长。

（2）活跃期超过 8 小时者为活跃期延长。

（3）活跃期宫口不再扩张达 2 小时以上者，为活跃期停滞。

（4）第二产程初产妇超过 2 小时，经产妇超过 1 小时尚未分娩者，为第二产程延长。

（5）第二产程达 1 小时胎先露下降无进展者，为第二产程停滞。

（6）总产程超过 24 小时者为滞产。

（三）子宫收缩乏力对母胎的影响

1. 对产妇的影响

由于产程延长，产妇休息不好，进食少，精神疲惫及体力消耗，可出现疲乏无力、肠胀气、排尿困难等，影响子宫收缩，严重时可引起脱水、酸中毒、低钾血症。由于第二产程延长，膀胱被压迫于胎头和耻骨联合之间，可导致组织缺血、水肿、坏死，形成膀胱阴道瘘或尿道阴道瘘。胎膜早破及多次肛门检查或阴道检查可增加感染概率。产后子宫收缩乏力影响胎盘剥离、娩出和子宫壁的血窦关闭，容易引起产后出血。剖宫产发生率高，产褥期并发症也增多。

2. 对胎儿、新生儿的影响

协调性子宫收缩乏力容易造成胎头在盆腔内旋转异常，使产程延长，增加手术机会；不协调性子宫收缩乏力不能使子宫壁完全放松，对胎盘-胎儿循环影响大，胎儿在子宫内缺氧，容易发生胎儿窘迫，胎死宫内。新生儿窒息、产伤、感染概率提高。

（四）处理及护理

应全面检查，了解有无头盆不称及胎位异常，估计能经阴道分娩者，做以下处理。

1. 协调性子宫收缩乏力

（1）第一产程。①改善全身情况，消除紧张情绪，鼓励产妇进食、进水及排尿，保证充分休息，必要时给镇静剂。②加强子宫收缩，排空膀胱和灌肠，针刺合谷、三阴交等穴位，静脉推注地西泮软化宫颈，促进宫口扩张；人工破膜及静脉滴注缩宫素（协调性子宫收缩乏力，宫口开大 3 cm，胎位正常，头盆相称），用法是将缩宫素 2.5U 加于 5% 葡萄糖溶液 500 mL 中，从每分钟 8～10 滴开始，根据子宫收缩强弱调整滴速，直至子宫收缩维持在每分钟 2～3 次，每次持续 40～50 秒，但不应超过每分钟 40 滴。专人监护，严密观察子宫收缩、胎心、血压。若经上述处理，产程无进展或出现胎儿窘迫，应及时行剖宫产。

（2）第二产程。无头盆不称，可静脉滴注缩宫素，以加强子宫收缩，或行产钳术或胎头吸引术助产。胎头双顶径在坐骨棘水平上持续 2 小时以上或伴胎儿窘迫者，应行剖宫产。

（3）第三产程。预防产后出血和感染。

2. 不协调性子宫收缩乏力

适量应用镇静剂，如哌替啶或地西泮。使产妇充分休息，恢复为协调性子宫收缩后，按协调性子宫收缩乏力的原则进行处理。

（五）预防

加强妊娠期保健，积极治疗营养不良及慢性疾病。及时发现胎位异常及头盆不称予以矫正，能矫正者，尽早决定分娩方式。加强产时监护，消除产妇思想顾虑和恐惧心理。关心产妇休息、饮食、大小便情况，避免过多使用镇静药物，及时发现难产因素。

二、子宫收缩过强

（一）协调性子宫收缩过强

协调性子宫收缩过强指子宫收缩的节律性、对称性和极性均正常，但收缩力过强、过频。若无胎位异常及头盆不称，分娩可在短时间内结束。总产程不足 3 小时，称急产。多见于经产妇。

1. 临床表现

产程进展过快，往往来不及消毒而接产，致软产道损伤和感染；产后子宫肌纤维缩复不良，引起产后出血；胎儿可因子宫收缩过强、过频，胎盘循环血量减少，而发生胎儿窘迫、新生儿窒息甚至死亡；胎儿娩出过快，可致新生儿颅内出血及意外损伤等。

2. 急产对母胎的影响

（1）对产妇的影响。①产道损伤：子宫收缩过强、过频，产程过快，可致初产妇宫颈、阴道以及会阴撕裂伤，若有梗阻则可发生子宫破裂，危及母体生命；②产后出血：子宫收缩过强，产程过快，使产后子宫肌纤维缩复不良，易发生胎盘滞留或产后出血；③产褥感染。

（2）对胎儿及新生儿的影响。①胎儿宫内窘迫或死亡：子宫收缩过强、过频影响子宫胎盘的血液循环，胎儿在子宫内缺氧，易发生胎儿窘迫，甚至胎死宫内；②新生儿窒息：胎儿宫内窘迫未及时处理或手术损伤导致；③产伤：胎儿娩出过快，在产道内受到的压力突然解除可致新生儿颅内出血，如果来不及消毒即分娩，新生儿易发生感染，若坠地可致骨折、外伤等；④新生儿感染：因来不及消毒而接产或手术产引起。

3. 预防及治疗

凡有急产史者，在预产期前 1～2 周不宜外出远行，以免发生意外，可提前住院待产。临产后不宜灌肠。提前做好接产，抢救新生儿，预防产后出血的准备。产后仔细检查软产道有无损伤，以便及时缝合。新生儿坠地者，应用维生素 K 预防颅内出血。如未消毒接产，母胎均应给抗生素预防感染，必要时新生儿注射破伤风抗毒素。

（二）不协调性子宫收缩过强

因频繁或粗暴的操作、滥用缩宫素等因素，引起子宫壁局部肌肉呈痉挛性不协调性收缩，形成狭窄环，称子宫痉挛性狭窄环，或子宫进一步呈强直性收缩，可引起病理性缩复环、血尿等子宫破裂的征象。

1. 临床表现

产妇持续性腹痛、拒按，烦躁不安，产程停滞，胎儿窘迫。阴道检查可触及局部收缩甚紧的狭窄环，环的上下肌肉不紧张。此环不随子宫收缩而上升，因而与病理性缩复环不同。

2. 处理

一经确诊，应立即停止操作或停用缩宫素，及时给予子宫收缩抑制剂或镇静剂，松解狭窄环。不能缓解时，应立即行剖宫产术。

第二节　产道异常

产道包括骨产道（骨盆腔）与软产道（子宫下段、宫颈、阴道、外阴），是胎儿经阴道娩出的通道。产道异常可使胎儿娩出受阻，临床上以骨产道异常多见。

一、骨产道异常

骨盆径线过短或形态异常，致使骨盆腔小于胎先露部可通过的限度，阻碍胎先露部下降，称骨盆狭窄。狭窄骨盆可以为一个径线过短或多个径线同时过短，也可为一个平面狭窄或多个平面同时狭窄。当一个径线狭窄时要观察同一个平面其他径线的大小，再结合整个骨盆腔大小与形态进行综合分析，做出正确判断。

（一）分类

1. 骨盆入口平面狭窄

以扁平骨盆为代表，主要为入口平面前后径过短。狭窄分 3 级：Ⅰ级（临界性），绝大多数可以自然分娩，骶耻外径为 18 cm，真结合径为 10 cm；Ⅱ级（相对性），经试产来决定可否经阴道分娩，骶耻外径为 16.5～17.5 cm，真结合径为 8.5～9.5 cm；Ⅲ级（绝对性），骶耻外径≤16.0 cm，真结合径≤8.0 cm，足月胎儿不能经过产道，必须行剖宫产终止妊娠。在临床中常遇到的是前两种，我国女性常见以下两种类型。

（1）单纯扁平骨盆。骨盆入口前后径缩短而横径正常。骨盆入口呈横扁圆形，骶岬向前下突。

（2）佝偻病性扁平骨盆。骨盆入口呈肾形，前后径明显缩短，骨盆出口横径变宽，骶岬前突，骶骨下段变直向后翘，尾骨呈钩状突向骨盆出口平面。髂骨外展，髂棘间径≥髂嵴间径，耻骨弓角度增大。

2. 中骨盆及骨盆出口平面狭窄

狭窄分 3 级：Ⅰ级（临界性），坐骨棘间径为 10 cm，坐骨结节间径为 7.5 cm；Ⅱ级（相对性），坐骨棘间径为 8.5～9.5 cm，坐骨结节间径为 6.0～7.0 cm；Ⅲ级（绝对性），坐骨棘间径≤8.0 cm，坐骨结节间径≤5.5 cm。我国女性常见以下两种类型。

（1）漏斗骨盆。骨盆入口各径线值均正常，两侧骨盆壁向内倾斜似漏斗得名。其特点是中骨盆及骨盆出口平面均明显狭窄，使坐骨棘间径、坐骨结节间径均缩短，耻骨弓角度<90°。坐骨结节间径与出口后矢状径之和<15 cm。

（2）横径狭窄骨盆。骨盆各横径径线均缩短，各平面前后径稍长，坐骨切迹宽，测量骶耻外径值正常，但髂棘间径及髂嵴间径均缩短。中骨盆及骨盆出口平面狭窄，产程早期无头盆不称征象，当胎头下降至中骨盆或骨盆出口时，常不能顺利地转成枕前位，形成持续性枕横位或枕后位造成难产。

3. 均小骨盆

骨盆外形属女型骨盆，但骨盆各平面均狭窄，每个平面径线较正常值小 2 cm 或更多，称均小骨盆。多见于身材矮小、体形匀称的女性。

4. 畸形骨盆

骨盆失去正常形态称畸形骨盆。

（1）骨软化症骨盆。现已罕见。系因缺钙、磷、维生素 D 以及紫外线照射不足使成人期骨质矿化障碍，被类骨质组织所代替，骨质脱钙、疏松、软化。由于受躯干重力及两股骨向内上方挤压，使骶岬向前，耻骨联合前突，坐骨结节间径明显缩短，骨盆入口平面呈凹三角形。严重者阴道不能容两指，一般不能经阴道分娩。

（2）偏斜型骨盆。系骨盆一侧斜径缩短，一侧髂骨翼与髋骨发育不良所致骶髂关节固定，以及下肢及髋关节疾病。

（二）临床表现

1. 骨盆入口平面狭窄的临床表现

（1）胎头衔接受阻。一般情况下初产妇在妊娠末期，即预产期前 1～2 周或临产前胎头已衔接，即胎头双顶径进入骨盆入口平面，颅骨最低点达坐骨棘水平。若入口狭窄，即使已经临产胎头仍未入盆，经检查胎头跨耻征阳性。胎位异常如臀先露、面先露或肩先露的发生率是正常骨盆的 3 倍。

（2）若已临产，根据骨盆狭窄程度、产力强弱、胎儿大小及胎位情况不同，临床表现也不一样。

1）骨盆临界性狭窄：若胎位、胎儿大小及产力正常，胎头常以矢状缝在骨盆入口横径衔接，多取后不均倾势，即后顶骨先入盆，后顶骨逐渐进入骶凹处，再使前顶骨入盆，则于骨盆入口横径上成头盆均倾势。临床表现为潜伏期活跃早期延长，活跃后期产程进展顺利。若胎头迟迟不入盆，此时常出现胎膜早破，其发生率为正常骨盆的 4～6 倍。由于胎膜早破母胎可发生感染。胎头不能紧贴宫颈内口诱发子宫收缩，常出现继发性子宫收缩乏力。

2）骨盆绝对性狭窄：若产力、胎儿大小及胎位均正常，但胎头仍不能入盆，常发生梗阻性难产，这种情况可出现病理性缩复环，甚至子宫破裂。如胎先露部嵌入骨盆入口时间长，血液循环障碍，组织坏死，可形成泌尿生殖道瘘。在强大的子宫收缩压力下，胎头颅骨重叠，可出现颅骨骨折及颅内出血。

2. 中骨盆平面狭窄的临床表现

（1）胎头能正常衔接。潜伏期及活跃早期进展顺利，当胎头下降达中骨盆时，由于内旋转受阻，胎头双顶径被阻于中骨盆狭窄部位之上，常出现持续性枕横位或枕后位，同时出现继发性子宫收缩乏力，活跃后期及第二产程延长甚至第二产程停滞。

（2）胎头受阻于中骨盆。有一定可塑性的胎头开始变形，颅骨重叠，胎头受压，异常分娩使软组织水肿，产瘤较大，严重时可发生脑组织损伤、颅内出血，胎儿窘迫，若中骨盆狭窄程度严重，子宫收缩又较强，可发生先兆子宫破裂及子宫破裂。强行阴道助产可导致严重软产道裂伤及新生儿产伤。

（3）骨盆出口平面狭窄的临床表现。骨盆出口平面狭窄与中骨盆平面狭窄常同时存在。若单纯骨盆出口平面狭窄者，第一产程进展顺利，胎头达盆底受阻，第二产程停滞，继发性子宫收缩乏力，胎头双顶径不能通过出口横径，强行阴道助产可导致软产道、骨盆底肌肉及会阴严重损伤，胎儿严重产伤，对母胎危害极大。

（三）诊断

在分娩过程中，骨盆是个不变因素，也是估计分娩难易的一个重要因素。狭窄骨盆影响胎位和胎先露部的下降及内旋转，也影响子宫收缩。在估计分娩难易时，骨盆是首先考虑的一个重要因素。应根据胎儿的大小及骨盆情况尽早做出有无头盆不称的诊断，以决定适当的分娩方式。

1. 病史

询问有无佝偻病、脊髓灰质炎、脊柱和髋关节结核以及骨盆外伤等病史。对经产妇应详细询问既往分娩史如有无难产史或新生儿产伤史等。

2. 一般检查

测量身高，妊娠期女性身高＜145 cm 时应警惕均小骨盆。观察妊娠期女性体型、步态，有无下肢残疾，有无脊柱及髋关节畸形，米氏菱形窝是否对称。

3. 腹部检查

观察腹型，检查有无尖腹及悬垂腹，有无胎位异常等。骨盆入口异常因头盆不称、胎头不易入盆常导致胎位异常，如臀先露、肩先露。中骨盆狭窄则影响胎先露内旋转而导致持续性枕横位、枕后位等。部分初产妇在预产期前 2 周左右，经产妇于临产后胎头均应入盆。若已临产胎头仍未入盆，应警惕是否存在头盆不称。检查头盆是否相称具体方法：妊娠期女性排空膀胱后，取仰卧位，两腿伸直。检查者用手放在耻骨联合上方，将浮动的胎头向骨盆腔方向推压。若胎头低于耻骨联合，表示胎头可入盆（头盆相称），称胎头跨耻征阴性；若胎头与耻骨联合在同一平面，表示可疑头盆不称，称胎头跨耻征可疑阳性；若胎头高于耻骨联合，表示头盆明显不称，称胎头跨耻征阳性。对出现此类症状的妊娠期女性，应让其取半卧位，两腿屈曲，再次检查胎头跨耻征，若转为阴性，提示为骨盆倾斜度异常，而不是头盆不称。

4. 骨盆测量

（1）骨盆外测量。骶耻外径＜18 cm 为扁平骨盆。坐骨结节间径＜8 cm，耻骨弓角度＜90°为漏斗骨盆。各径线均小于正常值 2 cm 或以上为均小骨盆。骨盆两侧斜径（以一侧髂前上棘至对侧髂后上棘间的距离）及同侧直径（从髂前上棘至同侧髂后上棘间的距离）相差＞1 cm 为偏斜骨盆。

（2）骨盆内测量。对角径＜11.5 cm，骶骨岬突出为入口平面狭窄，属扁平骨盆。应检查骶骨前面弧度坐骨棘间径＜10 cm，坐骨切迹宽度＜2 横指，为中骨盆平面狭窄。如坐骨结节间径＜8 cm，则应测量出口后矢状径及检查骶尾关节活动范围，如坐骨结节间径与出口后矢状径之和＜15 cm，为骨盆出口平面狭窄。

（四）对母胎影响

1. 对产妇的影响

骨盆狭窄影响胎头衔接及内旋转，容易发生胎位异常、胎膜早破、子宫收缩乏力，导致产程延长或停滞。胎先露压迫软组织过久导致组织水肿、坏死形成生殖道瘘。胎膜早破、肛门检查或阴道检查次数增多及手术助产增加产褥感染机会。剖宫产及产后出血者增多，严重梗阻性难产若不及时处理，可导致子宫破裂。

2. 对胎儿及新生儿的影响

头盆不称易发生胎膜早破、脐带脱垂，脐带脱垂可导致胎儿窘迫甚至胎儿死亡。产程延长、胎儿窘迫使新生儿容易发生颅内出血、新生儿窒息等并发症。阴道助产机会增多，易发生新生儿产伤及感染。

（五）分娩时处理

处理原则：根据狭窄骨盆类别和程度、胎儿大小及胎心率、子宫收缩强弱、宫口扩张程度、胎先露下降情况破膜与否，结合既往分娩史、年龄、产次及有无妊娠合并疾病及并发症决定分娩方式。

1. 一般处理

在分娩过程中，应使产妇树立信心，消除紧张情绪和恐惧心理。保证能量及水分的摄入，必要时补液。注意产妇休息，监测子宫收缩、胎心，观察产程进展。

2. 骨盆入口平面狭窄的处理

（1）明显头盆不称（绝对性骨盆狭窄）。胎头跨耻征阳性者，足月胎儿不能经阴道分娩。应在临产时行剖宫产结束分娩。

（2）轻度头盆不称（相对性骨盆狭窄）。胎头跨耻征可疑阳性，足月活胎估计体重<3000 g，胎心正常及产力良好，可在严密监护下试产。胎膜未破者可在宫口扩张 3 cm 时行人工破膜，若破膜后子宫收缩较强，产程进展顺利，多数能经阴道分娩。试产过程中若出现子宫收缩乏力，可用缩宫素静脉滴注加强子宫收缩。试产 2～4 小时胎头若仍迟迟不能入盆，宫口扩张缓慢，或伴有胎儿窘迫征象，应及时行剖宫产结束分娩。若胎膜已破，为了减少感染，应适当缩短试产时间。

（3）骨盆入口平面狭窄的试产。必须以宫口开大 3～4 cm，胎膜已破为试产开始。胎膜未破者在宫口扩张 3 cm 时可行人工破膜。若子宫收缩较强，多数能经阴道分娩。试产过程中如果出现子宫收缩乏力，可用缩宫素静脉滴注加强子宫收缩。若试产 2～4 小时，胎头不能入盆，产程进展缓慢，或伴有胎儿窘迫征象，应及时行剖宫产。如胎膜已破，应适当缩短试产时间。骨盆入口平面狭窄，主要为扁平骨盆的女性，妊娠末期或临产后，胎头矢状缝只能衔接于骨盆入口横径上。胎头侧屈使其两顶骨先后依次入盆，呈不均倾势嵌入骨盆入口，称为头盆均倾不均。前不均倾为前顶骨先嵌入，矢状缝偏后。后不均倾为后顶骨先嵌入，矢状缝偏前。当胎头双顶骨均通过骨盆入口平面时，即可顺利地经阴道分娩。

3. 中骨盆平面狭窄的处理

在分娩过程中，胎儿在中骨盆平面完成俯屈及内旋转动作。若中骨盆平面狭窄，则胎头俯屈及内旋转受阻，易发生持续性枕横位或持续性枕后位，产妇多表现为活跃期或第二产程延长及停滞、继发性子宫收缩乏力等。若宫口开全，胎头双顶径达坐骨棘平面或更低，可经阴道徒手旋转胎头为枕前位，待其自然分娩。宫口开全且胎心正常者可经阴道助产。胎头双顶径在坐骨棘水平以上，或出现胎儿窘迫征象，应行剖宫产。

4. 骨盆出口平面狭窄的处理

骨盆出口平面是产道的最低部位，应于临产前对胎儿大小、头盆关系做出充分估计，决定能否经阴道分娩，诊断为骨盆出口平面狭窄者，不能进行试产。若发现出口横径狭窄，耻骨弓角度变锐，耻骨弓下三角空隙不能利用，胎先露部后移，利用出口后三角空隙娩出。临床上常用出口横径与出口后矢状径之和来估计出口大小。出口横径与出口后矢状径之和>15 cm 时，多数可经阴道分娩，有时需阴道助产，可能需行会阴切开。若两者之和<15 cm 时，不应经阴道试产，应行剖宫产终止妊娠。

5. 均小骨盆的处理

若胎儿估计不大、胎位正常、头盆相称、子宫收缩好，可以试产，通常可通过胎头变形和极度俯屈，以胎头最小径线通过骨盆腔，可能经阴道分娩。若有明显头盆不称，应尽早行剖宫产。

6. 畸形骨盆的处理

根据畸形骨盆种类、狭窄程度、胎儿大小、产力等综合判断。如果畸形严重，明显头盆不称者，应及早行剖宫产。

二、软产道异常

软产道包括子宫下段、宫颈、阴道及骨盆底软组织构成的弯曲管道。软产道异常所致的难产较少见，临床上容易被忽视。在妊娠前或妊娠早期应常规行双合诊检查，了解软产道情况。

（一）外阴异常

1. 外阴白色病变

皮肤黏膜慢性营养不良，组织弹性差，分娩时易发生会阴撕裂伤，宜做会阴后一侧切开术。

2. 外阴水肿

某些疾病如重度先兆子痫、重度贫血、心脏病及慢性肾炎可致妊娠期女性全身水肿，可同时伴有重度外阴水肿，分娩时会妨碍胎先露部下降，导致组织损伤、感染和愈合不良等情况。临产前可用 50% 硫酸镁液热敷会阴；临产后仍有严重水肿者，在外阴严格消毒下进行多点针刺皮肤放液；分娩时行会阴后一侧切开；产后加强会阴局部护理，预防感染，可用 50% 硫酸镁液热敷，配合远红外线照射。

3. 会阴坚韧

会阴坚韧尤其多见于 35 岁以上高龄初产妇。在第二产程可阻碍胎先露部下降，宜做会阴后一侧切开，以免胎头娩出时造成会阴严重裂伤。

4. 外阴瘢痕

瘢痕挛缩使外阴及阴道口狭小，且组织弹性差，影响胎先露部下降。如瘢痕的范围不大，可经阴道分娩，分娩时应做会阴后一侧切开。如瘢痕过大，应行剖宫产。

（二）阴道异常

1. 阴道横隔

多位于阴道上段或中段，较坚韧，常影响胎先露部下降。因在横隔中央或稍偏一侧常有一小孔，常被误认为宫颈外口。在分娩时应仔细检查。

（1）阴道分娩。横隔被撑薄，可在直视下自小孔处将横隔做"X"形切开。横隔被切开后因胎先露部下降压迫，通常无明显出血，待分娩结束再切除剩余的横隔，用可吸收线将残端做间断或连续锁边缝合。

（2）剖宫产。如横隔较高且组织坚厚，阻碍先露部下降，需行剖宫产结束分娩。

2. 阴道纵隔

（1）伴有双子宫，双宫颈时，当一侧子宫内的胎儿下降，纵隔被推向对侧，阴道分娩多无阻碍。

（2）当发生于单宫颈时，有时胎先露部的前方可见纵隔，可自行断裂，阴道分娩无阻碍。纵隔较厚时应于纵隔中间剪断，用可吸收线将残端缝合。

3. 阴道狭窄

产伤、药物腐蚀、手术感染可导致阴道瘢痕形成。若阴道狭窄部位位置低、狭窄程度轻，可经阴道分娩。狭窄位置高、狭窄程度重时宜行剖宫产。

4. 阴道尖锐湿疣

患阴道尖锐湿疣的妊娠女性在分娩时，为预防新生儿患喉乳头瘤，应行剖宫产。若病灶巨大可能造成软产道狭窄，影响胎先露下降时，也宜行剖宫产。

5. 阴道壁囊肿和肿瘤

（1）阴道壁囊肿较大时，会阻碍胎先露部下降，可行囊肿穿刺，抽出其内容物，待分娩后再选择时机进行处理。

（2）阴道内肿瘤大妨碍分娩，且肿瘤不能经阴道切除时，应行剖宫产，阴道内肿瘤待产后再行处理。

（三）宫颈异常

1. 宫颈外口黏合

多在分娩受阻时发现。宫口为很小的孔，当宫颈管已消失而宫口却不扩张，一般用手指稍加压力分离，黏合的小孔可扩张，宫口即可在短时间内开全。但有时需行宫颈切开术，使宫口开大。

2. 宫颈瘢痕

因妊娠前曾行宫颈深部电灼术或微波术、宫颈锥形切除术、宫颈裂伤修补术等所致。虽可于妊娠后软化，但子宫收缩很强时宫口仍不扩张，应行剖宫产。

3. 宫颈坚韧

宫颈组织缺乏弹性，或精神过度紧张使宫颈挛缩，宫颈不易扩张，多见于高龄初产妇，可于宫颈两侧各注射 0.5% 利多卡因 5～10 mL，也可静脉推注地西泮 10 mg。如宫颈仍不扩张，应行剖宫产。

4. 宫颈水肿

多见于扁平骨盆，持续性枕后位或滞产，宫口没有开全而过早使用腹压，致使宫颈前唇长时间被压于胎头与耻骨联合之间，血液回流受阻引起水肿，影响宫颈扩张。多见于胎位异常或滞产。

（1）轻度宫颈水肿。①可以抬高产妇臀部；②同宫颈坚韧处理；③宫口近开全时，可用手轻轻上托水肿的宫颈前唇，使宫颈越过胎头，能够经阴道分娩。

（2）严重宫颈水肿。经上述处理无明显效果，宫口扩张＜3 cm，伴有胎儿窘迫，应行剖宫产。

5. 宫颈癌

宫颈硬而脆，缺乏伸展性，临产后影响宫口扩张，若经阴道分娩，有发生大出血、裂伤、感染及肿瘤扩散等危险，不应经阴道分娩，应考虑行剖宫产，术后进行手术或放射治疗。

6. 子宫肌瘤

较小的肌瘤没有阻塞产道可经阴道分娩，肌瘤待分娩后再行处理。子宫下段及宫颈部位的较大肌瘤可占据盆腔或阻塞于骨盆入口，阻碍胎先露部下降，宜行剖宫产。

第三节　胎位异常

胎儿性难产可归纳分为胎位异常、胎先露异常和胎儿发育异常性难产。胎儿异常在难产中占有相当重要的位置，可从两方面影响分娩：一是胎位异常，包括横位、臀先露及头先露胎头位置异常，其中头先露胎头位置异常包括持续性枕横位及枕后位、胎头高直位、枕横位中的前不均倾位、面位、额位等；二是胎儿发育异常，包括胎儿巨大及畸形，后者包括连体双胎、无脑儿、脑积水、胎儿肝肿瘤、胎儿肾肿瘤、胎儿腹水、多囊肾等。本节主要对胎位异常进行阐述。

分娩时正常胎位占90%，而异常胎位约占10%。头先露胎头位置异常发生率为6%～7%，臀先露约3%。近来，臀先露外倒转术已较少施行，故臀先露发生率有上升趋势，横位及复合先露少见。

头先露时胎头不以枕前位俯屈通过产道而分娩者称为胎头位置异常。若胎头衔接异常，则为胎头高直位；若内旋转受阻，则发生持续性枕横位或枕后位；若胎头姿势异常如胎头仰伸，则称前顶先露、额先露或面先露；若胎头侧屈，则为不均倾位。以上胎头位置异常均可能使胎头下降受阻，宫颈扩张延缓或停滞，产程延长，导致母胎损伤、产后出血及感染的危险均显著增加。胎头位置异常还是导致胎膜早破、潜伏期延长、活跃期异常及第二产程延长的重要原因之一。

胎头位置异常，部分是由母体骨盆形态异常导致，而胎头位置异常本身又进一步增大了胎头通过骨盆的径线，以致成为头位难产的首要因素。胎头位置异常不容易做到早期诊断，它是在分娩过程中逐步形成，由正常发展到异常情况。分娩过程应仔细监护，若发现有任何异常应做阴道检查及超声显像以确定胎头位置，给予恰当的处理，避免形成头位难产。

一、持续性枕后位

（一）定义

传统的定义指胎头以枕后位衔接于骨盆入口，经过充分试产，至中骨盆及盆底仍不能自然旋转至枕前位，而持续于枕后位状态，致使分娩发生困难者，称持续性枕后位。

曾对 295 例持续性枕后位的病例进行分析，有 211 例行剖宫产，其中先露未完全衔接产程即受阻，不得不行剖宫产 150 例，占 71.09%；另外，对 258 例持续性枕后位进行临床分析，发现其中剖宫产 183 例，有 127 例于手术时胎头虽然未衔接，而胎头顶端却突现于阴道口，拨露部分系胎头严重变形而形成的产瘤，以致造成胎头位置较低的假象。因此，凡是正式临产后，经过充分试产（积极处理后产程仍无进展），当终止妊娠时，不论胎头在骨盆的入口、中骨盆或骨盆底，只要其枕部仍持续位于母体骨盆后部，即为持续性枕后位。应当指出，持续性枕后位经徒手旋转为枕前位或枕直前位后自然娩出者，仍应诊断为持续性枕后位。

（二）发生率

持续性枕后位是常见的胎头位置异常，发生率一般为 4%～5%，但也有报道差别较大，为 0.8%～27.1%，主要原因在于诊断枕后位时间不同，以及对持续性枕后位定义的认识不同。若按胎头衔接并下降至中骨盆及盆底仍持续为枕后位，则其发生率必然较低。另外，某医院用超声显像观察 221 例孕产妇的胎方位，发现临产后枕后位占 33.03%，其中 53.13% 在产程中可自然转至枕前位分娩，29.69% 仍持续为枕后位，故持续性枕后位的发生率为 9.6%。

（三）病因

持续性枕后位的发生原因尚不十分清楚，一般认为可能与下列因素有关。

1. 骨盆形态异常

男型骨盆及猿型骨盆的入口平面前半部狭窄，后半部较宽，更适合于胎头以枕部衔接；漏斗型骨盆的中骨盆面及出口面横径狭窄，妨碍枕后位胎头向前旋转，而形成持续性枕后位。Diesopo 认为，90% 的持续性枕后位是由骨盆形态异常引起，是胎头适应骨盆前半部窄小、后半部宽大、前后径长的表现。

2. 骨盆狭窄

均小骨盆狭窄，枕后位胎头在中骨盆难以进行大于 90° 的内旋转，常易停滞于枕后位。

3. 头盆不称

胎头与骨盆大小不相称时，妨碍胎头内旋转，使持续性枕后位的发生率增加。

4. 胎头俯屈不良

胎头以枕后位入盆时，胎儿脊柱与母体脊柱靠近，不利于胎头与胎背形成弧形曲线，妨碍胎头俯屈以适应骨产道的自然弯曲度。由于胎头俯屈不良，甚至略为仰伸，以致胎头以枕额径（11.3 cm）通过产道，较枕前位时以枕下前囟径（9.5 cm）通过产道的径线大 1.8 cm 或更多，这不利于胎头内旋转及下降，而持续于枕后位状态造成难产。

5. 子宫收缩乏力

子宫收缩乏力不易推动胎头内旋转，可致产程受阻，其中原发性子宫收缩乏力者仅占 12.2%，而继发性子宫收缩乏力占 31%。因此，子宫收缩乏力也往往是持续性枕后位的重要原因，如子宫收缩乏力得以纠正，可能使枕后位旋转成枕前位娩出。

6. 子宫内外环境的影响

胎盘附于子宫前壁、前壁的子宫肌瘤及充盈的膀胱等，均可阻碍胎头向前旋转。

（四）分娩机制

胎头以枕后位入盆时，可以有以下几种分娩机制。

（1）当骨盆、胎儿及子宫收缩均正常时，大多数枕后位胎头的枕部可以自然向前旋转 135°，成为枕前位自然娩出。因此，胎头以枕后位入盆者，一般不视为异常。

（2）少数以枕后位入盆的胎头在骨盆腔内不能进行正常的内旋转，而出现以下情况。

1）枕后位（枕左后位或枕右后位）胎头向后旋转 45°，使胎头矢状缝与骨盆前后径方向相一致，然后下降至盆底称为低直后位或枕直后位。此时若胎头俯屈良好，则枕骨在骶岬前方，大囟先露与耻骨联合下方，以大囟为支点，胎头继续俯屈，使顶部、枕部相继自会阴前缘娩出，继而胎头仰伸，额、鼻、口、颏相继自耻骨联合下方娩出。胎儿躯干娩出后，胎儿肢体娩出与一般正常分娩过程相同。此种分娩机制见于骨盆正常、胎儿较小、产力强者，是枕后位经阴道自然分娩的方式。但是，若枕后位胎头虽内旋转为枕直后位，而胎头俯屈不良，呈半仰伸状态，则胎儿的额部先露于耻骨联合下方，逐渐娩出鼻根部，以鼻根部为支点，胎头俯屈，娩出大囟、头顶及枕部，胎头再仰伸，继续娩出鼻、口、颏、胎头全部娩出。这种分娩机制较前者困难，需用产钳或胎头吸引器助产。

2）枕后位胎头向前旋转 45° 并下降至骨盆底，形成胎头低横位，呈持续性枕横位。

3）胎头在骨盆腔内不进行内旋转，而持续于枕右后位或枕左后位，若胎头停留在 +2 或+2 以上不再下降，则阴道分娩困难，需行剖宫产结束分娩；若胎头下降至盆底，可徒手旋转胎头至枕前位后再行产钳助产；若胎头旋转不动，估计阴道助产有困难，亦应行剖宫产。

（五）对母胎的影响

持续性枕后位如不及时处理，对母亲尤其对胎儿危害大，滞产的发生率为 49.15%，产后出血率为 14.14%，胎儿窘迫发生率为 37.37%，新生儿窒息发生率为 24.24%，新生儿死亡率为 5.9%。

（六）临床表现与诊断

（1）临产后不久，产妇感觉腰骶部胀痛，随产程进展，子宫收缩加强而明显。

（2）由于胎头枕骨位于骨盆后方，直接压迫直肠，产妇过早出现排便感及肛门坠胀，甚至在宫颈扩张 3～5 cm 时，产妇不自主地向下屏气。

（3）由于产妇过早屏气，腹压增加，常出现宫颈水肿，尤以宫颈前唇水肿多见。

（4）产程图异常，如下所述。

1）枕后位胎头俯屈不良，衔接缓慢甚至不能衔接，先露部不能紧贴子宫颈，故常伴有继发性子宫收缩乏力、活跃期宫颈扩张延迟或停滞。

2）宫颈开全后胎头下降延缓或停滞，致第二产程延长。

（5）腹部检查。在母体前腹壁的大部分（2/3）可扪及胎肢，胎背偏向母体侧方或后方，胎心音在母体腹侧偏外侧或胎儿肢体侧最响亮。有时，可在胎儿肢体侧耻骨联合上方摸到胎儿颏部及面部。

（6）肛查及腹部联合扪诊。当宫颈口扩张至 3～5 cm 时，可采取肛查及腹部联合扪诊。肛查时常有直肠后部较空虚感，手指将胎头往上顶，有利于另一只手在腹部上触摸胎儿颏部。若肛查触及胎头矢状径在骨盆右斜径上，颏部在耻骨联合左上方，为枕右后位；若矢状缝在骨盆左斜径上，额部在耻骨联合右上方，则为枕左后位。故肛查及腹部联合扪诊有利于早期发现枕后位。

（7）阴道检查是确诊枕后位的重要方法。一般在宫颈扩张 3～4 cm 时，阴道检查即能确定胎方位。将两手指伸入宫颈口内检查，当胎头水肿不明显时，矢状缝及囟门的位置不难确定。若矢状缝在骨盆的左斜径上，大囟门在骨盆的右前方，小囟门在骨盆左后方则为枕左后位；若矢状缝在骨盆的右斜径上，大囟门在骨盆的左前方，小囟门在骨盆的右后方则为枕右后位。宫颈完全或近完全扩张时，若扪及胎儿耳郭朝向后方可作为诊断枕后位的标记。此外，必须扪清双顶径是否已经衔接，切不可被水肿的胎头所迷惑。

（七）处理

临产后，胎头以枕后位入盆时，除了少数在产程中持续于枕后位状态而致分娩困难以外，多可在产力推动下胎头内旋转为枕前位而经阴道顺产。因此，若产前检查无头盆不称或临界，枕后位均应给予阴道试产的机会，但产程中应进行严密的观察。

1. 第一产程

（1）潜伏期。有研究发现，胎头以枕后位入盆可能与孕产妇卧位有关。由于胎儿重心在背部，当孕产妇仰卧或侧卧时，胎儿背部在重力作用下移向孕产妇的侧后方，胎头随之而成枕后位。因此，根据胎儿重心及重力作用原理，应让孕产妇取同侧俯卧位以纠正枕后位。如胎头为枕左后位，则孕产妇取左侧俯卧位；如胎头为枕右后位，则孕产妇取右侧俯卧位。据此方法，可使胎头随胎儿重心的改变而向前移，逐步成为枕前位。有学者选择 240 例先兆临产至潜伏期 B 超检查为枕后位入盆的初产妇进行产妇改变体位矫正胎位的研究，研究组 120 例中有 106 例（88.3%）经阴道分娩，对照组 120 例未采取体位矫正者仅有 20 例（16.7%）经阴道分娩。

潜伏期应耐心等待，积极治疗，保证产妇充分的营养和休息。若精神紧张、睡眠不好或子宫收缩欠佳者，可予以肌内注射哌替啶或地西泮，消除产妇疲劳，可使子宫收缩逐渐转频。进食少者应补液。

（2）活跃期。应严密观察产程进展，积极处理。

如宫口扩张至 3～4 cm 时宫颈扩张延缓或停滞，可人工破膜；如子宫收缩欠佳，无头盆不称，可及早使用缩宫素。

经人工破膜及静脉滴注缩宫素以后，若宫颈扩张率每小时达 1 cm 以上，则有阴道分娩的可能；若观察 1～2 小时，宫颈扩张率每小时仍低于 1 cm 或无进展，应当行剖宫产结束分娩。

另外，宫口尚未开全，产妇即可因胎头压迫直肠产生排便感，应劝告产妇不可过早屏气用力，以免引起宫颈前唇水肿，影响产程进展。

2. 第二产程

宫口开全后，胎先露仍停留在+2 或+2 以上不再下降，若骨盆无漏斗型狭窄，胎儿中等大小，可尝试徒手转胎位至枕前位，如徒手转胎位成功，胎头继续下降，可在双侧阴部神经阻滞麻醉后，待其自然分娩或阴道助产。若骨盆有漏斗型狭窄，胎儿较大，胎头较高或徒手转胎位失败，需立即行剖宫产。

凡是经过较长时间试产，并经各种处理后，产程曲线表现为宫颈扩张延缓或停滞，应考虑行剖宫产。阴道助产只用于胎头达+3 或更低者。不宜使用中位产钳助产。

枕后位胎头达+3 或+3 以下，可出现两种情况。第一种情况是胎头呈低直后位，可以产钳助产。上产钳的方法同枕前位，但牵拉时应尽量将产钳柄适度地向上向外提，协助胎头俯屈，避免胎头俯屈不良造成软产道的严重损伤。必须指出，低直后位不宜应用胎头吸引器助产，因低直后位胎头常略带仰伸，呈前囟先露，胎头吸引器助产使负压直接作用于前囟，可损伤颅内组织，造成新生儿颅内出血。第二种情况是胎头持续于枕后位，若胎头先露部达+2 或+3，前均主张徒手旋转胎头至枕直前位。术时先将胎头略往上推，但上推的高度应不高于 0 位，待胎头转正后，术者的手暂不放松，等一两阵子宫收缩后，胎头下降至+3 或+3 以下再上产钳。钳柄方向应先持平，微微向上，然后再向上提。产钳柄、产钳叶方向向后、向下，使胎头滑过耻骨联合下降。在这种情况下可用产钳旋转胎头由后位至前位。如枕后位胎头已达盆底，又非前囟先露，先徒手旋转，失败后可用胎头吸引器助产。将胎头吸引器置于胎儿枕部，不要放在囟门上，边旋转边牵引，娩出胎头效果较好。不论用何方法均必须先准确查清胎方位。然后枕右后位应做顺时针方向旋转；枕左后位应做逆时针方向旋转。另有一点应引起注意，产程延长后由于产道的挤压，颅骨重叠，胎头水肿形成，当胎头已达+3 或+3 以下，胎头双顶径尚在坐骨棘水平以上，胎头最大径线尚未通过最窄的中骨盆平面，若施行产钳术时必须清楚此点。阴道检查要仔细，明确胎头是否降至+3 以下。

3. 第三产程

处理及产后注意事项：第三产程产妇疲劳，应预防产后出血，积极应用子宫收缩剂；会阴切口较大深者，积极预防感染，对准缝合。

二、持续性枕横位

大约 50% 的胎儿在妊娠晚期或临产前以枕横位入盆，因此，枕横位是头先露的正常衔接方位。胎头以枕横位入盆后，多数能自然旋转至枕前位而经阴道自然分娩。若胎头不能自然旋转至枕前位或胎头以枕后位入盆后向前旋转至枕横位时停顿，均可能形成持续性枕横位。

（一）定义

胎头以枕横位衔接，至中骨盆或盆底，尚未自然转至枕前位者，称为持续性枕横位，又称胎头低横位。

有学者认为，持续性枕横位与持续性枕后位一样，无论胎头在骨盆的哪一个平面，均可能持续于枕横位状态。因此认为凡正式临产后，经过充分试产，至分娩结束时，无论胎头在骨盆哪一个平面，只要胎头仍持续于枕横位，均应称为持续性枕横位。胎头低横位仅是发生在较低部位（中骨盆及中骨盆一下）的持续性枕横位。

（二）发生率

持续性枕横位在胎头位置异常中发生率最高，据 1987 年全国难产协作组报道，其占头位难产的 24.95%，虽然持续性枕横位是最轻微的胎头位置异常，但手术产率仍高达 90% 以上，故应引起高度重视。

（三）病因

1. 骨盆形态异常

常见于扁平型及男型骨盆，共占 42.23%，其中扁平型骨盆占 23.88%。由于扁平型骨盆前后径小，男型骨盆入口面前半部狭窄，使入口面可利用的前后径较短，故胎头多以枕横位入盆，男型骨盆的中骨盆横径短小，胎头下降过程中难以转至枕前位，而持续于枕横位。

2. 头盆不称

因骨盆狭窄，头盆大小不称，以枕横位入盆的胎头向前旋转受阻。

3. 胎头俯屈不良

此时胎头通过产道的径线相应增大，妨碍胎头内旋转及下降。

4. 子宫收缩乏力

多因继发性子宫收缩乏力影响胎头内旋转及下降。

（四）分娩机制

多数枕横位在产力推动下，胎头枕部可向前旋转 90°，转为枕前位，最后自然分娩。如不能转为枕前位，可以有以下几种分娩机制。

（1）部分枕横位于下降过程中胎头无内旋转动作，从临产到分娩结束，均为枕横位，称为持续性枕横位。

（2）如果胎头以枕后位衔接，下降过程中不能完成大于 90°的内旋转，而是旋转至枕横位时即停顿下来，称为持续性枕横位，这是枕后位发展的结果。

（五）对母儿的影响

持续性枕横位的难产倾向大，手术产率高。某医院对 73 例持续性枕横位经阴道分娩的新生儿进行分析，有颅内出血 3 例，其中死亡 1 例，这可能与重视程度不够、处理不及时和阴道助产手术不当有关。

（六）诊断

宫颈口近开全或开全后，胎头位于中骨盆及盆底时，出现产程异常，胎头下降停滞，阴道检查示胎头矢状缝在骨盆横径上，大小囟均能扪及，即可诊断持续性枕横位。其临床特点如下。

1. 腹部检查

扪及胎儿肢体及胎背在腹前壁两侧各占一半，胎心音在下腹部偏外侧最响亮。耻骨联合上方触及的胎头比枕前位及枕后位宽。因枕横位时扪及的胎头两侧为枕额径的两端，平均 11.3 cm，为头先露胎头不俯屈或不仰伸时的最宽纵径。耻骨联合上扪及的两侧颅顶不等高，胎头枕骨所在的一侧高于额骨所在的一侧。若为枕左横位，于下腹部的左侧，耻骨联合左上方扪及枕部（形圆质硬），枕部如在耻骨联合上 3 指高，则右侧的额部可能仅有 1 指高；如为枕右横位，方向则相反。随访胎头是否下降，应以枕骨侧为标准，枕左横位时总在耻骨联合左上方触摸枕部高低，下次检查切不可更换到耻骨联合右上方触摸，所摸到的是额部，只在耻骨联合上 1 横指，而误认为胎头已经下降 2 横指。

2. 肛查

胎头矢状缝在骨盆横径上。

3. 阴道检查

胎头矢状缝在骨盆横径上，通常大小囟门均能扪及，小囟门在母体左侧称枕左横位，小囟门在母体右侧称为枕右横位。

（七）处理

凡以枕横位入盆者，除明显头盆不称外，均应试产。若试产过程中出现产程异常，当宫颈扩张 3～5 cm 时，可做阴道检查，将拇指、示指及中指深入宫颈内拨动胎头。配合子宫收缩向前旋转为枕前位，旋转成功后产妇取侧卧体位，使胎方位保持为枕前位。当宫颈口扩张开全或近开全时，将手伸入阴道内将拇指与其余四指自然分开握住胎头向前旋转为枕前位，枕横位纠正后胎头一般均能很快下降，可经阴道自然分娩，或者用产钳或胎头吸引器助产。若徒手旋转胎方位失败，胎头位置较高，尚在+2 以上，则应行剖宫产。

三、胎头高直位

（一）定义

当胎头矢状缝位于骨盆入口面前后径上时，称为胎头高直位，是一种特殊的胎头位置异常。

胎头高直位又分为两种，一种是胎头的枕骨在母体骨盆耻骨联合后方，称高直前位，又称枕耻位；另一种是胎头枕骨位于母体骨盆骶岬前，称高直后位，又称枕骶位。胎头高直位是一种很不利的胎位，若不及时诊断和处理，对母胎危害均较大。尤其高直后位，几乎均需剖宫产结束分娩，故属于严重的异常胎位，应予以特别重视。50%～70%的高直前位可经阴道分娩。

（二）发病率

高直后位往往需要以剖宫产结束分娩，而高直前位则有 50%～70% 的比例经由阴道分娩，故易漏诊。国外报道高直前位与高直后位的比例为 5∶3。

（三）病因

胎头高直位的病因尚不明确，可能与以下因素有关。

1. 头盆不称

某医院 45 例高直位中头盆不称者 11 例，头盆临界不称者 27 例，两者相加占总数的 84.4%；头盆关系正常者仅占 7 例，占总数的 15.6%。

2. 骨盆形态及大小异常

如骨盆入口面狭窄或变形、漏斗型骨盆狭窄，尤其男型及猿型骨盆入口面的形态易使胎头以高直位衔接。

3. 胎头异常

胎头太大、太小或胎头形态呈长形。

4. 胎膜早破

有学者认为，在妊娠末期或临产初期，胎头未固定之前，胎位可能发生变动，当胎头由母体一侧转向另一侧时，胎膜突然破裂，羊水迅速外流，胎头迅速落于骨盆入口上，形成胎头高直位。根据临床观察胎头高直位尤其是高直后位，常常伴随发生胎膜早破。

5. 悬垂腹

腹部松弛，两侧腹直肌分离，使胎背处于前位，有可能发生高直位。

（四）分娩机制

高直前位临产后，胎头极度俯屈，以枕骨下部支撑在耻骨联合处，额、顶、颏转向骶岬。由于胎头极度俯屈，首先是大囟滑过骶岬，然后是额部沿骶岬向下滑动，一旦胎头极度俯屈的姿势得以纠正，胎头不需内旋转，可按一般枕前位通过产道分娩，但因胎头的入盆与下降遇到困难，整个产程较长。若俯屈得不到纠正，胎头无法入盆，就需以剖宫产结束分娩。

高直后位最突出表现是胎头高浮，迟迟不能入盆。这主要是由于胎头枕部与胎背所形成的弧形正对着母体向前突出的脊椎腰骶部，前凸的腰骶部妨碍胎头下降，较长的胎头矢状径又位于较短的骨盆入口前后位上，致使胎头高浮而无法衔接入盆。若胎背能向一侧旋转 45° 称为枕左后位或枕右后位，胎头即有可能下降，在临床实际工作中，高直后位能够入盆并经阴道分娩是极少见的。

（五）临床表现及诊断

1. 胎头不衔接和不下降

胎头高直位主要表现为胎头的衔接和下降均有困难，其中高直后位的困难更大。37例高直后位中只有 7 例胎头衔接，而且这 7 例胎头均停滞在"0"位不能继续下降，最后均以剖宫产结束分娩，其余 30 例也因胎头始终未衔接而行剖宫产。8 例高直前位中有 3 例经阴道分娩，其余 5 例因胎头不衔接而行剖宫产。

2. 宫颈扩张延缓或停滞

因胎头下降受阻影响宫颈扩张。45 例胎头高直位中，宫颈扩张≤6 cm 共 32 例，占71.1%，其中宫颈扩张停滞在 3～4 cm 最多见，共 22 例，占 48.9%。

3. 产程延长

胎头高直位中绝大多数需以剖宫产结束分娩。若对胎头高直位认识不足，延误诊断，常可致产程延长。45 例胎头高直位中，总产程 19～24 小时者 10 例，占 22.2%，超过 24小时者 7 例，占 15.6%。

4. 腹部检查

高直前位时胎头是正直前位，胎头横径较短，检查者感觉胎头偏小与胎体不成比例。妊娠期女性腹部完全被胎背所占据，触不到胎儿肢体。胎心音在下腹中线或稍偏左处最清楚。

高直后位时在下腹正中耻骨联合上方可触及胎儿额部，枕骨与下颌骨在同一水平面上，妊娠期女性腹部完全被胎儿肢体所占据，这是诊断高直后位很重要的体征。胎心音在下腹中线附近稍偏右最清楚，因胎心音由胎儿前胸传至腹壁，故较枕前位时由胎儿背部传导而来的胎心音更响亮。由于胎心音响亮，故在下腹左右两侧均可听见。即使在同一妊娠期女性，不同检查者所标明的胎心音位置也可能不同，这种胎心音位置忽左忽右的现象有助于诊断高直后位。

5. 阴道检查

高直位时胎头矢状缝与骨盆入口平面的前后径方向一致，有时可略偏左或右，但左右不超过 15°。高直前位时小囟靠近耻骨联合，大囟靠近骶骨。相反，高直后位时小囟靠近骶骨，而大囟靠近耻骨联合。胎先露均高悬于"0"位以上。

由于胎头紧紧嵌顿于骨盆入口处，产程停滞，胎头压迫宫颈的时间过长，妨碍宫颈的血液循环，由阴道检查常可发现宫颈水肿及胎头水肿，胎头水肿的大小与宫颈扩张大小相符合，一般直径为 3～5 cm。高直前位时，因胎头极度俯屈，胎头水肿一般在枕骨正中；高直后位时，因胎头有不同程度的仰伸，故胎头水肿在两顶骨之间。

胎头高直位容易漏诊。在临产早期腹部检查时如遇有可疑体征，而产程进展较慢，应及时做阴道检查明确诊断。早期诊断非常重要，可减少母婴的并发症。

（六）处理

高直前位时，胎儿枕部若能向一侧转 45°至枕左前位或枕右前位，即有可能正常分娩。一般可采用加强子宫收缩，使其自然转位，但必须是骨盆正常、头盆相称，经检查后，严密观察 1～2 小时的产程进展，如失败应行剖宫产。

高直后位时，胎头若向一侧转 45°至枕左后位或枕右后位，则可按枕后位的分娩机制进行。总的说来，有两种方法可以使胎头转位。①加强子宫收缩促使胎头转位；②徒手旋转胎方位。但是高直后位即使在严密观察下静滴缩宫素，并予以足够的时间试产，转位成功的概率很小。徒手旋转胎方位，则必须宫颈开全或近开全才有可能进行，但高直后位时宫颈很少能开全，即使宫颈开全，转位的成功率也不高。因此，一旦诊断明确，应立即行剖宫产，以避免对母胎造成危害。

为预防胎头高直位的发生，在妊娠晚期或临产早期，可令孕产妇取侧卧式。

四、前不均倾位

（一）定义

枕横位中胎头以前不均倾势入盆者称为前不均倾位。

胎头以枕横位入盆时，可以有三种倾位，一种为均倾位，即胎头双顶同时进入骨盆入口，胎头矢状缝在骨盆入口平面中轴线的横径上；若胎头侧屈，后顶骨先入盆，并滑入骶岬下，则为后不均倾位；若胎头前顶骨先入盆，则为前不均倾位。前两种胎头入盆倾势是正常的。但胎头为前不均倾位时，前顶骨先入盆，落于耻骨联合后方，致使后顶骨搁于骶岬上而不能入盆，随着产程进展，子宫收缩加强，胎头侧屈加重，而胎头始终不入盆，最终以剖宫产结束分娩。这很明显，在枕横位时，后不均倾位是较前不均倾位更有利的分娩机制。但在世界范围内对这个问题还有争论。Banson 较早时提出后不均倾位是较前不均倾位更有利的分娩机制。但 Sokoll 最近提出，"胎头不均倾可以克服轻度的骨盆入口狭窄。前不均倾时，矢状缝靠近骶骨，它的预后较后不均倾有利"。

（二）发生率

前不均倾位的发生率在胎头位置异常中占第 4 位。某医院自 1975—1982 年 8 年中分娩总数为 11 134 例，其中前不均倾位 64 例，发生率为 0.57%。1975—1976 年共分娩 2536 例，其中前不均倾位 10 例，发生率为 0.39%，而 1982 年的分娩总数为 2049 例，其中前不均倾位 16 例，发生率为 0.78%。有学者报道，1984 年的前不均倾位发生率为 0.81%。发生率的上升可能与对此类胎位的认识提高有关。

（三）病因

1. 头盆不称

64 例前不均倾位中，头盆相称者 23 例，占 35.9%；临界头盆不称 26 例，占 40.6%；轻度头盆不称 15 例，占 23.4%；后两者共 41 例，占 64%。

2. 骨盆倾斜度过大

胎头可利用的骨盆入口面较小，胎头不易入盆，后顶骨位于骶岬上方，前顶骨先进入骨盆入口。

3. 悬垂腹

妊娠期女性腹壁松弛，子宫前倾，使胎头前顶骨先入盆。

4. 扁平骨盆

骨盆入口前后径小，胎头双顶不能入盆，为适应骨盆形态，胎头侧屈，前顶首先入盆。64 例前不均倾位中，2 例为扁平骨盆狭窄，骶耻外径分别为 17 cm 及 17.5 cm。

综上所述，当骨盆倾斜度过大、悬垂腹或腹壁松弛时，胎儿身体向前倾斜，可使胎头前顶先入盆，若同时有头盆不称，则更有可能出现前不均倾势这种异常胎位。

（四）临床表现及诊断

1. 胎头水肿

由于产程停滞，胎头受压过久，可出现胎头水肿，水肿的范围常与宫颈扩张大小相符，一般直径为 3～5 cm，故称之为胎头"小水肿"。枕左横位前不均倾位时，胎头水肿应在右顶骨；枕右横位前不均倾位时，胎头水肿应在左顶骨。剖宫产取出胎儿后，因检查胎头水肿部位，这是核实前不均倾位的可靠方法。

2. 腹部检查

胎背与胎体的关系与胎心音的位置基本与一般枕横位相同。所不同的是，绝大多数前不均倾位的胎头无法入盆。在临产早期，可在耻骨联合上方扪及一圆而硬的隆起，此即嵌顿于耻骨联合后方的胎头前顶部，以后逐渐摸不到此顶骨，系因产程进展，胎头侧屈不断加重，埋于胎肩后而无法由腹部触及，此时胎头与胎肩折叠于骨盆入口处，胎肩可达耻骨联合上缘，表现为胎头已经入盆的假象。有时因胎头折叠于胎肩后而胎肩高高地耸起，高出于耻骨平面，在剖宫产中一旦切开子宫，胎肩及上肢即可从子宫切口处突出来。

3. 阴道检查

阴道检查时在耻骨联合后方可触及前耳，感觉胎头前顶紧嵌于耻骨联合后方，盆腔前半部被塞满，而盆腔后半部则显得很空虚，系因后顶骨大部分尚在骶岬以上。胎头矢状缝在骨盆横径上但逐渐向后移而接近骶岬，这是由胎头侧屈加深所致。阴道检查时，应注意将前不均倾位与枕前位和枕后位相鉴别。前不均倾位时，胎头大囟与小囟均向后移，若为枕左横前不均倾位时，大囟可在骨盆面时钟方向 7°～8°处，小囟在 4°～5°处。由于胎头位置较高，宫颈口仅扩张 3～5 cm，很难将大囟及小囟均扪诊清楚，往往仅能扪及颅顶的一部分。若仅摸到小囟在 4°～5°处又可能误诊为枕左后位。因此，阴道检查诊断前不均倾位的关键在于摸清矢状缝的走向是否与骨盆的横径相平行，并向后移靠近骶岬，且同时大囟与小囟均一起向后移。前不均倾位易被误诊和漏诊。

（五）预防与处理

首先要预防前不均倾位的发生，凡是会引起前不均倾位的因素，可于产前或临产早期尽量予以纠正，如妊娠晚期腹部松弛或悬垂腹者，可加用腹带纠正胎儿向前倾斜。产程早期令产妇取坐位或半卧位，使产妇双髋关节伴膝关节屈曲，均有利于缩小骨盆倾斜度，避免前顶先入盆，防止前不均倾位发生。

前不均倾位的诊断一旦确定，除极个别骨盆正常或较大、胎儿较小、产力强者可给予短期试产外，其余均应尽快行剖宫产。

有时诊断未能于手术前完全确立，但按产程图观察已无继续进展可能者，也必须尽快行剖宫产结束分娩，否则产程延长后不但会对母胎带来危害，也会使手术遇到困难。对产程较长者施行剖宫产时，胎儿前肩已抵达耻骨联合上方，胎头未能入盆，侧屈逐渐加重，胎头紧贴后肩，转向骨盆入口后方，这种情况被称为"忽略性前不均倾位"，随着诊断水平不断提高，应避免发生这种忽略性前不均倾位。切开子宫下段时，因胎肩骑跨于耻骨联合上，故上肢很容易脱出于切口外。因此，手术时最好能置产妇于深垂头仰卧式，手术者切开子宫下段时，第一助手可以压住胎肩，并用力将其向宫底方向推送，使胎肩不致脱出于切口外，并可使侧屈的胎头得以纠正，有利于娩出胎头。当第一助手推送胎肩时，术者才有可能以示指在胎背的对侧及骨盆入口面的后方钩取胎儿之口，使之转向前方朝向耻骨联合，然后以一般枕后位方式娩出胎头。胎儿娩出后，应查看胎头小水肿部位，做出最后确诊。

五、面先露（颜面位）

分娩过程中，当胎头极度仰伸，以面部为先露时称为面先露，又称颜面位。其方位指示点为颏部。根据颏部与母体骨盆的关系可以分为颏左前、颏左横、颏左后、颏右前、颏右横、颏右后六种不同的颜面位，而以颏左前及颏右后位较多见。

颜面位时，胎儿枕骨与背部贴近，颏部远离胸部，呈挺胸弯腰姿势，往往是产程中由于额先露继续仰伸而形成。

（一）发生率

颜面位的发生率不高，据国内外报道，为 0.20%～0.27%，经产妇多于初产妇，其比例为 3∶1，我国实行计划生育以来，发生率已趋下降。

（二）病因

引起面先露的原因是多方面的，任何有利于胎头仰伸或妨碍胎头俯屈的因素都可能促成面先露。

（1）骨盆狭窄或胎儿巨大者，在临产后胎头衔接受阻，仰伸为面先露的可能性增大。Hellman 等统计 141 例面先露中有 39.4% 存在骨盆入口狭窄。

（2）经产妇。悬垂腹是发生面先露的另一因素。胎背向前或与枕骨成同一方向，于是胎儿颈椎与胸椎仰伸，形成颜面位。

（3）无脑儿、胎儿甲状腺肿大、脐带绕颈、前置胎盘、羊水过多等均可促使胎头以仰伸姿势嵌入骨盆入口发生面先露。

（三）诊断

1. 腹部检查

由于胎头极度仰伸，入盆受阻，胎体伸直，故宫底位置较高。颏前位时，胎儿肢体靠近母体腹前壁，易被触及。胎心音由胎儿胸前壁经母体腹前壁传出，故在胎儿小肢体所在一侧的母体下腹部听诊胎心音最响亮。颏后位时，由于胎儿枕部靠近胎儿背部，在妊娠期女性下腹部靠近耻骨联合上方处可扪及明显高起的胎头，且胎头枕骨隆凸与胎背间有明显的凹沟，胎心音则因胎儿胸壁远离母体腹前壁使传导受到影响，故响度较弱。

2. 肛查

可触及高低不平、软硬不均的面部，常因面部有水肿而不易与臀先露区别，故临床诊断面先露必须依靠阴道检查。

3. 阴道检查

阴道检查是确诊面先露最可靠的方法，一般在宫口开至 3～5 cm 时进行。如在阴道内扪及胎儿的口、鼻、眼眶及颧骨各部，即可确诊为颜面位。行阴道检查时，若胎膜未破，应先行人工破膜，破膜后可触及高低不平的面部器官。由于胎儿面部受到产道的压迫，常有水肿、瘀血，组织变得较脆，检查时动作要十分轻柔，以免损伤面部皮肤。检查时应注意与臀先露相鉴别，偶可将胎儿的口误认为肛门，将颧骨误认为是坐骨结节，但肛门与坐骨结节是在一条直线上，而口与颧骨形成一个三角形，可以作为鉴别面先露和臀先露的参考。另外，若阴道检查时触及胎儿肛门，则手指上附有胎粪，与面先露时手指触及胎儿口腔不难鉴别。检查时必须查清胎儿颏部的方位，以便决定分娩方式。颏前位可能经阴道分娩，颏后位则需行剖宫产，两者的分娩方式截然不同。

（四）分娩机制

面先露的分娩机制主要包括仰伸、下降、内旋转、俯屈及外旋转。

若产力、产道均正常，胎儿不大，颏前位可能经阴道自然娩出。胎头以仰伸姿势衔接入盆，当胎儿面部到达盆底时，胎头极度仰伸，颏部作为最低点转向前方，自耻骨弓下娩出，其后以下颌骨为支点，在产力（尤其是肛提肌收缩力）推动下，胎头相应俯屈，口、鼻、眼、额及大囟相继娩出。

颏后位需经内旋转 135°呈颏前位方能自然娩出，若内旋转受阻而持续为颏后位，则因胎颈需极度仰伸方能越过骶骨，但很少有能克服者，除外早产或已浸软的胎儿在胎头与胎肩同时随胎颈一道娩出者，足月活胎绝对不能从阴道娩出，故颏后位一般需剖宫产终止妊娠。

（五）对母胎的影响

1. 对母体的影响

（1）颏前位时多有产程延长。

（2）胎先露部不能紧贴子宫下段，常导致继发性子宫收缩乏力。

（3）胎儿面部骨质不能变形，易发生产妇会阴裂伤。

（4）额后位时，如未能及时发现和处理，可因分娩梗阻造成子宫破裂，危及产妇生命。

2. 对胎儿的影响

（1）胎儿面部变形、青紫及水肿。

（2）头骨变形，枕额径明显变长。

（3）严重者发生会厌水肿，影响吸吮动作。

（4）新生儿可保持仰伸姿势达数日，出生后需加强护理。

（六）处理

面先露均在临产后发生，事先难以预防，临产后如出现产程异常，应及时做阴道检查，及早诊断和处理。

额前位时，如产道无异常，子宫收缩正常，可能经阴道自然分娩；如第二产程延长，可行低位产钳助产；据额前位分娩机制而言固然可以阴道分娩，但产程长、胎头下降延缓者仍以及时行剖宫产为宜。额后位难以自阴道娩出，需行剖宫产。

六、额先露

额先露是指胎头的姿势处于俯屈和仰伸之间（介于枕先露和面先露之间）的位置，以最大枕额径通过产道，持续以额为先露，又称额位。额先露是一种暂时性的胎位，因胎头可俯屈而变为枕先露，或胎头进一步仰伸而成为面先露，持续呈额先露者极少见，占头先露的 0.5%～1.0%，经产妇多于初产妇。因额先露胎头以最大径枕额径（13.3 cm）入盆，衔接与下降均很困难，除非胎儿甚小或死胎，足月正常胎儿不可能经阴道自然娩出。

（一）病因

与面先露发生的原因基本相同。凡能影响胎头正常俯屈的因素均可能导致额先露。有学者发现，额先露可能与前置胎盘、羊水过多、子宫异常或胎儿畸形有关。

（二）临床表现和诊断

产程中子宫收缩良好而胎头高浮迟迟不能入盆时，应想到有此种异常胎位的可能，需进行以下检查。

1. 腹部检查

额前位时，于耻骨联合上方可触及胎儿枕骨隆凸及其与胎背间的横凹，但不如面先露时明显。仅凭腹部检查，很难确诊额先露。

2. 阴道检查

若扪及额骨及额缝，可确诊额先露。额缝一端为大囟的前半部，另一端为眼眶及鼻根部。在临产早期诊断额先露较困难。腹部检查胎头未入盆，与胎背在同一侧。阴道检查可以确诊。另外，B 超检查也有助于诊断额先露。

（三）分娩机制

经过胎头塑形，30% 的额先露可自然转变为面先露，20% 可自然转变为枕先露。因额先露时胎头以最大径枕颏径（13.3 cm）入盆，难以衔接，故胎儿不可能经阴道分娩。若未能及时发现和处理，可导致子宫破裂或其他严重的软组织损伤，胎儿可因窒息或颅内出血而死亡。

（四）处理

过去虽采取经腹部和经阴道联合纠正胎位，分娩时考虑产钳助产，但一方面纠正胎位的手法难度较大且失败率较高，另一方面阴道分娩对母胎均可造成一定的损伤，目前认为，正常足月儿若为持续性额位，阴道分娩概率极小，除早产儿及小于胎龄儿可能经阴道分娩外，一般均需行剖宫产。故当产程异常，阴道检查确诊额位以后，不应再试产，应及早行剖宫产，以免进一步影响母胎预后。

七、臀先露

臀先露是异常胎位中最常见的一种，在妊娠 20 周时，其发生率较高；随孕周的增长，臀先露发生率逐渐降低，至足月分娩时其发生率为 3%～4%。

因胎臀比胎头小，分娩时胎头未经变形或因过度仰伸往往后出头娩出困难，脐带脱垂亦多见，故围生儿死亡率较头位分娩明显增高，因此，近年臀先露剖宫产率显著上升至 70%～90%，但是剖宫产并不是臀先露处理的最好办法，关键是妊娠期及时发现臀先露，尽可能促使转为头位，降低臀先露的发生率。

（一）病因

1. 早产

妊娠未足月，特别在 30 周或 30 周以前时，羊水量相对偏多，胎儿常取臀先露，一旦发生早产，即以臀先露方式分娩。

2. 羊水过多或经产妇

此时子宫腔空间较大或子宫壁较松弛，胎儿易在宫腔内自由活动以致形成臀先露。

3. 胎儿在宫腔内活动受限

这种情况致使胎头不易随孕龄的增加而转为头位，如子宫畸形（单角子宫、双角子宫、子宫不完全纵隔等）、双胎、羊水过少等。

4. 胎儿下降受阻或衔接受阻

如有骨盆狭窄、胎儿过大或相对性头盆不称、前置胎盘、肿瘤阻塞盆腔等情况，会出现胎儿下降受阻或衔接受阻。

5. 胎儿畸形

如无脑儿、胎儿脑积水等。

6. 胎盘种植于子宫角或底部

这种情况下臀先露的发生率升高。Fiann 等用超声波观测到臀先露中胎盘种植于子宫角基底部的比例为73%，头位仅为50%。

7. 长头型胎头

此种胎头的枕部凸出、脸部变长，胎头两侧面平行，即所谓"臀先露胎头"。此种特殊胎头形态的枕额径增长，可能是形成臀先露的原因之一。统计表明，足月臀先露胎儿至少1/3具有此种形态的胎头。

（二）临床分类

根据胎儿下肢的姿势，臀先露可分为三类。

1. 单纯臀先露

又称腿直臀先露，髋关节屈曲，膝关节伸直，以臀部为先露，临床上最多见。单纯臀先露时首先通过宫颈口的是臀部加双大腿，臀部加双大腿的周径与胎头周径略同，当其通过宫颈口时，宫颈口必已开全，此时胎头没有被宫颈口卡住以致不能娩出的危险；胎儿双下肢架在盘曲于胸前的双上肢之前，使胎儿的双下肢与腹壁之间留有空隙，避免脐带严重受压，亦不容易发生脐带脱垂。但因单纯臀先露时伸直的胎儿下肢支撑着胎体，使胎体和胎头之间缺乏弧度，使之不容易回转成头位，分娩时亦不利于臀部侧屈，但总体上对分娩影响不大。

2. 完全臀先露

又称混合臀先露，髋关节及膝关节均屈曲，以臀先露与双足为先露，较单纯臀先露少见。完全臀先露在分娩过程中因下肢受到的阻力比臀部受到的阻力小，所以往往是下肢先下降，其位置低于臀部。完全臀先露处理得当，一般不至于形成不完全臀先露，但在胎膜突然破裂时应警惕发生不完全臀先露的可能。

3. 不完全臀先露

较少见，胎儿呈直立或跪式，以足或膝为先露。不完全臀先露的确切定义应该是单侧或双侧髋关节伸直而不是下肢低于臀部，不完全臀先露有以下几种情况。①足先露，双侧髋关节与膝关节均伸直；②膝先露，双侧髋关节伸直而膝关节屈曲；③双侧先露不同，一侧为足先露，另一侧为膝先露。不完全臀先露往往是在临产过程中演变而成，最容易发生脐带脱垂，尤其是两侧先露不同的不完全臀先露脐带脱垂概率更大。

三种臀先露中单纯臀先露胎儿预后最佳，完全臀先露次之，不完全臀先露最差，单纯臀先露最适合阴道试产。

（三）分娩机制

胎儿身体各部中，头的变形性最小而径线最大，肩次之，臀最小。头位分娩时，胎头一经娩出，胎体其他各部的娩出一般多无困难，但臀先露则不同，较小的臀部先娩出，较大的头部却最后娩出，因而分娩易发生后出头困难。接生时，如能按照臀先露分娩机制适时地恰当处理，可减少臀先露的围生儿死亡率。臀先露以骶骨为指示点，有骶左前、骶右前、骶左横、骶右横、骶左后、骶右后等六种胎方位，现以单纯臀先露骶右前为例介绍分娩机制。

1. 臀部娩出

临产后，胎儿臀部以粗隆间径衔接于骨盆入口右斜径上，并不断下降，其前髋部下降稍快，先抵盆底，在遇盆底阻力后，臀部向母体右侧做 45°的内旋转，使前髋位于耻骨联合后方，而粗隆间径即与母体骨盆的前后径一致，此时，胎体为适应产道弯曲度而侧屈，胎臀在母体会阴部出现并娩出。继之，双下肢双足亦娩出，胎臀及下肢娩出后，胎体发生外旋转，胎背转向前方或右前方。

2. 胎肩娩出

在胎体发生旋转的同时，胎儿双肩径于骨盆入口面的横径或斜径上入盆，逐渐下降达盆底，此时，前肩向右做内旋转 45°～90°而位于耻骨弓下，接着，胎体又侧屈于会阴后联合前，先娩出后肩及其上肢，然后又娩出前肩及另一侧上肢。

3. 胎头娩出

当胎肩娩出时，胎头以矢状缝衔接于骨盆入口的左斜径或横径上，逐渐下降、俯屈，当胎头达盆底时，其枕部紧贴于耻骨联合之后并以位于耻骨弓下的枕骨下凹为支点，胎头继续俯屈，于是额、面、额部相继露于会阴部而最终胎头全部娩出。

（四）诊断

1. 腹部检查

在宫底可以扪及圆而硬的胎头，按压时有浮球感，在耻骨联合上方可扪及软而较宽的胎臀，胎心音的位置较高，在脐的左上或右上方。完全臀先露时胎头在胎臀的对侧，胎头在宫底正中时应怀疑为单纯臀先露。

2. 肛查或阴道检查

如腹部检查不能肯定为头先露或臀先露时，可做肛查，如盆腔内空虚，扪不到圆而硬的胎头，而摸到位置较高的质软而形状不规则的胎臀，或扪及胎足，即可确诊为臀先露。如肛查仍不能确诊，则可做阴道检查，以区别臀先露的种类、了解宫颈口的情况及有无脐带脱垂。如胎膜已破，可直接扪到胎臀、外生殖器及肛门。如扪到的部位似胎足，可以从足趾和手指的不同及有无足跟而区别其为胎手或胎足，在扪到胎臀时尚应注意与面位相鉴别。在臀先露，肛门与两侧坐骨结节联成一条直线，当手指放入肛门时有环状括约肌的收缩感，指尖上有胎粪；而颜面位的口部及两侧颧骨呈一等腰三角形分布，手指放入口内可触及牙龈，并可扪及下颌骨。

3. 超声波检查

妊娠期女性腹壁厚，先露高，胎头嵌顿于肋骨下需做超声显像检查。超声检查可以了解以下情况。

（1）胎头是否仰伸，仰伸程度如何。

（2）测量胎头双顶径、胸围、腹围及股骨长度，用以估计胎儿大小。

（3）胎儿是否畸形。臀先露胎儿畸形的发生率为3%，而头位仅为1%。

（4）确定臀先露的类型。了解胎儿下肢是否屈曲良好，是紧紧盘于胎儿腹部前且高于臀部，还是屈曲不良，盘得不紧且低于臀部。

（5）胎盘位置。胎盘在子宫前壁者不宜行外倒转术。

（6）如在臀先露旁见到一团软组织阴影，应警惕脐带先露。

（五）预后

臀先露的主要问题是围生儿死亡率明显升高，如 1964 年 Morgan 等报道美国 147 所医院 404 847 次分娩中，臀先露分娩 16 327 次，全国的围生儿死亡率为 27.5‰，而臀先露围生儿死亡率高达 150.8‰，为全组的 5～6 倍。我国某医院 20 年共分娩 25 813 例，其中臀先露 995 例，围生儿死亡率为 135.40‰。

（六）并发症

1. 臀先露分娩对围生儿的影响

（1）早产。除早产本身对胎儿或婴儿的影响外，臀先露分娩较头位有更大的危险性。据统计，各组胎龄相同的新生儿，臀先露的体重均较非臀先露者为低；另一方面，早产儿头臀径相差较足月者更为悬殊，故分娩时的危险性更大，因此死亡率增高。

（2）脐带脱垂。臀先露的脐带脱垂发生率为 4%～5%，为头位的 10 倍，其中先露部完全填满了宫颈口的单纯臀先露的脐带脱垂发生率最低，仅约为 1%；完全臀先露为 2%～5%；足先露则因所露出的空隙最大而高达 10%～18%。

（3）窒息和损伤。产伤的发生率很高，在困难的臀先露分娩中，新生儿损伤的发生率为 20%，即使分娩较顺利亦达 3.5%；其中最严重的损伤是颅内出血，发生率较头先露高 10 倍，是臀先露婴儿死亡的主要原因之一。颅内出血或损伤的主要原因是当胎头通过骨盆时，在极短的时间内承受张力很大的牵引，胎头未及变形，颅内的韧带（如小脑天幕等）及脑组织发生撕裂、出血及挫伤、损伤更多发生于有头盆不称、骨盆狭窄或在宫颈未开完的情况下。另一方面，由于牵引的困难，脑部缺氧时间过久而发生脑实质的弥漫性出血，可带来终身后遗症。此外，还有所谓"微小脑损伤"，往往在幼儿时期由于阅读、写作、理解以及交流等智力表现落后于正常儿童而被发现，在臀先露中其发生率是头位的 2 倍。

除脑部损伤外，臀先露中颈部、肱骨、股骨的骨折及脱位以及臂丛神经损伤的发生率亦高。其他如咽部或腹腔脏器包括肝、脾、膀胱的损伤亦偶有所见。

（4）畸形。臀先露中先天畸形如脑积水、无脑儿、先天性髋关节脱位等的发生率高于头位。Brennei 在 29 000 例头位中发现畸形率为 2.4%，而在 10 000 例臀先露中则为 6.3%。臀先露的畸形发生率约为头位的 2 倍。

2. 臀先露分娩对母体的不良影响

（1）臀先露先露部不规则，使前羊膜囊受到的压力不均匀，易发生胎膜早破。

（2）由于其先露部不规则，不易紧贴子宫下段及子宫颈，容易引起子宫收缩乏力，致产程延长。

（3）若宫颈尚未开全过早行臀牵引术，或因臀先露助产技术掌握不当，或动作粗暴可致阴道裂伤，甚至会阴Ⅲ度撕裂，子宫颈裂伤，严重者可累及子宫下段，乃至子宫破裂。

（七）处理

1. 妊娠期

妊娠 28 周以前，由于羊水较多，胎位不易固定，30%～35% 为臀先露，多可自然回转呈头位，无须特殊处理。若妊娠 30～32 周仍为臀先露，应当积极处理，应用下述方法矫正胎位。

（1）艾灸或激光照射至阴穴。妊娠期女性取平卧位或坐位，用艾条灸或激光照射两侧至阴穴，每天 1～2 次，每次 15 分钟，5 次为 1 疗程。妊娠期女性在艾灸时常感觉胎动较活跃。此法转位成功率达 75%～85%。

（2）膝胸卧位。促使胎臀退出盆腔，借助胎儿重心，自然转成头先露。方法：妊娠期女性排空膀胱后，松解裤带，俯跪于床上，胸部贴床，大腿与床成直角。每天～2 次，每次 15 分钟，7 天为 1 疗程，成功率在 70% 以上。侧卧位也可帮助倒转，骶左前位时令妊娠期女性向右侧卧，骶右前位时向左侧卧，使胎头顺着子宫腔侧面的弧形面滑动而转位。晚上睡眠较易采用侧卧位。这样两者结合可提高效果。

（3）仰卧臀高位。妊娠期女性排空膀胱后，松解腰带，仰卧于床上，腰部用枕头或被褥垫高，使腰臀与床沿成 30°～45° 角，仰卧 10～15 分钟后，迅速将身体向胎肢侧转动，侧卧 5 分钟。每天 2 次，每次 15～45 分钟，3～7 天为 1 疗程。

（4）甩臀运动。方法是令妊娠期女性双足分开直立，双手扶桌沿双膝及臀部顺胎头屈曲方向做规律的连续旋转，每天早晚各一次，每次 15 分钟，7 天为 1 疗程。

（5）外倒转术。经上述方法失败后可应用外倒转术，或直接实施此术。

臀先露自然回转率与外倒转术成功率几乎相同，且施行外倒转术可能发生早产、胎膜早破脐带脱垂、胎盘早剥、胎儿窘迫或死亡，甚至有子宫破裂的危险性，因而不主张行外倒转术。但目前国内外多数人主张可以在正确掌握外倒转术的适应证和禁忌证的情况下，谨慎施行。

1）禁忌证：①曾行剖宫产或子宫肌瘤剔除术；②不良分娩史；③骨盆狭窄；④产前出血，如前置胎盘；⑤羊水过多；⑥脐带绕颈；⑦估计胎儿体重 <2500 g 或 >3500 g；⑧胎盘附着于子宫前壁；⑨先兆早产、胎儿慢性窘迫、胎儿畸形；⑩妊娠期高血压。

2）适应证：凡无以上禁忌证者，均适于行外倒转术。

3）施行外倒转术的时机和影响因素：国内外多数学者认为施行外倒转术的最佳时机为妊娠 30～32 周。但是，也有学者认为，初产妇妊娠 32 周前或经产妇妊娠 34 周前，大多数臀先露能自然回转，无须行外倒转术；妊娠 38 周后因胎儿长大且羊水量相对减少，外倒转术不易成功。另外，影响外倒转术成功的因素有：腹部肥胖、妊娠期女性精神紧张、子宫易激惹、臀先露已衔接入盆、胎腿伸展等。

4）方法：妊娠期女性仰卧于床上，应用 B 超确定胎位。术前 30 分钟口服硫酸沙丁胺醇 4.8 mg，使子宫松弛。妊娠期女性排空膀胱。听诊胎心正常。

①施术者两手置于胎臀两侧逐渐向内上方托起胎臀，并用一手支撑胎臀，防止再次滑落入母体骨盆腔内。

②术者另一手示指、中指轻按胎头枕部，使其俯屈，并向子宫体侧方推移，以缓慢下移达脐平面为度。然后注意用手固定胎头，不可松开。

③扶住胎臀的手掌面朝上，托胎臀由子宫侧面向上移动，至脐平面与胎头相对。此时，胎儿已转为横位。

④术者双手继续保持扶住胎臀向上并促使胎头俯屈向下的姿势，胎儿躯干自行伸直以解除强迫横位，胎头转至下方成为头先露。

进行以上操作时应随时听诊胎心，若有异常或妊娠期女性不适，应立即停止操作。完成以上操作后再次听诊胎心正常者，腹部用一尺宽包布缠裹并用卷曲的小毛巾放置在胎儿下颌或颈部固定胎头，防止复转为臀先露。术后可予以子宫收缩抑制剂保胎处理，观察 3 天后复查仍为头先露者可解除固定包布，或将包布固定直至先露入盆或临产。以后每周复查一次，直至分娩。

2. 分娩期

臀先露分娩的处理一直存在着争议。由于臀先露阴道分娩围生儿患病率和死亡率都较高，故近二三十年来臀先露剖宫产率逐渐上升，达到了 70%～90%。随着剖宫产增多，围生儿患病率和死亡率有所下降，但产褥感染及产后出血发生率却相应增加，胎儿羊水吸入综合征及麻醉意外也偶有发生。根据我国 1985 年 11 月头臀先露难产专题座谈会及 1987 年 6 月全国难产防治会推荐，臀先露剖宫产率宜控制在 50% 左右。掌握臀先露阴道助产技术仍十分重要。

分娩方式选择如下。

1）剖宫产：足月单纯臀先露选择性剖宫产的指征如下。①骨盆狭窄；②胎儿体重≥3500 g 或 B 超检查双顶径＞9.5 cm，或胎儿体重＜2500 g（若体重过小估计出生后存活可能不大，仍宜阴道分娩）；③足先露或膝先露；④B 超见胎头过度仰伸，呈"望星式"；⑤B 超提示脐带先露或隐形脐带脱垂；⑥妊娠合并疾病或并发症，如妊娠期高血压、重度先兆子痫、前置胎盘、糖尿病、慢性高血压等；⑦高龄初产；⑧瘢痕子宫；⑨软产道异常；⑩胎膜早破；⑪胎盘功能异常。

2）阴道分娩的条件：①孕龄≥36 周；②单纯臀先露；③胎儿体重为 2500～3500 g；④无胎头仰伸；⑤骨盆大小正常；⑥无其他剖宫产指征。

3. 阴道分娩的处理

（1）第一产程。妊娠期女性应卧床休息，给予足够的水分和营养以保持较好的产力，少做肛查及阴道检查；不宜灌肠，以降低胎膜破裂发生的概率。子宫收缩间歇，应勤听诊胎心，一旦胎膜破裂，应立即听诊胎心，并做肛查，若胎心改变明显或肛查有异常发现即做阴道检查，了解宫颈扩张程度及有无脐带脱垂。

若产程中出现以下情况应及时行剖宫产。①子宫收缩乏力，产程进展缓慢；②胎儿窘迫；③脐带脱垂；④宫口开全后，先露位置仍高，估计阴道分娩困难。

决定阴道分娩时，如临产后先露逐渐下降，宫颈口逐渐扩张，胎心音正常，可以继续等待阴道分娩。如因子宫收缩乏力而产程进展缓慢，胎儿不大，可用缩宫素静滴加强子宫收缩。

（2）第二产程。臀先露胎儿能自行完成所有机转而自然分娩者极少见（除非死产或早产儿），绝大多数需由接产者协助才能经阴道分娩，称其为臀先露助产。

1）臀先露助产：臀先露助产的目的是使软产道充分扩张，并按照臀先露分娩机制采用一系列手法使胎儿顺利娩出。臀先露助产可分为压迫法和扶持法两种，如系完全臀先露或足先露一般用压迫法，如系单纯臀先露则用扶持法助产。

①压迫法：要点是"堵"，子宫收缩时，如于阴道口见到胎足，而宫口大多未开全，此时，应立即消毒外阴部，并用无菌巾铺于外阴上，每次子宫收缩时以手掌堵于阴道口，不使胎足落于阴道外，当胎臀逐渐下降以致完全进入盆腔时，宫颈继续扩大，阴道亦得以充分扩张。当产妇下坠感十分强烈，其外阴膨隆，肛门松弛，胎儿的外阴部及部分臀部已显露于产妇的阴道口，而堵在阴道口接生者的手掌也感受到相当大的冲击力，提示宫口已开全，可不必再堵而准备接产。在堵的过程中要严密注意胎心率，如发现异常，可及时做会阴切口行臀先露牵引术。

在做臀先露助产前，凡初产妇必须先行会阴切开，切开的时间掌握在切开后一至两次子宫收缩胎儿的双下肢及臀部即可娩出为度。胎臀及下肢娩出后，助产者可用无菌巾包住胎儿的下肢及臀部，双手把持胎儿臀部向下牵引，当脐部露出后，将胎背转向原来胎位的一侧，一面旋转，一面向下后方牵引，露出前肩，此时，助产者可以将示指及中指伸入阴道，置于胎儿前上肢的上外侧并将其压向内侧，使胎儿前上肢做洗脸样动作，扫过面部及胸部而娩出，然后将胎体提起，以同法娩出后肩及后上肢，此为滑脱法。也可以用双手握持胎臀，逆时针方向旋转胎体同时稍向下牵拉，先将前肩娩出于耻骨弓下，再顺时针方向旋转娩出后肩，此为旋转胎体法助娩胎肩。此时仅胎头尚未娩出，将胎背转向前方，胎体骑跨在术者左前臂上，术者将左手伸进阴道，左手中指进入胎儿口腔，以示指及无名指分别置于胎儿上颌骨两侧，右手中指按压胎儿枕部，示指及无名指分别置于胎儿颈部两侧，向下向外牵引。此时可让助手在耻骨联合上方加压，使胎头俯屈，待枕部抵耻骨弓时，接生者双手将胎头向上提举，使下颌、口、鼻、额相继从阴道娩出。

②扶持法：扶持法只用于单纯臀先露，其要点是"拨"。换言之，在接生过程中要注意保持胎儿伸直的下肢折叠于胎体上，压住交叉在胸前的双臂，防止其上举。接产时，当胎臀于阴道口娩出后，接产者用手把持胎体两侧，拇指压在胎儿下肢上，其余四指扶住胎儿骶部，每次子宫收缩时将胎体及胎儿下肢向上抽拨，以使胎体逐步自阴道娩出。此时，术者的拇指及其他四指立即又移近阴道口，使胎儿下肢始终紧贴胎体而不致脱出阴道口外。当胎足娩出阴道后，双肩亦随之娩出，而交叉于胸前的两侧胎臂亦随之娩出，而至此再握住双足将胎体及胎儿下肢向耻骨联合方向提举，若胎头能保持俯屈位，将能

顺利娩出。若在扶持的过程中胎儿下肢不慎落出，则应该用压迫助产法协助胎体、胎肩及胎头娩出。

需要注意的是不论采取何种助产法，胎臀娩出至胎头娩出的时间最多不得超过 8 分钟，否则即可因脐带受压导致胎儿发生严重缺氧，甚至死亡。

2）臀牵引术：这是一种以手术分娩的臀先露产。胎儿由下肢开始直至胎头全部由接产者牵引娩出者称臀牵引术。臀牵引术除下肢是由接产者牵出外，其余部分的接产手法同臀先露助产，但它与臀先露助产截然不同。它没有足够的时间让胎臀降到盆底、使两下肢盘屈于腹部前，又不能保证宫颈扩张完全及阴道、会阴充分的松弛，增加了分娩的难度和围生儿死亡率及并发症的发病率。因此，只有在胎儿有紧急情况如宫内窘迫、脐带脱垂、死产及母体危急，而宫颈已开全或近开全时，在全身吸入性麻醉或硬膜外麻醉下施行臀先露牵引术。多数学者认为采用剖宫产较采用臀牵引术为好。

（3）第三产程。产程延长易并发子宫收缩乏力性出血。胎盘娩出后，应肌注缩宫素加强子宫收缩，减少产后出血。凡行手术助产者，术后均应仔细检查有无软产道损伤，及时缝合止血，并用抗生素预防感染。

（4）阴道分娩中的并发症及处理如下。

1）脐带脱垂：脐带脱垂时，宫颈未开全，胎心好，尽快行剖宫产；宫颈已开全，胎儿情况不佳，胎心<100bpm，或缺乏即刻行剖宫产条件时，可考虑行臀牵引术。胎心已消失，胎儿已死亡，可等待宫颈开全后行臀先露助产。

2）后出头的娩出困难：若因胎头仰伸而不能进入骨盆，且不可强行牵引使仰伸加剧。此时，助手可在耻骨联合上方加压，协助胎头俯屈，而术者的手在阴道内钩住胎儿口腔，加以牵引，胎头即可入盆；若仍有困难，则可将枕部转向骨盆一侧成为枕横位，以胎头的双顶径通过骨盆入口的前后径，促使胎头入盆。此法对骨盆入口呈扁平型的产妇较为有效。

臀先露产的后出头娩出困难时，可用臀先露后出头产钳助产，先由助手向上提起胎儿手足及躯干，使产妇会阴部暴露，自胎腹侧面一次放入左叶及右叶产钳，交合后向下、向外牵引，使胎儿下颌、口、鼻及额部相继娩出，若无 Piper 产钳，亦可用一般产钳代之。

遇到后出头娩出困难时，切忌用暴力牵引，以免导致臂丛神经损伤、锁骨骨折，甚至胎儿颈椎脱位、小脑天幕撕裂等损伤，而应采取上述方法双手牵拉。如宫颈未开全即强行牵引，则可发生宫颈甚至子宫下段的严重裂伤。如胎儿已死亡则可行穿颅术。

3）胎臂上举：臀先露分娩中牵引胎体过急，可发生胎臂上举，增加胎儿娩出的困难。处理胎臂上举有以下两种方法。

①旋转法：接生者以无菌巾包裹胎儿臀部，以双手的拇指紧贴胎儿骶骨及背部，四指紧握胎儿腹部及大腿，向胎背方向旋转180°，旋转后，位于耻骨弓后方的前肩及上臂可从耻骨弓下脱出，再向相反方向旋转180°娩出另一侧肩部及上臂。

②滑脱法：如上述方法失败，接产者可用右手握住胎儿双足上提，使位于会阴联合

处的后肩先露，再以左手示指及中指伸入阴道，紧贴于胎儿前臂的前外侧，钩住肘关节以洗脸样动作使前臂向前胸滑出阴道，然后放低胎儿，此时前肩及同侧上肢常可自然由耻骨下娩出。

4）颅脑及脊柱损伤：胎头仰伸未能入盆应设法使其俯屈，转动 90°至横位入盆。切忌在胎头未入盆时强行牵拉胎体造成小脑幕撕裂、脊柱断裂或其他损伤。

5）臂丛神经损伤：臀先露胎头未入盆时强行牵拉胎臀、胎肩都可造成臂丛神经损伤。一旦发生，只有等待其自然恢复，损伤严重者往往需半年以后才能恢复功能。因臂丛神经损伤造成上肢永久瘫痪的概率不大。

八、肩先露

当胎体横卧于骨盆入口以上，其纵轴与母体纵轴相垂直或交叉时称为横位，又因先露部为肩，故亦称为肩先露。根据胎头的位置在母体左侧或右侧以及胎儿肩胛朝向母体前方或后方，可将横位分为肩左前、肩左后、肩右前、肩右后四种胎位。横位是最不利于分娩的胎位，除死胎及早产儿肢体可折叠而自然娩出外，足月活胎不可能自然娩出，如不及时处理，容易造成子宫破裂，危及母胎生命。有时胎体纵轴与母体纵轴不完全垂直而成一锐角，胎体较低的一段位于母体髂嵴水平以下，形成所谓斜位。

（一）发生率

横位占分娩总数的 0.2%～0.5%，我国普遍开展产前检查后，横位或斜位在门诊即可得到及时纠正，但近年来经产妇的数量有所上升，横位的发生率也有所变化。横位时围生儿死亡率由 3.9% 上升至 24%，多因脐带脱垂及困难分娩引起。

国内过去的横位发生率约 1∶200，最近十几年下降至 1∶300。妊娠 32 周时横位发生率为 2%，6 倍于足月妊娠。妊娠 35～38 周仍保持横位或斜位者应予以纠正。

（二）病因

任何破坏子宫极性（纵椭圆形）的原因都可导致横位及斜位，如骨盆狭窄、前置胎盘、子宫畸形、子宫肌瘤、双胎、羊水过多、经产妇腹壁松弛等情况均可能使胎头的衔接发生阻碍，或使胎儿在宫腔内的活动范围过大而导致横位。

（三）临床表现与诊断

1. 腹部检查

子宫轮廓呈横椭圆形，横径较正常妊娠的子宫要宽。用四步手法触诊可发现子宫底较妊娠月份为低，宫底较空虚，触摸不到胎头或胎臀；母体腹部一侧可触到胎头，对侧摸到胎臀；耻骨联合上方空虚，摸不到胎头或胎臀。根据腹部检查多可确定胎位。肩前位时，胎背朝向母体腹前壁，触之宽大而平坦；肩后位时，胎儿肢体朝向母体腹前壁，可扪及不规则的高低不平的小肢体。在脐周听诊胎心音最清楚。

2. 肛查

横位时先露部较高，即使在临产后做肛查亦不易触及先露部，常需做阴道检查以明确诊断。

3. 阴道检查

胎膜未破者不易查清胎位，但横位临产后胎膜多已破裂，如宫口已扩张，可触及胎儿肩峰、肋骨、肩胛及腋窝。腋尖端指向胎儿头端，据此可判断胎头在母体的左侧或者右侧，依据肩胛骨朝向母体的前方或后方，再决定是肩前位还是肩后位。如胎头在母体的右侧，肩胛骨朝向后方，则为肩右后位。肩先露部与骨盆不可能很好地衔接，故小肢体容易脱垂，如胎手已脱出阴道口外，可用握手方法鉴别是左手还是右手。检查者只能用同侧手与胎儿手合握，即左手与左手合握，右手与右手合握。如阴道检查发现先露部为小肢体，应尽可能将手与足、肘与膝、肩与臀等加以区分。足与手最明显的区别是足有足跟，足掌与其连接部小腿呈垂直线，足趾短而较整齐、趾间不易张开，趾部与掌部不能靠拢，蹈趾亦不能与其他四趾靠拢。而手指长而不齐，指间易张开，指部与掌心能靠拢，拇指与其他四指亦可靠扰。肘部较小，沿肘部向上可触到肩部；膝部较大，沿膝部向上可触及臀部。在肩部上方可触到腋窝，其闭锁的一侧为胸部肋骨；在臀部则可触到胎儿的外生殖器及肛门。根据以上特点，不难将各部位加以鉴别。

4. 超声检查

腹壁厚而紧的初产妇，在临产前往往触摸不清胎位，而又未具备阴道检查的条件，致使诊断发生困难，此时可做超声检查以明确诊断。

5. 临床特点

（1）横位的先露部为肩，对宫颈口及子宫下段的贴合不均匀，常易发生胎膜早破及子宫收缩乏力。

（2）胎膜破后，羊水外流，胎儿上肢或脐带容易脱垂，导致胎儿窘迫，以致死亡。

（3）临产后，随着子宫收缩增强，迫使胎肩下降，胎肩及胸廓的一小部分挤入盆腔内，肢体折叠弯曲，颈部被拉长，上肢脱出于阴道口外，但胎头及臀部仍被阻于骨盆入口上方，形成所谓嵌顿性横位或称忽略性横位，子宫收缩继续增强而胎儿无法娩出，子宫上段逐渐变厚，下段变薄、拉长，在上下两段之间形成病理性缩复环。产程延长后，此环很快上升达脐上，此时做检查可在子宫下段发现固定压痛点，并可能发现产妇有血尿，这些表现均属于先兆子宫破裂的临床征象，如不及时处理，随时可发生子宫破裂。

（4）有时由于分娩受阻过久，子宫收缩可变得越来越弱，间隔时间越来越长，直至子宫呈麻痹状态，对此情况若缺乏认识，任产程继续延长，可能导致宫腔严重感染，危及母胎生命。

（四）预防及处理

建立健全女性健康保障组织，加强妊娠期健康及产前检查，是减少横位的关键。

1. 妊娠期

妊娠 30 周以后仍为横位或斜位者，可采用膝胸卧位、仰卧臀高位，促使胎儿自行转为头先露。如未成功，可试行腹部外倒转术转成头先露，并包裹腹部固定胎儿为纵产式。若外倒转术失败,妊娠近足月应提前在 35～38 周住院,住院后重点监护临产征兆及胎膜早破,行选择性剖宫产。无条件住院者,需与产妇和家属说明若出现胎膜早破或临产现象应立刻来院。

2. 分娩期

(1) 对伴有产科指征,如头盆不称、前置胎盘、有难产史,应于临产前或临产初期行剖宫产。

(2) 对无其他产科指征者,于临产初期子宫颈口未扩张,胎膜未破,而子宫壁又较松弛者仍可试行外倒转术,如不成功则考虑行剖宫产。

(3) 产妇已临产若干小时,即不宜再试行外倒转术,应根据情况进行处理。①宫颈口扩张不大或有脐带脱垂、胎心尚好者,应立即行剖宫产;②若系经产妇,胎膜刚破不久,子宫腔内羊水尚未流尽,宫颈口已开全或近开全,胎心音好,仍以选择剖宫产为妥。除非在无剖宫产条件或不能及时转送时,方可考虑由有经验的医生行内倒转术,将胎儿转为臀先露后,待宫口开全如胎心好则行臀先露助产术,如胎心异常即进行臀先露牵引术。

(4) 如羊水流尽,或已有先兆子宫破裂或子宫已部分破裂者,无论胎儿是否存活,绝不能再经阴道进行操作,应立即行剖宫产。如发现宫腔感染严重,可根据患者的年龄、有无再次生育要求及术中情况,考虑一并将子宫切除。

(5) 胎儿已死,胎肢脱出于阴道,而无先兆子宫破裂,宫颈口已开全,可在硬膜外麻醉或乙醚麻醉下行断头术,亦可考虑内倒转术。断头或除脏术遇到困难时也应改行剖宫产。

(6) 若子宫已破裂,应紧急行剖宫产挽救胎儿。如裂口较完整,破裂时间不超过 12 小时,要求保留子宫者,可行修补术并置引流。破裂已超过 12 小时且可能有感染者,应行子宫切除,以挽救母体生命。如破裂已超过 24 小时,产妇处于休克状态,伴有感染因素,此时应严密观察,除外内出血,应予输血、静脉输注大量抗生素,待休克初步得到纠正后再行剖宫产处理。

(7) 如已肯定胎儿有畸形者,可在宫口开大 5 cm 后行内倒转术,将胎儿一侧下肢牵出宫颈转为臀先露后使胎臀压迫宫颈,待宫颈开全后经阴道分娩。

凡准备由阴道手术分娩者,术前必须仔细检查有无子宫先兆破裂或部分子宫破裂的症状和体征。如果腹部检查时,下腹部一侧有明显的压痛或见暗红色血液自阴道流出时,很可能是子宫部分破裂,应立即行剖宫产。

凡经阴道手术分娩者,术时严格消毒,注意子宫收缩情况,预防出血与感染,术后应常规探查宫腔,若发现子宫已破裂,须经腹修补或行子宫切除术;若有宫颈撕裂,应及时缝合,并应注意子宫收缩情况,预防产后出血及感染,产后给予抗生素。如发现有血尿,或怀疑膀胱受压过久时应放置保留尿管两周,以防发生尿瘘。

九、复合先露

肢体在先露旁，与先露同时进入骨盆者，称为复合先露。临床少见，发生率约为 1/771。早产时发生复合先露者较足月产高 2 倍。一般为胎儿以手或一前臂沿胎头脱出，形成头与手复合先露。头与足或臀与手复合先露者均极少见。

（一）病因

当胎儿先露部不能完全填充骨盆入口，至先露部周围留有空隙，即可能发生胎儿小肢体（上肢或下肢）自先露部旁侧滑脱下来成为复合先露。复合先露常发生于较低体重胎儿、早产儿或发育不佳儿，因其先露未能将骨盆入口面全部占据，使肢体有机会脱垂于先露旁形成复合先露，故早产儿发生复合先露的概率是足月儿的 2 倍。骨盆狭窄、头盆不称、羊水过多、双胎、胎头入盆晚等也是诱发复合先露的原因。臀先露外倒转术操作不当亦可引起复合先露。

（二）诊断

骨盆大，胎儿小，虽以头与手为先露，产程仍可能表现正常。足月儿无论有无头盆不称存在，复合先露本身即可导致分娩困难，产程可表现异常。临床多表现为第二产程延长。阴道检查若发现胎先露旁侧有肢体，可明确诊断。常为头与手复合先露，可在胎头旁扪及小手。

注意臀先露及横位鉴别。臀先露时，如臀与足同时入盆，则扪及足旁为臀。肩先露（横位）时，肢体旁为肩部而非胎头。

（三）对母胎的影响

复合先露及早发现并处理及时者多可自然分娩。如仅有胎手露于胎头旁侧者多能顺利分娩，但如上臂脱出或下肢与胎头同时入盆，则可阻碍胎头下降，导致梗阻性难产，若未做及时恰当的处理，可威胁母胎生命，致子宫破裂，或者胎儿窘迫，甚至死亡。复合先露的围生儿死亡率可达 25%，胎儿主要因早产、脐带脱垂、产时损伤，或因产程延长，胎儿缺氧导致死亡。

（四）处理

发现复合先露后，首先应查明原因，根据情况处理。

（1）有学者认为，若产程进展正常，对脱垂的肢体可不予理会，往往可以自行回纳，不妨碍分娩。但也有医生主张在阴道检查确诊后立即将胎肢回纳，越早越好，因为肢体所在位置越高越易回纳。回纳肢体时动作应轻柔，不能勉强，待肢体回纳入宫腔后，立即下推宫底，促使胎头下降，以防肢体再度脱出。此后，可待其自然分娩或产钳助产。

（2）若肢体回纳失败，阻碍分娩，产程停滞，或脐带脱垂、胎儿窘迫，以及宫颈扩张不大、胎头较高时应立即行剖宫产终止妊娠。

十、胎儿发育异常性难产

胎儿过度发育成为巨大儿，常可导致难产；胎儿畸形或胎儿生长肿瘤也可导致难产，但较为少见。

（一）肩难产与巨大儿

巨大儿根据其体型特点分为两类。①均称型：胎儿各部分均匀、成比例增大，常见于过期妊娠、多产妇或父母体格高大者；②非均称型：胎儿肩部增大为主，多见于妊娠期糖尿病或糖尿病合并妊娠。后者发生肩难产的风险较高。

1. 定义

胎头娩出后，胎儿前肩被嵌顿于耻骨联合上方，用常规助产手法不能娩出胎儿双肩，称为肩难产。

国外报道肩难产的发生率为 0.15%～0.60%。我国有学者报道的肩难产发生率为 0.15%。尽管肩难产的发生率不高，但可引起母体宫颈撕裂及子宫破裂。对新生儿来说，可导致颅内出血、窒息、臂丛神经损伤、锁骨骨折、肺炎，甚至新生儿死亡等。产科医生应该熟悉各种解决肩难产手法的步骤，由易而难避免给胎儿带来严重损害。

2. 病因

肩难产发生于巨大儿和过期儿的原因，可能是由于胎儿体重过度增加，躯体（特别是胸部）的生长速度较胎头生长速度为快。正常大小的足月新生儿最大头围应大于最大胸围，但在巨大儿是胸围最大。故在胎头娩出后，前肩即被嵌顿于耻骨联合后，发生肩难产。

头盆不称可能是促发肩难产的另一因素，特别是扁平型骨盆，尤其易发生肩难产。有学者报道，肩难产中体重低于 4000 g 者 12 例，其中 3 例为扁平型骨盆。Davis 指出，有 50% 的肩难产发生在正常体重胎儿的分娩。有时，使用产钳或胎头吸引器助产快速娩出较大的胎头，但不能娩出较大的胎肩，即发生肩难产。

3. 临床表现及诊断

肩难产者多数为巨大儿或过期儿，因此，对胎儿体重的估计十分重要。凡产程延长，特别是活跃晚期延长及第二产程延长，胎头娩出困难，应警惕发生肩难产。

若胎头娩出较快，胎头较大，胎头娩出后颈部回缩，胎头亦随胎颈向阴道内回缩，使胎儿颏部紧紧压向会阴部，无法使胎肩娩出，特别是估计胎儿过大，或骨盆狭窄者，应诊断为肩难产。

4. 处理

肩难产发生突然，胎头已娩出，胎肩被嵌顿，胎胸受压，使胎儿不能呼吸。暴力牵拉胎头，会造成严重的母胎并发症。正确而快速的处理很重要。助产者须熟悉所有肩难产的处理手法，做好新生儿窒息急救准备，缩短胎头排出至胎体排出的时间对胎儿生命很重要。但暴力牵拉胎头与胎颈或过度旋转胎体对胎儿会造成严重损害。应尽快行足够大的中侧位会阴切开或双侧会阴切开并给予足够的麻醉，并做阴道检查除外连体双胎畸形或胎儿颈、胸或腹部的异常增大或子宫狭窄环等情况。切不可在宫底加压或强行牵拉胎头，否则会使胎肩嵌顿更紧，并可能损伤臂丛神经。完成以上步骤后，有各种方法或技术用以解除被压在母体耻骨联合下的胎儿前肩，用下述手法协助胎儿娩出。

（1）屈大腿法。协助产妇极度屈曲双腿，尽可能紧贴腹部，双手抱膝或抱腿使腰骶段变直、脊柱弯曲度缩小，减小骨盆倾斜度。此时骨盆径线虽无改变，但骨盆轴方向的改变使骶骨相对后移，骶尾关节增宽，嵌顿于耻骨联合后的前肩自然松动，适当用力向下牵引胎头，前肩即可娩出。临床实践发现，此方法可减小对胎肩的牵拉力，且在肩难产助产中成功率较高，是一种基础助产法，如与其他助产方法一起应用，效果更佳。

（2）压前肩法。以手置入阴道，放在胎儿的前肩后，在下次子宫收缩时将胎肩推向骨盆的斜径，使之能入盆；然后将胎头向下持续牵引以协助胎肩入盆，助手可在腹部耻骨联合上方加压，迫使前肩入盆并娩出。

（3）旋肩娩出法。以枕左横位为例，术者右手先置于母体腹部上持续压于胎儿臀部，使胎儿下降，左手置于阴道内胎儿后肩之前，压胎儿后肩，使之向逆时针方向旋转180°，此时，胎头由枕左横位转为枕右横位，原来的后肩已位于耻骨弓下方成为前肩而娩出，而原来的前肩则转为后肩，然后术者再以右手置于母体腹部持续压胎儿臀部，而其左手又置于胎儿后肩之前，加压于后肩，使之向顺时针方向转动180°，胎头转回枕左横位，胎儿之后肩又转回为前肩，于是双肩均娩出。此法之优点在于不用强力牵引，减少了对胎儿的损伤。

（4）牵引后臂娩后肩法。助产者将手沿骶骨伸入阴道，胎背在母体右侧者用右手，胎背在母体左侧者用左手，握住胎儿后上肢，保持胎儿肘部屈曲的同时，上抬肘关节，沿胎儿胸前轻轻滑过，然后抓住胎儿手，沿面部侧面滑过，伸展后臂，娩出胎儿后肩及后上肢。后肩娩出后，双肩旋至骨盆斜径上，前肩松动入盆，轻轻牵拉胎头即可娩出前肩。操作时应注意保护会阴，否则易造成会阴Ⅲ度裂伤。

（5）把患者转为"四肢着床"位可增加骨盆前后径，通过转动及重力作用有利于解除嵌顿，经轻轻向下牵拉而娩出后肩。

（6）Zavanelli 助娩法。将胎头转成枕前位或枕后位，使胎头俯屈并缓慢将其还纳回阴道，并紧急行剖宫产娩出胎儿。该方法一般在上述方法均失败时使用，至今对此法评价不一。若该方法应用失败则母婴并发症严重，甚至导致胎儿死亡。

（7）断锁骨法。用剪刀和其他器材折断锁骨，由下而上，避免损伤肺部。这只用于死亡的胎儿，但当以上各种方法失败后在紧急情况时可用于活胎，注意用于活胎时最好用手挑断锁骨，以增强产妇及家属的依从性。

5. 预测和预防

由于肩难产对母胎危害较大，故预测及预防极为重要，在妊娠期准确估计胎儿体重占首要地位，但目前尚无满意的产前准确预测巨大儿的方法。

（1）病史及全身情况。有巨大儿分娩史者，或有肥胖、糖尿病者，或妊娠期体重增长超过 20kg 者，应考虑有分娩巨大儿的可能。

（2）腹部检查。腹部明显膨隆，宫高明显大于相应孕周，且先露部常不入盆而高浮。需注意与双胎、羊水过多相鉴别。

（3）B 超检查。不但可预测巨大儿，还可排除双胎、羊水过多及某些胎儿畸形。

1）胎儿双顶径≥100 mm 者，可能为巨大儿。

2）B 超测量胎儿腹围≥360 mm 者，预测巨大儿敏感性为 74.7%～87.8%。

3）胎儿肱骨软组织厚度（HSTT）包括胎儿肱骨头处皮肤、皮下脂肪和肌肉等成分，与胎儿体重密切相关。研究发现，若 HSTT≥11 mm，预测巨大儿的敏感性为 91.30%，特异性为 95.61%。B 超测量胎儿 HSTT 预测巨大儿的方法简便、实用、准确性高。

（4）凡产程延长，尤其是活跃期及第二产程延长，应警惕肩难产，骨盆狭窄、扁平型骨盆、骨盆倾斜度过大、耻骨弓过低的产妇应也应预防肩难产的发生。

（5）常规助产时胎头娩出后，切勿急于协助进行复位和外旋转，嘱产妇屏气，使胎肩自然下降，当完成外旋转后，胎儿双肩径与骨盆出口前后径一致，再协助娩肩。

（二）胎儿畸形与难产

胎儿若合并脑积水、无脑儿、巨腹症、连体双胎等畸形，亦可导致难产的发生，本节不再详细阐述。

（三）胎儿附属物异常与难产

脐带缠绕、脐带过短可能牵拉胎儿导致先露下降受阻，前置胎盘阻挡胎先露或胎方位异常而导致难产的发生。

当脐带缠绕扭转、打结、过短引起胎儿供氧障碍，出现胎儿窘迫、羊水污染，常常成为紧急行剖宫产以结束分娩的重要原因。

第八章 分娩并发症

第一节 产后出血

一、概述

产后出血是指胎儿娩出后生殖道出血超过 500 mL（阴道分娩中），早期产后出血发生在产后 24 小时内，晚期产后出血发生在产后 24 小时后到产后 6 周内。出血可能发生在胎盘娩出前、娩出时及娩出后。事实上，在没有并发症的阴道分娩中准确测量平均出血量为 600～700 mL，而阴道助产和剖宫产可达 1000～1500 mL。对产后出血量的估计通常存在低估。产后出血是引起孕产妇死亡的重要原因，常是孕产妇死亡原因的第一位。产后出血在世界范围内的发生率是 10.5%，每年会引起 13.2 万名产妇死亡，产后出血的死亡率为 1%。降低孕产妇死亡率，减少和有效处理产后出血至关重要。

二、诊断

在阴道分娩时，胎儿娩出后生殖道出血超过 500 mL；在剖宫产时，胎儿娩出后出血超过 1000 mL，应诊断为产后出血。这种传统的定义对于临床的处理并没有太多的帮助，研究表明，阴道分娩的平均出血约为 500 mL，而剖宫产的平均出血约为 1000 mL，按照这种定义有一半孕产妇分娩时会发生产后出血。用能引起低血容量症状时的失血量来定义产后出血可能更为实用，比如，血细胞比容产后较产前降低 10% 或需要输血治疗，这种情况占到阴道分娩的 4%，剖宫产的 6%。

（一）产后出血的常见病因

1. 子宫收缩乏力

产后止血的重要生理机制就是胎盘附着部位围绕在血管周围的子宫肌纤维的强力收缩，使血管关闭从而达到止血的效果。子宫收缩乏力是指子宫肌纤维收缩不佳，是引起产后出血的最常见的原因（占 50% 以上）。引起子宫收缩乏力的危险因素包括过多的宫腔操作、全身麻醉、子宫过度扩张（双胎或羊水过多）、产程延长、多产、子宫肌瘤、手术助产及宫腔操作、缩宫素引产和催产、子宫感染、子宫卒中等。

2. 软产道损伤

会阴切开和（或）产道撕裂伤引起的大量出血占到了产后出血原因的 20%。撕裂伤的部位包括子宫、宫颈、阴道及外阴，在急产及阴道助产中比较常见。有时在外阴和阴道的皮下发生血管的撕裂伤，引起皮下血肿，由于没有显性出血，容易被忽略，有时产后几小时后或发生休克了才发现。

会阴切开时如果伤及动脉血管或曲张的静脉可能引起大量的出血，会阴切开的时机选择也很重要，胎儿娩出前切开过早，或是胎儿娩出后未及时缝合，都会明显增加出血量。世界卫生组织建议应有限制地进行会阴切开术，而不应作为一项常规操作。

产后如果子宫收缩好，持续有新鲜血液流出，应考虑撕裂伤的因素。发现宫颈和阴道撕裂伤需要在良好的暴露下仔细检查，如有撕裂伤应在充分的麻醉下及时修补。

子宫自然破裂十分罕见，在多产、胎位异常、子宫瘢痕和催产素引产这些高危因素存在时应警惕。近年来，剖宫产后再次妊娠的情况越来越多，子宫破裂引起的产后出血也有所增加。

3. 胎盘组织残留

胎盘胎膜组织残留造成的产后出血占到 5%～10%，胎盘植入、手剥胎盘、第三产程处理不正确、未及时发现副胎盘均可造成胎盘组织残留。B 超发现宫腔内高回声团块支持宫内组织残留的诊断。在产后几个小时后或晚期产后出血时，应高度警惕胎盘组织残留，并及时进行 B 超检查。经阴道的彩色多普勒超声检查更为敏感。如超声未见明确的宫内占位，则没有必要进行清宫术。

4. 凝血功能障碍

在一些严重的产科并发症中可能出现凝血功能障碍，如胎盘早剥、死胎、羊水栓塞、重度先兆子痫、子痫及败血症。临床表现可能有低纤维蛋白原血症、血小板减少及弥散性血管内凝血。如输血超过 8 个单位可能出现稀释性的凝血障碍。其他的内科并发症也可能引起凝血功能障碍，如白血病、血小板减少性紫癜等。诊断凝血功能障碍应重视孕产妇病史的采集和实验室检查。

（二）产后出血常见的危险因素

在一项对 9598 例阴道分娩的孕产妇的调查中，有 374 例发生产后出血，发生率为 4%，相关的危险因素如下。

（1）产程延长（OR 7.56）。

（2）先兆子痫（或 HELLP 综合征）（OR 5.02）。

（3）会阴侧切（OR 4.72）。

（4）有产后出血病史（OR 3.55）。

（5）双胎（OR 3.31）。

（6）先露下降停滞（OR 2.91）。

（7）软组织撕裂伤（OR 2.05）。

（8）使用催产素引产（OR 1.66）。

（9）手术助产（OR 1.66）。

（10）会阴正中切开（OR 1.58）。

（11）初产妇（OR 1.45）。

其他一些危险因素还包括：全身麻醉、子宫过度膨大（多胎妊娠、巨大儿、羊水过多）、多产、绒毛膜羊膜炎等。

三、治疗方案

许多处理产后出血的方法还停留在专家的经验和一些个案的报道，缺乏随机对照研究和系统评价，但在目前证据的基础上，也能为我们有效地处理、抢救产后出血的产妇提供有价值的借鉴。国际助产士联盟（ICM）和国际妇产科联盟（FIGO）建议产后出血按以下的流程处理，共 11 个步骤，每个步骤的第一个字母组成英文单词"止血（HAEMO-STASIS）"。

止血步骤如下。

（一）H

呼叫救援帮助，立即组成抢救小组。通知助产士、产科医生、麻醉科医生、内科医生、护工及后勤保障部门，组成有效的抢救小组，由在场的职称最高的医务人员作为总指挥，统一协调，并指定专人记录，同时通知血库、手术室做好准备。将产妇转入高危病房或 ICU。

（二）A

评估（包括生命征、出血量）并开始抢救复苏。立即建立两个 14 号或 16 号的静脉输液通道，每个通道输入晶体液 1000 mL，最初 15～20 分钟内可快速输入 1000 mL，在第 1 小时内至少输入 2000 mL，输液 20～30 分钟后评估休克有无改善，如有改善则以每 6～8 小时 1 L 的速度滴注晶体液。予面罩给氧，流量为 8 L/min，并抬高下肢。抽血进行合血、血常规、凝血图（PT、APTT、Fib、D-二聚体）、电解质检查；安放尿管，行尿液分析，记录每小时尿量；监测产妇生命体征包括血压、心率、呼吸、氧饱和度及心电图，必要时行中心静脉插管监测中心静脉压。

（三）E

初步确定病因并检查药物准备情况（缩宫素、麦角等），立即备血。在经过补液治疗无改善则进一步处理，有血液应立即使用，危及生命时先输入 O 型 Rh 阴性血液；PT/APTT＞1.5 倍正常值，输入冰冻血浆；也有人建议每输入 6U 血液需输入冰冻血浆 1 L；当纤维蛋白原＜1 g 时，输入血浆冷沉淀物；当血小板＜50×10^9/L 时，输入血小板悬液。

（四）M

按摩子宫。让产妇躺在产床或手术台上，一手置于阴道前穹隆，另一手放于耻骨联合之上一起加压，按摩子宫。

（五）O

使用缩宫素及前列腺素（经静脉、盲肠、肌肉或直接子宫肌壁输注）。剂量与方法如下：①缩宫素 5～10U 静脉缓推；②麦角新碱 0.4 mg 静脉缓推；③缩宫素 10～20U+500 mL 液体，125 mL/h 静脉滴注；④卡前列素氨丁三醇（$PGF_{2\alpha}$）250 μg 肌内注射，15～90 分钟可重复使用，总量不超过 2 mg。

（六）S

将产妇转入手术室，排除胎盘等组织残留以及产道的撕裂伤。可继续双手按摩子宫。

（七）T

填塞止血。可考虑使用用于胃底静脉出血时的气囊填塞，在条件不具备的地区可使用自制避孕套水囊填塞。纱布填塞也可使用，但失败率约为 50%。在使用缩宫素治疗无效的情况下，应立即考虑进行填塞试验，以确定是否需要手术干预。使用方法：消毒暴露宫颈后将无菌的单腔气囊放入宫腔，这时静脉持续滴入缩宫素，缓慢注入热的生理盐水 300～400 mL，观察宫颈及引流管没有鲜血继续流出时停止注入。如填塞试验阳性，保守治疗成功的希望有 87%，可持续滴入缩宫素，保留尿管监测生命体征、出血量及尿量。6 小时后如无继续出血可先放出生理盐水，但不取出气囊观察 30 分钟，如无出血可取出气囊停用缩宫素。如再次出血可考虑重新注入生理盐水填塞。常规使用抗生素 3 天。

（八）A

实施压迫子宫的缝合。填塞试验阴性，应考虑开腹进行手术止血。最常用的是 B-Lynch 压缩缝合术，探查宫腔，清除积血，用手加压子宫体以估计缝合成功的概率；用 0 号合成缝线自子宫切口右侧 3 cm 的下缘 3 cm 处进针，经宫腔自切口上缘侧方距 4 cm 出针，拉紧肠线至宫底绕到子宫后壁，于前壁相当部位进针至宫腔，自右侧水平向左侧相应部位穿出至子宫后壁，肠线紧贴宫体表面绕过宫底到子宫前壁下段切口上 3 cm 处进针，通过宫腔在切口左下缘与右侧进针处同一水平出针，拉紧可吸收缝线，切口下缘左右侧两线端打结，再加压宫体，检查子宫止血良好，缝合子宫切口。

（九）S

系统性结扎盆腔血管。如果子宫压迫缝合失败，可试行结扎供应子宫的血管，包括双侧子宫动脉，以及双侧卵巢动脉的输卵管分支。子宫动脉可在打开膀胱腹膜反折下推膀胱后直接结扎，在距子宫侧缘 2 cm 处进针穿入子宫肌层，从阔韧带无血管区出针，缝扎打结。对侧同法处理。如果出血仍持续，可考虑结扎双侧卵巢动脉的输卵管支。如果仍无效，可进一步结扎髂内动脉，这需要手术医生有熟练的技巧并熟悉盆腔的解剖结构。在子宫切除术中常规辨别髂内血管和输尿管可增强产科医生在急诊时处理的信心。双侧髂内动脉结扎后，远端动脉血管的脉压降低高达 85%，结扎远端的血流供应减少约 50%，这一方法的成功率为 40%～75%，对避免子宫切除有很高的价值。可能的并发症有盆侧壁血肿、输尿管损伤、髂静脉撕裂伤、误扎髂外动脉等。

（十）I

放射科医生干预，如出血继续，有条件的可行子宫动脉栓塞术。

（十一）S

子宫次全切除或全部切除术。选择子宫次全切除或全部切除术要看出血的情况，如果出血主要在子宫下段（如前置胎盘），应考虑行子宫全部切除术。如果子宫收缩乏力则子宫次全切除术更合适。子宫次全切除术的并发症发病率和死亡率均较低。子宫切除术是处理子宫收缩乏力及胎盘植入的最后手段，但如果患者的血流动力学不稳定或出血量较大，用药物和其他手术措施根本无法控制的情况下，应及早施行子宫切除术。

第二节　羊水栓塞

羊水栓塞是产科的一种少见而危险的并发症。其起病及发展均十分迅速，发病率文献报道不一致，为 1/30 000～1/8000，病死率很高，国内外的报道均高达 70%～85%。

羊水栓塞常发生在第一产程末、第二产程和胎儿娩出后的短时间内，发病迅速。如羊水侵入量极少，则症状较轻，有时可自行恢复，如羊水混浊或侵入量较多时相继出现典型的三个阶段的临床表现。①休克：主要由急性呼吸、循环衰竭及变态反应引起，开始出现寒战、烦躁不安、咳嗽、气急、发绀等前驱症状，继而出现呼吸困难、心率快、血压下降甚至消失，少数病例仅尖叫一声后，心搏、呼吸骤停而死亡；②DIC 表现：患者继第一阶段后出现难以控制的全身广泛性出血，表现为大量阴道出血、切口渗血、皮肤黏膜出血，甚至血尿及消化道出血；③急性肾衰竭：羊水栓塞后期患者出现少尿或无尿表现，主要由循环衰竭和 DIC 造成。

典型临床表现常依次出现。急性循环、呼吸衰竭阶段十分迅速、严重，抢救常常失败，仅 40% 的患者能活至 DIC 阶段。但也有少数患者（10%）未经过循环、呼吸衰竭阶段而直接进入凝血功能障碍所致的 DIC 阶段，称为迟发性羊水栓塞。中期引产也可出现羊水栓塞，其症状轻，预后好。

一、病因学和发病机制及其诊断

（一）病因学和发病机制

羊水栓塞是羊水进入母体血循环造成的，羊水一般很难进入母体循环，如果存在胎膜早破、缩宫素应用不当、病理妊娠存在、死胎不下及宫内压过高等诱因，羊水则有可能直接进入母体循环。主要途径是子宫颈内膜静脉及子宫下段静脉、胎盘边缘静脉窦及子宫血窦。当产程中宫颈扩张损伤了宫颈内静脉，使静脉壁破裂、开放，羊水则有可能通过此裂隙进入子宫静脉；羊水也可以通过剖宫产切口、子宫破裂、前置胎盘、胎盘早剥等病理性子宫血窦进入母体循环。

研究表明，一些血液活性因子，如花生四烯酸代谢产物白三烯、前列腺素、血栓素等及组织因子样促凝物质的作用才可能是引起羊水栓塞的主要原因。

白三烯类化合物等能使支气管平滑肌强烈持久地收缩，增强毛细血管的通透性，还具有收缩肺血管的作用，因此可导致严重的低氧血症，产生低氧性肺动脉增压反应；另外，它还具有强大的中性粒细胞、单核细胞趋化聚集作用，使肺血管膜和肺泡上皮损伤，引起肺水肿。

血管上皮素可能在羊水栓塞的早期引起短暂的肺动脉高压的血流动力学变化。羊水中物质进入母体的致敏问题也成为人们关注的焦点。羊水栓塞的临床症状与过敏性休克和中毒性休克也极为相似。异体抗原在母体中的暴露会引起内毒素介质的释放，引起无抗体参加的过敏反应，是继发病理生理过程的核心。

羊水栓塞发病机制如下。

1. 肺动脉高压、肺水肿及急性心力衰竭

羊水中的有形成分，一旦进入母体循环，则微粒物质栓塞造成小血管机械性闭塞，同时还具有化学介质性质，能刺激肺组织白三烯类化合物和前列腺素类等血管活性物质释放，使肺血管发生痉挛，甚至闭塞，导致肺动脉压升高。引起右心负荷加重，左心房压急剧下降，每搏输出量明显减少，肺回流量也明显下降，肺通气与血流比例失调，最终致末梢循环衰竭，引起急性右心衰竭和急性呼吸衰竭。病死病例中的 75% 死于此种原因。此外，羊水中来源于胎儿的抗原物质可引起母体过敏反应而导致休克。

2. 急性弥散性血管内凝血（DIC）

妊娠期女性的凝血功能在妊娠中、晚期由于凝血因子的增加和纤溶抑制物质的增加，使血液处于高凝状态，这使得分娩后容易止血。但是羊水中的有形成分进入母体循环后，含有的促凝物质类似于组织凝血活酶（Ⅲ因子），可激活外源性凝血系统，导致DIC。此外羊水中还含有第Ⅹ因子激活物质、肺表面活性物质及胎粪中的胰蛋白酶样物质，这些促凝物质促使血小板聚积，使凝血酶原转化为凝血酶，同样通过血液的外凝系统激活了血细胞聚集而发生急性 DIC。另一方面，纤溶系统被激活，纤溶降解产物 FDP有更大的抗凝作用。结果使血液转变为低凝高溶状态，在产后出血不止基础上迅速发展为全身性 DIC，使循环衰竭，休克进一步加重。

3. 急性肾衰竭、多脏器损伤

较长时间的低血压，可使肾灌注不足，肾小血管内血栓形成，肾皮质受到严重损害，急性肾小管坏死，临床表现为急性肾衰竭。进一步发展，常使母体多脏器受累，导致广泛出血性肝坏死、肺及脾出血等，当两个以上重要脏器同时或相继发生功能衰竭时称为多系统脏器衰竭（MSOF），其病死率几乎达 100%。

（二）羊水栓塞的诊断要点

目前主要依靠病史、典型的临床表现及必要的辅助检查。

早期诊断是羊水栓塞抢救成功的关键，如具备以下条件应诊断为羊水栓塞，并迅速组织抢救，绝不能等待检查结果再进行处理以免错失抢救时机。

（1）在羊水栓塞诱因基础上出现典型的左心衰竭、呼吸困难及血压下降等症状。

（2）肺动脉或下腔静脉中取血，血液中存在羊水成分可确诊羊水栓塞。

（3）中心静脉压和肺毛细血管嵌压明显升高。

（4）X 射线摄影。典型者可见双侧弥漫性点片状浸润阴影，沿肺门周围分布伴右心扩大及轻度肺不张。

（5）DIC 检查。①血小板＜10 万/mm³ 或进行性下降，低于 5 万/mm³ 为重症患者；②凝血酶原时间＞15 秒或超过对照组 3 秒以上；③纤维蛋白原＜1.5 g/L；④试管法凝血时间＞30 分钟（正常 8～12 分钟）；⑤血浆鱼精蛋白副凝（3P）试验阳性；⑥血涂片可见破碎的红细胞。

以上检查中有 3 项阳性方能诊断 DIC。为了解纤溶活性是否增高，还可做优球蛋白溶解试验和凝血酶时间测定。

（6）尸检。骤死病例经过尸检方可确诊，如不能进行尸检，死后立即抽取右心血液，如能找到羊水内容物或用苏丹Ⅲ染色见红色脂肪球也可进行诊断。

二、处理原则与措施

（一）紧急处理原则

由于羊水栓塞病情发展快，抢救难度大，约 50% 的患者在发病 1 小时内病死，全面考虑及迅速有效的措施是抢救成功的基础，早期诊断和积极的心肺复苏是抢救成功的关键。

羊水栓塞紧急处理原则：正压给氧的基础上抗过敏，抗休克，解除肺动脉高压，纠正缺血及缺氧，防治 DIC，预防多功能衰竭和积极产科处理。

（二）紧急处理措施

1. 吸氧

应争取行正压持续给氧，最好行气管插管，必要时气管切开。有条件时可使用人工呼吸机，供氧可减轻肺水肿，改善脑缺氧及其他组织缺氧。

2. 抗过敏

及时应用大剂量肾上腺皮质激素。可静脉注射地塞米松 20～40 mg，或选用氢化可的松，一般每天 500～1000 mg，静脉滴注。

3. 解除肺动脉高压

供氧只能解决肺泡氧压，而不能解决肺血流低灌注。尽早解除肺动脉高压是防止心脏、呼吸及全身周围循环衰竭，根本改善缺氧状况的重要步骤。常用药物如下。

（1）罂粟碱。解除平滑肌张力的作用，故对冠状血管和肺、脑血管均有扩张作用，是解除肺动脉高压的理想药物。剂量为 30～90 mg 加入 25% 葡萄糖液 20 mL，静脉注射，与阿托品合用，效果更好。

（2）氨茶碱。它具有解除肺血管及支气管平滑肌痉挛、扩张冠状动脉和利尿作用。剂量为 0.25～0.5 g 加入 10%～25% 葡萄糖液 20 mL，缓慢静脉注射。

（3）阿托品。能抑制支气管的分泌功能，抑制平滑肌痉挛，改善微循环。剂量为 0.5～1 mg，静脉注射，每 10～15 分钟 1 次，至患者面色潮红，循环改善。主要适用于心率慢者。

（4）酚妥拉明。解除肺血管痉挛，降低肺动脉阻力并加强心肌收缩能力。剂量为 20 mg 加入 10% 葡萄糖液 250 mL，静脉滴注。

4. 抗休克

羊水栓塞引起的休克比较复杂，与过敏、肺源性、心源性及 DIC 等多种因素有关。故处理时必须综合考虑。

（1）扩充血容量。应尽早、尽快扩充血容量，但应用不当极易诱发心力衰竭，最好根据肺毛细血管楔压和中心静脉压指导输液。如无条件可输液前做血液沉淀试验，并做有关 DIC 实验室检查。首选低分子右旋糖酐 500～1000 mL，静脉滴注，对疑有肾功能损害者，继续应用时要慎重。伴失血者应补充新鲜血液及平衡液。

（2）调整血管紧张度。对血压仍不升高或休克症状急骤而严重者，可选用血管活性药物，常用多巴胺 20～40 mg 加入葡萄糖液 500 mL，静脉滴注，根据病情调节速度。如血压维持仍不稳定，可适当加用间羟胺，保证重要脏器供血。

5. 纠正酸中毒

心、肺衰竭时，物质代谢及气体交换障碍必然会发生酸中毒，及早纠正酸中毒有利于纠正休克和代谢紊乱。首次可给 5% 碳酸氢钠 100～200 mL，或根据碳酸氢钠（g）=（55 − 测得的 CO_2CP）×0.026×体重（kg）计算，先滴注计算量的 1/2～2/3。最好做动脉血血气及酸碱测定，按失衡情况给药。

6. 预防心力衰竭

可用快速洋地黄制剂；去乙酰毛花苷（西地兰）0.2～0.4 mg 稀释于 25% 葡萄糖液 20 mL 中，静脉注射，必要时 4～6 小时重复 1 次，总量每天＜1.2 mg，可辅以辅酶 A、三磷腺苷和细胞色素 C 保护心肌。

7. 防治 DIC

尽早使用肝素，抑制血管内凝血，保护肾脏功能。首次应用肝素量 1 mg/kg（约 50 mg），加入生理盐水 100 mL，静脉滴注，1 小时滴完。可用试管凝血时间测定法做监护，维持凝血时间约 20 分钟，确定是否需要重复给药。

8. 防治肾衰竭

羊水栓塞时受累器官除肺和心脏外，其次便是肾脏。为防止肾衰竭，在抗休克时必须注意肾的血灌注量，血容量未补充前不用或慎用缩血管药，当血容量补足、血压回升而且每小时尿量少于 17 mL 时，应给予利尿药物治疗。无效时常提示急性肾衰竭，应尽早采用血液透析等急救措施。

9. 应用抗生素

及时选用肾毒性较小的抗生素，以预防感染。

10. 产科处理

及时的产科处理对于抢救成功与否极为重要。

（1）终止妊娠方式。如羊水栓塞发生于胎儿娩出前，应积极改善呼吸循环功能、防治休克、预防 DIC 等。子宫颈口未开或未开全时，应行剖宫产，以解除病因，防止病情恶化；子宫颈口开全，胎先露位于坐骨棘下者，可行产钳助产。术时及产后密切注意子宫出血等情况。

（2）有难以控制的产后大出血，经补充凝血物质治疗无效者，应当机立断行子宫切除术，阻断羊水沉渣进入血循环，防止病情加重。

（3）子宫收缩剂的使用意见尚不一致。不同意使用者认为，加强子宫收缩可促使潴留的子宫壁内的羊水进入母血循环，导致病情恶化。众所周知，子宫收缩和缩复是产后胎盘剥离面止血的重要机制，可起到生物学结扎作用。权衡利弊还是以用药为好，但尚未分娩而已发病时，禁用缩宫素。

三、合并疾病的处理

（一）急性心力衰竭的处理

急性心力衰竭是致命的威胁，必须尽快使之缓解。

（1）患者最好取头高脚低位，以减少静脉回流。

（2）在给氧的同时使用抗泡沫剂，一般可用 50% 乙醇置于氧气的滤瓶中，减少肺泡内的泡沫。

（3）适当地给予小剂量的吗啡 5～10 mg 静脉缓注，舒张小血管、减轻心脏负荷和减少躁动所带来的额外心脏负担。

（4）在应用多巴胺升压的同时，使用血管扩张剂调节前后负荷。常用硝普钠，一般剂量为每分钟 12.5～25 μg 滴入，根据血压调整用量，维持血压在 100 mmHg 左右，用药时间不宜超过 24 小时，或硝酸甘油以每分钟 10 μg 开始，然后每 10 分钟调整一次，维持血压稳定。

（5）快速利尿。呋塞米 20～40 mg 静脉注射，2 分钟推完，4 小时后重复一次。有利于肺水肿缓解和利尿。

（6）继续给予强心、解痉治疗。

（二）急性呼吸衰竭的处理

急性呼吸衰竭发生后，应及时采取抢救措施，防止和缓解严重缺氧、二氧化碳潴留和酸中毒，保护神经、循环、肾等重要系统和脏器的功能。治疗重点是氧疗，但要注意吸氧浓度和持续时间，避免氧中毒。通常控制吸入纯氧<5 小时、80% 的氧<24 小时或吸入氧浓度<50%，不会导致氧中毒。如发生心搏骤停，应采取有效的心肺复苏抢救措施。

（三）DIC 的处理

对经过急性循环、呼吸衰竭能存活至 DIC 阶段或迟发性羊水栓塞的患者，在产科处理基础上主要行以下治疗。

1. 抗凝治疗

抗凝治疗是减轻器官功能损伤，重建凝血-抗凝平衡，终止 DIC 病理过程的重要措施。

（1）肝素治疗。子宫切除术、有产后出血患者或有多种凝血因子缺乏及明显纤溶亢进患者慎用肝素。迟发性羊水栓塞患者，每天应用 10 000～30 000U，每 6 小时用量不超过 5000U，静脉滴注，可根据病情连续使用 3～5 天。

（2）复方丹参注射液。可单独或与肝素合用，疗效肯定，无须严密血液监护。20～40 mL 加入 100～200 mL 葡萄糖液，静脉滴注，每天 2～3 次，连续 3～5 天。

（3）AT-III。与肝素合用，减少肝素用量，增强疗效，降低停用肝素后的血栓率。每次 1500～3000U，静脉滴注，每天 2～3 次，可连用 5～7 天。

2. 补充血小板和凝血因子

（1）新鲜全血或血浆。血浆凝血因子含量较全血高 1 倍，全血输注少用。

（2）血小板悬液。产后大出血、伤口渗血不止或血小板计数<2 万/mm^3，需要输入血小板悬液。

（3）纤维蛋白原。首次剂量 2.0～4.0 g，静脉滴注，24 小时内给予 8.0～12.0 g，可使血浆纤维蛋白原升至 1.0 g/L。

3. 纤溶抑制药物

应用氨甲苯酸、氨甲环酸，是防治迟发性出血的重要措施。

4. 溶栓治疗

脏器功能衰竭明显及上述治疗无效时，可试用尿激酶等。

5. 继续抗生素治疗

（四）急性肾衰竭的处理

如出现少尿或无尿，肾功能急剧恶化，即应考虑急性肾衰竭的可能，需紧急处理。

1. 控制水、钠的摄入

应按照"量出为入"的原则，24 小时补液量为显性失液量之和减去内生水量，还需参考体温、气温和湿度等情况而决定。

2. 防止高钾血症的发生

如血钾升高引起心电图异常，马上紧急处理。

在心电监护下给予 10% 葡萄糖酸钙 10～20 mL 稀释后缓慢静推，或静脉注射 50% 葡萄糖水 50 mL 加普通胰岛素 10U，持续 4～6 小时；透析疗法是最有效的方法。

3. 电解质紊乱

防治低钠、低钙和高磷血症。

4. 处理代谢性酸中毒

可根据情况选用 5% 碳酸氢钠治疗，对于顽固性酸中毒，宜立即进行透析治疗。

5. 感染的预防和处理

感染是肾衰竭病死的主要原因。需根据细菌培养和药物敏感试验来选择对肾脏无毒性的抗生素。有条件者，应监测血药浓度。

6. 透析疗法

凡保守治疗无效，应进行透析治疗，以迅速纠正氮质血症、高钾血症以及肺水肿、酸中毒等。

四、羊水栓塞的预防

羊水栓塞起病迅速，发展快，抢救难度大，病死率高，而目前尚未找到早期准确诊断的方法，在临床工作中应积极预防，减少羊水栓塞的发生。

（1）严格、准确地掌握缩宫素应用指征。

（2）在第二产程中严禁强力按压使胎儿娩出。

（3）严格掌握剖宫产指征，术中刺破羊膜前保护好子宫切口上的开放性血管。

（4）对孕产妇做检查或操作时，动作轻柔，避免产伤。

（5）不在子宫收缩时行人工破膜，破膜时不兼行剥膜，减少子宫颈管的血管破损。

（6）对死胎、胎盘早剥等情况，应严密观察。

（7）引产时避免大剂量子宫收缩剂的使用。

第三节　产科休克

一、概述

休克是由急性循环功能障碍、全身组织和脏器的血流灌注不足引起组织缺血、缺氧、代谢紊乱和各种重要脏器功能发生严重障碍的综合征。休克可出现在各种疾病过程中，如不及时予以适当处理，全身组织器官会发生不可逆损害而引起死亡。产科休克是指产科特有的、与妊娠及分娩直接相关的休克，是威胁孕产妇和围生儿生命的重要原因之一。失血性休克占产科休克的首位，亦是造成孕产妇死亡的主要原因，如产后出血、前置胎盘、胎盘早剥、流产、异位妊娠、剖宫产后子宫切口裂开、子宫破裂、软产道严重撕裂伤等，都可导致失血性休克。其次是感染性休克，如感染性流产、长时间破膜后的绒毛膜羊膜炎、产后和手术后发生盆腔感染和切口感染、产褥感染、妊娠合并严重血小板减少性疾病所造成的感染等，如不及时处理，可致感染性休克。据统计，约有 20% 的产妇死于感染性休克。此外，妊娠期女性有可能因注入对其过敏的抗生素或不相容的血液制品而引起过敏性休克；妊娠使妊娠期女性的血液处于高凝状态，如 HELLP 综合征等，有导致深静脉血栓形成、肺栓塞的危险性；还有羊水栓塞引起 DIC、大量微血栓形成，以上两种为产科常见的阻塞性休克；产科休克还包括心脏泵衰竭或心功能不足所引起的心源性休克；手术和麻醉引起的神经源性休克等。

二、诊断

（一）临床表现

休克早期表现为烦躁、焦虑或激动；休克晚期表现为表情淡漠或意识模糊，甚至昏迷。

（二）体征

1. 体温

体温的骤然变化，如突然升高至 39℃ 以上，或体温骤降至 37℃ 以下，或伴有寒战继而发生面色苍白、烦躁不安者，常常提示感染性休克即将发生。

2. 脉搏

休克早期，血压下降前，往往细数，随血压下降，更为细数；休克晚期，脉细缓提示病情危重。

3. 呼吸

休克早期呼吸加快，开始出现呼吸性酸中毒时，呼吸深而速；酸中毒加深后，呼吸转为深而慢，出现呼吸困难，提示病情危重。

4. 血压

动脉血压及脉压下降，收缩压<80 mmHg 或下降 20% 以上，或原有高血压者收缩压较其基础血压下降 30 mmHg，同时脉压<20 mmHg，伴有尿量减少、四肢湿冷等，则提示已有休克存在。

5. 尿量

尿量每小时低于 20～25 mL 表示血容量不足，为内脏血液灌流量的一个敏感指标。在尿量足够而尿钠低的败血症患者，提示肾脏通过潴留钠以维持血容量，此时尽管尿量正常也应输液。

（三）中心静脉压监测

在失血性休克中，中心静脉压监测非常重要，正常中心静脉压为 6～12cmH$_2$O，<6 cmH$_2$O 表示血容量不足，故中心静脉压监测以及血压变化可供补液、输血量参考。此外，休克指数可作为低血容量休克的诊断参考。休克指数=脉率+收缩压。指数为 0.5，表示正常血容量；指数为 1，表示失去 20%～30%（1000～1500 mL）的血容量；指数>1，表示失去 30%～50%（为 1500～2500 mL）的血容量。

（四）实验室检查

1. 血红细胞计数

血红蛋白及血细胞比容。出血性休克时各项指标均降低；感染性休克时，白细胞计数及中性粒细胞明显升高，粒细胞内可出现中毒颗粒。

2. 血气分析

休克时 pH 值、PO_2 均下降，PCO_2 上升。

三、治疗方案

（一）急救措施

1. 迅速确定出血来源和阻止继续出血

这是治疗失血性休克的关键。根据不同的原因采取相应的措施，积极治疗原发病。

2. 保持肺泡通气量，经鼻导管供氧

这是抢救休克的首要原则。休克时肺循环处于低灌注状态，当氧和二氧化碳弥散受到影响，严重缺氧时，可引起低氧血症，低氧血症又加重休克，导致恶性循环。因此，必须保证充足供氧，鼻导管插入深度应适中，通常取鼻翼到耳垂间的长度，氧的流量应保持 5～6 L/min。

3. 确保输液通道

可选用静脉输液。若达不到效果可采用套管针，选颈外静脉或颈内静脉穿刺，增加抢救成功率。

4. 补充血容量

扩充血容量是维持正常血流动力学和微循环灌注的物质基础，是抗休克的基本措施。现推荐使用平衡液，如林格乳酸钠溶液。适当输全血，需要大量输血时，应按照 3∶1 补充新鲜血。当失血量大于 25% 时，必须同时补充电解质。

5. 纠正酸中毒

代谢性酸中毒常伴休克而产生，酸中毒能抑制心脏收缩力，降低心排血量，并能诱发 DIC。因此，在抗休克同时必须注意纠正酸中毒。首次可给予 5% 碳酸氢钠 100～200 mL，2～4 小时后酌情补充。有条件最好监测二氧化碳结合力，根据失衡情况给予治疗。

6. 预防心力衰竭

休克发生后，心肌缺氧，能量合成障碍，加上酸中毒的影响，可使心肌收缩无力，心搏量减少，甚至发生心力衰竭。因此，必须严格监测脉搏，注意两肺底有无湿啰音。有条件应做中心静脉监测。如脉率大于 140 次/分，或两肺底部发现有湿啰音，或中心静脉压高达 1.18kPa 以上者，可给予快速洋地黄制剂，一般常用毛花苷 C 0.4 mg，加入 25% 葡萄糖 20 mL 中，缓慢静脉注射。4～6 小时后可酌情再给予 0.2 mg 毛花苷 C，以防治心力衰竭。

7. 预防肾衰竭

当血容量补充足够，血压恢复正常，但每小时尿量仍少于 17 mL 时，应适当给予 20% 甘露醇 250 mL，于 30 分钟内滴入，以改善肾脏皮质的血流量，产生利尿作用，预防肾衰竭。

（二）不同类型产科休克的处理

1. 出血性产科休克

原则是迅速止血、纠正失血性休克及控制感染。迅速确定出血来源和阻止继续出血。对由前置胎盘或胎盘早剥引起的产前出血，应先稳定母体情况，然后再选择适当的措施娩出胎儿；对产道撕裂引起的严重产后出血，通常采用缝合和修补以控制出血；异位妊娠破裂流产导致的出血，应在充分补液的同时迅速手术治疗；对子宫乏力、子宫破裂或胎盘滞留等引起的出血，可选择各种止血药物（如催产素、麦角新碱、卡前列素氨丁三醇）和手术方法（如结扎子宫动脉或髂内动脉、子宫切除法、介入法和改良 B-Lynch 压缩缝合术）以挽救产妇的生命。

（1）子宫收缩乏力引起的产后出血处理如下。

1）按摩子宫和应用缩宫素：常规治疗方法是按摩子宫，助产者迅速用一手置于宫底部，拇指在前壁，其余四指在后壁，均匀按摩宫底，经按摩后子宫开始收缩，亦可一手握拳置于阴道前穹隆，顶住子宫前壁，另一手自腹壁按压子宫后壁，使子宫体前屈，两手相对紧压子宫并进行按摩。必要时可用另一手置于耻骨联合上缘，按压下腹正中部位，将子宫上推，按摩子宫必须强调用手握宫体，使之高出盆腔，有节律轻柔按摩。按压时间以子宫恢复正常收缩，并能保持收缩状态为止，使之高出盆腔，有节律轻柔按摩。在按摩的同时，将 20U 催产素直接肌内注射至子宫体，或将 20U 催产素加入平衡液 500 mL 中静脉滴注，滴速每分钟<80 滴。切忌无限加大催产素的剂量，大剂量应用催产素可引起血压升高，使冠状血管平滑肌收缩。麦角新碱 0.2 mg 静脉推注，作用时间慢，对宫颈、宫体有作用，一般用量为 1 mg/d，1 次最大剂量为 0.5 mg，如无效，需采取进一步治疗。

2）前列腺素衍生物的应用

①米索前列醇：是一种新型口服前列腺素 E_2（PGE_2）的衍生物，吸收后转化为有活性的米索前列醇酸，不但有强烈的子宫收缩作用，而且能增加子宫收缩频率，不影响血压，不增加心血管系统的负荷。米索前列醇给药途径主要为口服、舌下含化、宫腔内放置、直肠给药、阴道上药等途径。剂量一般为 200 μg。

②卡前列素氨丁三醇（欣母沛）：为甲基前列腺素，其活性成分为卡前列腺素氨丁三醇，是前列腺素 PGF_2 的衍生物，对子宫平滑肌有较强的收缩作用，国外已广泛用于难治性产后出血的治疗。卡前列素氨丁三醇作为一种前列腺素，具有一定的不良反应，最常见的是腹泻、恶心、呕吐、血压升高等；唯一禁忌证是过敏。剂量一般为 250～500 μg，最大可达到 2 mg。

③卡孕栓：主要给药途径为舌下含服、阴道给药、直肠给药。剂量为 1 mg。

④氨甲环酸：剂量为 0.1～0.3 g 加入生理盐水或 5% 葡萄糖液 20～100 mL，静脉滴注。

3）填塞宫腔：近代产科学中鲜有应用纱布条填塞宫腔治疗子宫出血者，若需行此术则宜及早进行，患者情况已差则往往效果不好。方法为经消毒后，术者用一只手在腹部固定宫底，用另一只手或持卵圆钳将 2 cm 宽的纱布条送入宫腔内，纱布条必须从宫底开始自内而外填塞，应塞紧。填塞后一般不再出血，产妇经抗休克处理后，情况可逐渐改善。若能用纱布包裹不脱脂棉缝制成肠形代替纱布条，效果更好。24 小时后缓慢抽出纱布条，抽出前应先肌内注射催产素、麦角新碱等子宫收缩剂。宫腔填塞纱布条后应密切观察一般情况及血压、脉搏等生命指征，注意宫底高度、子宫大小的变化，警惕因填塞不紧，纱布条仅填塞于子宫下段，宫腔内继续出血，但阴道则未见出血的止血假象。

4）结扎子宫动脉：按摩失败或按摩半小时仍不能使子宫收缩恢复时，可实行经阴道双侧子宫动脉上行支结扎法。消毒后用两把长鼠齿钳钳夹宫颈前后唇，轻轻向下牵引，在阴道部宫颈两侧上端用 2 号肠线缝扎双侧壁，深入组织约 0.5 cm 处，若无效，则应迅速开腹，结扎子宫动脉上行支，即在宫颈内口平面，距宫颈侧壁 1cm 处，触诊无输尿管始进针，缝扎宫颈侧壁，进入宫颈组织约 1 cm，两侧同样处理，若见子宫收缩即有效。

5）结扎髂内动脉：若上述处理仍无效，可分离出两侧髂内动脉起始点，以 7 号丝线结扎，结扎后一般可见子宫收缩良好。此措施可以保留子宫、保留生育能力，在剖宫产时易于施行。

6）子宫切除：结扎血管或填塞宫腔仍无效时，应立即行子宫次全切除术，不可犹豫不决而贻误抢救时机。

7）血管性介入治疗：一般认为，凡是采用保守治疗方法不能有效止血的产后出血，均适合血管性介入治疗。无绝对禁忌证。相对禁忌证包括对造影剂慢性过敏，严重 DIC，严重的心、肝、肾及凝血功能障碍。介入治疗的术式有两种：一为经皮双髂内动脉栓塞术（IIAE），另一为经皮双子宫动脉栓塞术（UAE），两者均属经导管动脉栓塞术的范畴。目前，在我国，选择介入治疗的患者一般病情危重，因此首选 IIAE；对部分一般情况较好的产后出血患者，或者术者插管技术相当熟练的情况下可选用 UAE 以减少并发症的发生。这种治疗既可达到止血目的又可保全子宫，保留患者的生育功能，具有手术时间短、创伤小、恢复快、止血迅速且彻底、不良反应小等优点，是治疗产后出血的一种全新有效的方法。

8）改良 B-Lynch 压缩缝合术：剖宫产出血量大于阴道产，随着剖宫产率的逐年上升，产后出血率也明显上升。产后出血成了我们必须面对的一个严峻问题。子宫收缩乏力是产后出血最常见的原因，占 90%。胎盘因素也因胎盘剥离面出血而影响子宫收缩，难以有效止血。以往对于保守治疗失败的患者，急诊行子宫切除或子宫次全切除是最有效的方法。改良 B-Lynch 压缩缝合术操作简单，无须特殊器械和手术技巧，成功率高，止血迅速，如及时施行可减少失血及避免子宫切除。此法未发现术后并发症，对子宫收缩乏力性出血与胎盘剥离面出血均有效。

B-Lynch 压缩缝合术是英国 Milfon Keynes 医院报道的控制产后出血的缝合方法，较动脉缝扎技术简单易行。其原理为机械性纵向挤压子宫平滑肌，使子宫壁的弓状血管有效地被挤压，血流明显减少减缓；局部加压后易于使血流凝成血栓而止血；同时因血流减少，子宫肌层缺血，刺激子宫收缩而进一步压迫血窦，使血窦关闭而持续止血。方法：首先将子宫托出腹腔，两手挤压子宫观察出血情况，若挤压后出血基本停止，则行改良缝合术成功的可能性极大。以 1/0 可吸收缝线从子宫下段切口的左侧中、外 1/3 交界处的切缘下方 2 cm 处进针，穿过子宫肌层；然后从切口上缘对应部位出针，依次穿过肌层、浆膜层，均不穿透蜕膜层；出针后于宫体中部向宫底方向垂直褥式缝合 1 针，深达肌层，不穿透蜕膜层，缝线绕向宫底，于宫底部再次垂直褥式缝合 1 针（距宫角 3 cm），不穿透蜕膜层；出针后将缝线绕过宫底达子宫后壁，于宫体中部与前壁缝合相对应部位向宫颈方向缝合 1 针（同前壁缝合法），出针后在相当于子宫下段切口水平，自左向右水平缝合 1 针，不穿透蜕膜层，进、出针部位相当于中、外 1/3 交界处。同法，继续右半部自后壁向前壁的缝合，但缝合方向相反，最后于切口右侧中、外 1/3 交界处的切缘下方 2 cm 处出针。在助手挤压子宫的同时，小心、缓慢地拉紧缝线的两端后打结，使子宫呈纵向压缩状，大致将子宫纵向分为 3 等份。观察子宫出血情况，无出血或出血基本停止，可常规缝合子宫切口后关腹。

9）压迫髂内动脉和子宫动脉：主要根据髂内动脉和子宫动脉的解剖位置，两手于下腹部压迫子宫，同时通过子宫和盆腔组织传递性"压迫髂内动脉和子宫动脉"的方法治疗产后出血。此方法治疗产后出血简单、易行、经济、可靠，是首选而有效的治疗产后出血的方法。

10）囊压塞术：Condous 等报道，在轻微止痛法或局部麻醉下，用宫颈钳夹宫颈前后唇，把 Sengstsken Blakemore 食管导管超过气囊处切去导管尾端，并经宫颈放入宫腔，在食管气囊内注入 70～300 mL 温热的生理盐水，直到腹部触及膨胀的气囊，子宫收缩好时停止。轻轻牵拉食管导管，使其位置固定，这时观察宫颈口或 Sengstsken Blakemore 食管导管胃腔管无出血或出血很少，则压塞成功。术后加强监护，并缓慢静滴催产素 40U 加 5% 葡萄糖液，在 24 小时内静脉用广谱抗生素，2/3 患者在 12 小时内拔除气囊管，最长放置 24 小时。在监护过程中，阴道出血仍多、血压下降、脉搏增快，说明该手术失败，则气囊管放气，用其他方法治疗。气囊压塞术适用于子宫收缩乏力的患者。

（2）软产道裂伤止血的有效措施是及时准确地修补缝合。一般情况下，严重的宫颈裂伤可延及穹隆及裂口，甚至伸入邻近组织，疑为宫颈裂伤者应在消毒下暴露宫颈，用两把卵圆钳并排钳夹宫颈前唇并向阴道口方向牵拉，顺时针方向逐步移动卵圆钳，直视下观察宫颈情况，若发现裂伤即用肠线缝合，缝时第一针应从裂口顶端稍上方开始，最后一针应距宫颈外侧端 0.5 cm 处止，若缝合至外缘，则可能日后发生宫颈口狭窄。阴道裂伤的缝合需注意缝合至底部，避免留下无效腔，注意缝合后要达到组织对合好及止血的效果。阴道缝合过程要避免缝线穿过直肠。缝合采取与血管走向垂直则能更有效止血。会阴部裂伤可按解剖部位缝合肌层及黏膜下层，最后缝合阴道黏膜及会阴皮肤。

（3）胎盘因素。治疗的关键是及早诊断和尽快去除此因素的存在。胎盘剥离不全、滞留及粘连均可徒手剥离取出。部分残留用手不能取出者，可用大号刮匙刮取残留物。若徒手剥离胎盘时，手感分不清附着界限则切忌以手指用力分离胎盘，因为很可能是胎盘植入，此情况应剖腹切开子宫检查，若确诊则以施行子宫次全切除术为宜。胎盘嵌顿在子宫狭窄环以上者，应使用乙醚麻醉，待子宫狭窄环松解后，用手取出胎盘当无困难。

（4）凝血功能障碍。若凝血功能障碍患者处于妊娠早期，产科医生则应在内科医生协同处理下，尽早对其施行人工流产终止妊娠。于妊娠中、晚期时发现者，产科医生应协同内科医生对其进行积极治疗，争取去除病因或使病情明显好转。分娩期则应在病因治疗的同时，出血稍多即做处理，使用药物以改善凝血机制，输新鲜血液，积极准备做好抗休克及纠正酸中毒等抢救工作。

2. 感染性产科休克

（1）补充血容量并酌情应用血管活性药物。补液量为 2000～4000 mL/d，选用平衡盐液为主，适量应用低分子右旋糖酐、清蛋白、血浆等。低分子右旋糖酐以较快速度滴入（4 小时内滴入 500 mL，但有肾功能不全出血倾向者慎用），多巴胺 10～20 mg/100 mL，6～12 μg/（kg·min），间羟胺 10～20 mg/100 mL，5～10 μg/（kg·min）静脉滴注或输液泵泵入，视病情变化调整剂量，输液宜先快后慢，先多后少，用 4 小时至 5 天，力争在短时间逆转休克状态。

（2）去除感染病灶是治疗感染性产科休克的关键。可根据具体情况选用药物或手术方法去除感染源。在消除感染灶之前，宜先以抗生素控制感染，使之局限化。使用抗生素的原则如下。①休克发生时应停用、更换或追加休克前已用过的抗生素；②病原菌不明确者应选用广谱抗生素；③病原菌明确者应根据药敏试验选用 2～3 种抗菌药物；④长期大量使用抗生素者需注意预防真菌感染；⑤伴肾功能不良者应慎用具有肾毒性的抗生素。控制感染可联合使用 2～3 种抗生素，主要选用青霉素类、头孢类、喹诺酮类或大环内酯类抗生素。疑有厌氧菌感染加用替硝唑，真菌感染加用氟康唑。

（3）大剂量使用糖皮质激素，氟米松 30～60 mg/d，应用 2～3 天。

（4）纠正酸中毒维持酸碱平衡，适当应用碱性药物，一般选用 5% 碳酸氢钠静脉滴注。

（5）及时处理原发病灶，有手术指征给予手术处理。

（6）维持重要脏器功能，及时处理并发症（心衰则强心，缺氧则吸氧，脑水肿则予脱水等）。

3. 阻塞性产科休克

由肺栓塞引起的阻塞性休克患者，应立即取左侧头低卧位，以避免肺小动脉栓塞进一步加重，有条件者应置入高压氧舱；羊水栓塞引起的产科休克，处理关键是缓解肺动脉高压和改善肺循环。若发生 DIC，应积极治疗原发病，阻断内、外源性促凝物质的来源，是预防和终止 DIC 的关键。产科 DIC 病情凶险，但病因较明确，要抓紧时间，解决分娩问题。阴道分娩条件不成熟，不能迅速终止妊娠者应及时进行剖宫产，对于无法控制的出血则应果断地切除子宫，使病情很快得到改善，即使在休克状态下也应在抢救休克的同时行剖宫产或子宫切除术。同时补充新鲜血、冰冻血浆、低分子右旋糖酐，纠正酸中毒和水电解，酌情应用小剂量肝素治疗。

4. 过敏性产科休克

过敏性休克是由于抗原物质进入人体后，与相应的抗体相互作用，激发引起广泛的Ⅰ型变态反应，使组织释放组胺、缓激肽、5-羟色胺和血小板激活因子等，导致全身毛细血管扩张和通透性增加，血浆迅速内渗到组织间隙，循环血量急剧下降引起。若不及时抢救常可危及患者生命，但若急救措施得力，则救治效果良好。救治的关键是逆转血管扩张和支气管痉挛，寻找、证实和去除致敏原。急救药物首选肾上腺素，其作用机制为通过 β 受体效应使痉挛支气管快速舒张，通过 α 受体效应使外周小血管收缩，可及时消除过敏引起的哮喘，保护重要脏器的血液供应。联合应用肾上腺皮质激素效果更佳，其作用机制为抑制变态反应降低血管通透性，进一步加强肾上腺素的作用，甚至有报道其是抗过敏最有效的药物。一般抢救措施包括：立即去除致敏原，吸氧保暖、平卧、保持呼吸道通畅等。综合抢救措施如下。①首选 0.1% 肾上腺素 0.5 皮下注射，3～10 分钟重复 1 次；②立即建立静脉通道，琥珀酸氢化可的松钠 100 mg 静脉注射，300 mg 加入 5% 葡萄糖 500 mL 持续静脉滴注；③多巴胺 40～100 mg 加入 5% 葡萄糖 250 mL 持续静脉滴注；④心搏、呼吸骤停者立即进行心肺脑复苏。

5. 心源性产科休克

常继发于其他类型的休克。因而应注意维持血压，以保证重要脏器（包括心脏本身）的血流灌注。可应用多巴胺、间羟胺与多巴酚丁胺等；需纠治心律失常，补充血容量和应用血管扩张剂，必要时应用合适的强心苷。

（1）利尿剂。减轻心脏前负荷，改善肺瘀血。

（2）血管扩张剂。硝普钠能扩张小动脉和静脉血管，常与多巴胺联合应用，增加冠状动脉灌注压。一般从 10～15 μg/min 开始，并逐渐加量。硝酸甘油一般剂量可扩张静脉系统，减轻前负荷，大剂量降低后负荷和左心室舒张末压，增加心排血量；通常用量从 10～15 μg/min 开始。酚妥拉明为 α 受体阻断剂，直接松弛血管平滑肌，降低外周阻力，一般从 0.05～0.1 mg/min 开始静脉滴注，并逐渐加量。用血流动力学监测这类药物时应以 PCWP 不低于 15 mmHg 为宜。如患者可以口服，可用血管紧张素转换酶抑制剂（ACEI）类药物。

（3）血管收缩剂。对于有持续性低血压及低心排血量时，可应用交感神经兴奋剂。多巴胺可直接作用于 α 受体、β 受体和多巴胺受体。小剂量 3～5 μg/（kg·min）时可以扩张肾脏血管，保持足够的尿量，同时扩张脑血管和冠状动脉血管，有正性肌力作用，可降低外周阻力，增加组织灌注；大剂量 8～10 μg/（kg·min）可进一步增加心肌收缩力，加快心率及增加外周阻力，减少肾血流。多巴酚丁胺主要兴奋 β 受体，增加心肌收缩力，减轻后负荷，无血管收缩反应。但不适合有明显低血压的患者。静脉应用剂量为 2.5～10 μg/（kg·min）。对于血流动力学恶化、持续性严重低血压、其他措施无效时可以选择去甲肾上腺素或肾上腺素。

（4）磷酸二酯酶抑制剂。氨力农、米力农为非儿茶酚胺类正性肌力药物；增加心肌收缩力及扩张血管。

（5）血管扩张剂与血管收缩剂联合应用可以在改善心功能的同时减少不良影响。如多巴胺与硝酸甘油合用。

（6）其他药物。纳洛酮在休克状态下有升压作用，1，6-二磷酸果糖可改善心功能，肾上腺皮质激素的应用有时可起到意想不到的良好效果。对于有感染存在的心源性休克，应恰当应用抗生素治疗。钙离子增敏剂左西孟旦是一种新型的非洋地黄类正性肌力药物，与其他非洋地黄类正性肌力药物相比，其不增加钙超载和心肌耗氧量，不会导致心律失常和细胞损伤，能明显改善血流动力学参数，有正性肌力作用，不损害舒张功能，也不延长舒张时间，对心肌有保护作用，并逐渐成为心肌保护的研究热点。

（三）分娩时间和方式的选择

发生休克时，由子宫-胎盘血流减少而导致胎儿发生窘迫是颇为常见的。虽然立即分娩可避免胎儿死亡，但也可能进一步加重母体的休克状态。在这种情况下，首先应考虑母体的安全。经抢救休克，母体状况获得稳定之后，如果胎儿仍然存活，尤其是对产前出血和宫内感染的妊娠期女性，剖宫产为常选的分娩方式。如果胎儿已死宫内，而延长妊娠所带给母体的危害性低于立即行剖宫产时，则宜选用阴道分娩。

第四节　产科弥散性血管内凝血

一、概述

弥散性血管内凝血（DIC）是指在某些致病因素的作用下，凝血因子和血小板被激活，大量凝血物质进入血循环，引起血管内广泛性的微血栓形成，凝血因子大量被消耗，并继发纤溶亢进，引起凝血功能障碍性出血，继而发生循环功能障碍及组织坏死的一种综合征。产科 DIC 是一种产科严重并发症，占 DIC 总病例的 8.6%～20%，DIC 是产科并发症中引起大出血和病死比较常见的原因之一。那么，为什么产科是 DIC 发生的高危科室呢？以下是目前所知的原因。①妊娠期的凝血及纤溶异常，包括妊娠中后期纤维蛋白原、因子Ⅶ、因子Ⅷ、因子Ⅸ、因子Ⅹ的含量及活性增加，血小板活性及代谢增高，纤溶活性降低致使妊娠期女性血液呈高凝状态；②妊娠期 AT-Ⅲ浓度及活性下降，蛋白

C（APC）浓度及活性增加，提示体内有抗凝系统紊乱，也可能是妊娠期高凝状态发生的原因，妊娠期女性血液呈高凝状态是生物进化的结果，可防止产后大出血，但同时也可导致 DIC；③妊娠期纤溶活性降低，尽管妊娠期女性纤溶酶原降低，组织（型）纤溶酶原活化剂（t-PA）活性略有增加，但由于纤溶酶原活化剂抑制物-1（PAI-1）的增加更为显著，因此总体上妊娠期女性表现为纤溶活性下降；④羊水及其内容物、胎盘及其变性产物，具有组织因子（TF）样活性，在分娩等特定情况下，一旦大量进入母体，可启动外源性凝血系统，促进血栓形成；⑤妊娠及分娩过程中因多种因素的影响，易致各种感染，特别是革兰阴性菌感染；⑥病理产科中的多种疾病，常涉及全身或局部血管内皮损伤，如妊娠高血压综合征、胎盘早剥等，一方面可致内皮细胞中 TF 释放，同时又可导致血小板聚集，活化及因子XII的接触性激活等。通过内外凝血系统启动而致 DIC 发生。

二、产科 DIC 的病因、发病机制及病理生理变化

引起产科 DIC 的主要原因有妊娠高血压综合征、胎盘早剥、羊水栓塞、死胎滞留、感染性休克以及严重的产科大出血，妊娠合并重症肝炎、宫内感染、HELLP 综合征、葡萄胎及植入性胎盘、子宫破裂、刮宫术、剖宫产、母婴血型不合而有大量血进入母循环或妊娠期女性接受不同血型的输血。

（一）妊娠高血压综合征

妊娠高血压综合征时由于小血管痉挛，导致周围血管阻力增加、各种组织器官灌注不良、血管内皮细胞受损、管壁胶原纤维暴露，引起血小板黏附、聚集，释放血小板因子，使纤维蛋白原变为纤维蛋白；血小板过度聚集引起血小板减少；肝脏功能减退，凝血因子因合成减少、消耗过多而减少，重度妊娠高血压综合征患者 AT-III水平比正常情况降低 24.4%。

（二）胎盘早期剥离

胎盘早剥时 DIC 的发生率约为 14.6%，胎盘早剥在胎盘后形成的血肿消耗了凝血因子，同时来自胎盘坏死组织，胎盘剥离部位的胎盘绒毛及蜕膜组织产生大量组织凝血活酶和纤溶酶原激活剂进入母体血循环激活凝血系统而引起 DIC。若胎盘早剥与重度妊娠高血压综合征或羊水栓塞并发，则病情更为严重。

（三）死胎滞留

死胎滞留子宫内超过 4 周，大约 25% 的女性可有凝血功能障碍，胎儿病死后变性自溶的胎盘和羊水释放大量组织凝血活酶进入母体循环，激活凝血系统引起 DIC。关于多胎之一死亡，多数学者认为未发现有凝血异常的证据。但 Cheschier 和 Seeds（1988）发现，在双胎中一个胎儿死亡及滞产的患者中，逐渐发展的但为一过性的母体纤维蛋白原水平下降，以及纤维蛋白降解产物增加。

（四）产科感染性休克

在严重产后感染及非法流产感染后，大量细菌产生的内毒素使毛细血管壁通透性增

加，释放血管活性物质，如组胺、儿茶酚胺、血浆激肽及 5-羟色胺，微循环血流瘀滞。细菌产生的内毒素可破坏血小板，激活凝血系统，并抑制巨噬细胞使之不能清除被激活的各种凝血因子及促凝物质，还可使血管内皮损伤，胶原组织暴露于血浆中，从而激活内源性凝血系统，使血小板解聚，释放出血小板第Ⅲ因子。感染性休克时，微循环障碍、血流瘀滞、酸中毒、组织缺氧等均可使 DIC 加重。

（五）羊水栓塞

羊水可直接激活因子 X 为 X a，加速凝血进程。在肺脏，羊水成分可阻塞肺循环，或直接在肺毛细血管内形成以纤维蛋白和血小板为主要成分的微血栓。血小板在肺微循环中聚集，释放 5-羟色胺及形成血栓素 A_2，促使血小板聚集和血管收缩。羊水中的胎粪、胎儿皮脂等物质可引起母体速发型过敏反应，使肺毛细血管扩张、通透性增强和肺水肿；并导致灌注减少、气体弥散障碍及血管收缩，使得右心衰竭，最终减少左心血流，引起心排血量减少，组织缺血、缺氧，代谢性酸中毒及心源性休克。由于大量凝血因子在血栓形成中被消耗，纤溶系统被激活，血液逐渐转化为低凝状态而导致严重出血。羊水栓塞可引起过敏性及失血性休克，故其休克特别严重，一般的抗休克治疗无效。

（六）妊娠合并重症肝炎

妊娠合并重症肝炎时，肝细胞大量坏死，肝功能减退以致衰竭，肝内及全身微血管内凝血引起凝血因子的消耗增加及肝内合成凝血因子明显减少是造成出血的原因。AT-Ⅲ值测不出或仅为正常的 20%，而 AT-Ⅲ减少又促使凝血酶引发活跃的凝血过程。

（七）产科大出血、休克

因产科病理情况发生大出血及失血性休克时，血容量减少，脏器缺血，组织缺氧。如治疗不及时，休克拖延时间过长，最终可发生 DIC，加以继发消耗性的血凝障碍，往往又进一步加重 DIC，而 DIC 本身又可造成出血不止，二者互为因果，形成恶性循环，加重病情。

羊水、胎膜、胎盘或死胎组织、内毒素等成分进入母体血循环后，可使母体发生 DIC，导致全身小血管痉挛，使肺、心、脑、肾、肝等重要脏器因缺血、缺氧而发生瘀血、出血、水肿、坏死，功能受到损害。

三、产科 DIC 的临床表现和特点

（一）产科 DIC 的主要特点

（1）绝大多数起病急骤，发展甚为迅猛。常在短时间内危及生命，也可能与亚急性型及慢性 DIC 病例漏诊较多有关。

（2）多以阴道倾倒性大出血及休克为主要甚至唯一表现，但休克的严重程度与出血量不成比例，其他部位出血相对较少，亦可见注射部位及手术创口渗血不止。

（3）DIC 病程发展及分期不明显，常可由高凝期直接进入纤溶亢进期，故阴道出血多不凝固，提示患者可能已进入消耗性低凝血期。

（4）病因较为明确并易于消除，预后相对较好。

（二）主要临床表现

DIC 的临床表现主要为出血、低血压与休克、脏器功能障碍及溶血。

1. 出血

妊娠并发 DIC 时大多都有出血症状，以阴道出血最为多见，急性型发生率为 84%～100%，慢性型出血并不严重，但其表现不一，DIC 高凝血期可无出血，静脉采血常出现针管内血液凝固现象。在消耗性低凝血期尤其伴发继发性纤溶时则出现严重而广泛的出血，全身皮肤黏膜呈现紫癜、瘀斑和血肿，并可见消化道、泌尿生殖道或其他部位出血，严重者可出现胸腔、心包或呼吸道、关节腔、颅内出血，注射部位或手术创口渗血不止。

产科 DIC 出血的特点如下。

（1）出血并不与 DIC 的发展相平行。部分病例出血症状可不明显，而以微循环衰竭的表现为主或为首发症状，因此，对临床上无明显出血的 DIC 病例更应警惕。

（2）羊水栓塞、胎盘早剥并发 DIC 时的出血多为子宫大出血；死胎滞留病例，严重者在妊娠期出现皮肤瘀斑、牙龈出血，甚或出现广泛性黏膜出血（血尿、呕血、黑便）；过期流产、子痫患者，多在子宫刮除术或胎儿娩出后出现子宫大出血或渗血不止。

（3）急性发作性 DIC，如羊水栓塞并发 DIC，当出血症状尚不明显时，即有呼吸窘迫、休克的发生，成为患者突然的或首发症状，严重病例因重要脏器功能的衰竭而早期病死，此类患者的出血可能被掩盖。

（4）急性 DIC 患者，可同时具有 3 个或 3 个以上无关部位的出血。

2. 低血压与休克

急性型发生率为 42%～83%，休克程度与出血量不成比例，DIC 时由于纤维蛋白性微血栓或血小板团块阻塞了微循环，引起急性循环衰竭，轻者表现为低血压，重者发生休克。休克特点：突然出血，伴严重广泛的出血及四肢末梢发绀，有多脏器功能不全综合征表现。一般的抗休克治疗无效。

3. 循环障碍

DIC 时由于重要脏器微循环血栓形成，阻塞微血管，造成重要脏器微循环灌流障碍，严重者因缺血坏死导致重要脏器功能衰竭。DIC 时由于微循环血栓形成，阻塞微血管，静脉血回流量急剧减少，加以失血，使循环发生障碍，血压下降，发生休克；而大量血小板被破坏、组胺和 5-羟色胺的释放，使微血管收缩，加重缺氧，严重影响主要脏器功能，肾脏最易受损，其他依次是皮肤、肺、心脏及肾上腺和中枢神经系统。肾脏受累表现为急性肾功能不全、血尿、少尿或无尿；皮肤黏膜微血栓表现为血栓性坏死；肺部则因肺毛细血管广泛栓塞、出血、肺水肿而发生成人呼吸窘迫综合征（ARDS）；DIC 时心肌收缩受抑制，心功能不全，可发生心律不齐，甚至心源性休克；肝受累表现为黄疸和肝功能损害；消化道受累可发生恶性呕吐或消化道出血；脑组织受累可发生神志模糊、谵妄、惊厥，甚至昏迷；肾上腺 DIC 可导致肾上腺皮质坏死出血；脑垂体坏死出血可导致席汉综合征、脱发、闭经、次级性征减退；静脉受累可发生静脉血栓栓塞。

4. 溶血

在 DIC 形成的过程中，毛细血管有纤维蛋白形成，加上缺氧、酸中毒，使红细胞变性能力降低，红细胞在通过纤维蛋白网时发生破碎而溶血；红细胞可呈盔形、三角形或棘形，流经脾脏时遭破坏，可引起贫血，也称微血管病性溶血性贫血。

内毒素、纤溶降解产物、D 碎片可以通过激活补体-粒细胞-自由基途径损伤红细胞参与溶血过程，可出现黄疸、血红蛋白尿，周围血涂片可见异形红细胞及其碎片。

急性溶血时，可有发热、腰背酸痛、血红蛋白尿等；慢性溶血时，可见黄疸、进行性贫血。

四、产科 DIC 的分型及分期

（一）分型

分为急性、亚急性与慢性三种临床类型。

1. 急性型

多见于感染性流产、胎盘早剥及羊水栓塞等引起的 DIC。其发病急骤，多于数小时或 1～2 天起病，病情发展变化迅速，预后凶险。原发疾病的表现常常掩盖 DIC 的症状或 DIC 的症状未及充分表现即导致死亡。由于大量外源性促凝物质短时间内进入母体血循环，引起血液凝固高度障碍，出血症状较明显和严重，常伴短暂或持久的血压下降。实验室检查常有明显改变。

2. 亚急性型

多见于死胎滞留等，多于数天至数周发病，病程发展较为缓慢，临床 DIC 症状可以明显或较轻，凝血功能轻度障碍。

3. 慢性 DIC 型

可见于妊娠高血压综合征、部分死胎滞留等患者。病程发展甚为缓慢，病程较长，可持续数周以上，临床表现常不典型，以血栓栓塞为多见，早期出血不严重，可以仅仅只有实验室检查改变，其发生可为全身性或局部性。

（二）分期

分为临床前期、早期 DIC（高凝血期）、中期 DIC（消耗性低凝血期）、晚期 DIC（继发性纤溶期）。

1. 临床前期

DIC 临床前期亦称前 DIC，是指在 DIC 基础疾病存在的前提下，体内与凝血、纤溶过程有关各系统或血液流变学等发生了一系列病理变化，但尚未出现典型 DIC 临床症状及体征，或尚未达到 DIC 确诊标准的一种亚临床状态。一般存在于 DIC 发病前的 7 天之内，血液呈高凝状态，血小板活化，凝血过程的激活已经开始，但尚无广泛微血栓形成，纤溶过程尚未或刚刚启动，血小板、凝血因子的消耗及降解均不明显。根据凝血相关的分子标志物有助于诊断。

2. 早期 DIC

促凝物质进入血循环，血液处于高凝状态，血小板和凝血因子被激活。微循环中广泛发生微血栓形成。临床上无明显出血，抽血时易凝固。皮肤黏膜可有栓塞性损害。休克及脏器功能衰竭表现较轻，呈可逆性。

实验室检查特点如下。

（1）采血时，标本易凝固。

（2）PT、APTT 及 TT 可缩短。

（3）血小板及多种凝血因子、凝血酶原、纤维蛋白原等水平在正常范围但可呈进行性下降。血小板活化及凝血激活分子标志物含量明显增高，如 PF-4、β-TG、TXB_2、GMP-140、F_{1+2}、TAT、FPA 等。

（4）纤溶试验多在正常范围，如纤溶酶原、3P 试验、D-二聚体及 SFMC 等。此期临床上持续时间短，难于发现和识别。治疗应以抗凝为主。

3. 中期 DIC

由于广泛性微血栓的形成，消耗了大量的血小板和凝血因子，血液呈低凝状态。此期有广泛出血、微循环衰竭、休克，以及微血栓栓塞的临床表现。

实验室检查特点如下。

（1）血液呈低凝状态，采血后不易凝固。

（2）PT、APTT 及 TT 延长。

（3）血小板及多种凝血因子水平低下并呈进行性下降。血小板活化、凝血因子激活的分子标志物水平进行性升高。

（4）纤溶试验提示纤溶亢进，如 FDP、D-二聚体及 SFMC 升高等。此期持续时间较长，临床诊断 DIC 时，约 70% 以上处于此期。治疗应以抗凝、血小板补充、凝血因子补充及适度抗纤溶等综合措施为主。

4. 晚期 DIC

由于过度凝血，引起纤溶功能亢进，产生高纤溶酶血症。纤溶酶降解了纤维蛋白（原）及其他凝血因子，使出血更严重。

实验室检查特点如下。

（1）血液呈低凝状态，非抗凝全血不易凝固。

（2）血小板及多种凝血因子水平低下，但不呈急骤进行性下降，其活化及代谢分子标志物水平仍高，但可逐渐下降。

（3）纤溶试验。各项纤溶指标强烈提示纤溶亢进。纤维蛋白原显著降低，3P 试验阳性，FDP、D-二聚体及 SFMC 显著升高等。但由于纤维蛋白原极度低下、FDP 过度降解、晚期小碎片大量形成等原因，3P 试验可阴性。

DIC 诊断确立时，约 20% 患者处于此期。后期治疗应以抗纤溶及补充血小板和凝血因子为主。

需要着重强调的是，各期往往互相重叠、交错。

五、产科 DIC 实验室检查

（一）产科 DIC 实验室检查应注意的几个问题

（1）存在发生 DIC 的高危因素如妊娠高血压综合征、死胎滞留等患者，应监测体内凝血功能的情况，前后对照进行动态观察，以利于诊断。

（2）产科 DIC 多数为危急重症，故实验室检查应力求简单、快速，先易后难。一般先做筛选试验，然后再做确诊试验；对少数疑难病例，再行特殊检查。一般情况下，检测项目应在 1～2 小时内获得试验结果。

临床资料表明，有 92% 的 DIC 患者可通过 PLT 计数、PT、纤维蛋白原定量、3P 试验及 D-二聚体 5 项实验室检查确诊。而需要其他检查方法帮助诊断者仅 7%。

（3）病情危急又高度怀疑 DIC 的患者，如羊水栓塞等，在实验室结果出来前，应开始 DIC 的治疗。

（4）对实验室检查尚未达到诊断标准者，可给予预防治疗或试验性治疗。

（5）妊娠期虽有凝血功能的异常改变，但分娩后很快会恢复到正常水平；如分娩后凝血功能不能迅速恢复，结合临床表现应考虑 DIC 的存在。

（二）一般检查

（1）血小板计数（PLT）及功能检测。治疗前，99%病例的 PLT 呈进行性减少，若反复检查＞$150 \times 10^9/L$，可排除此病。

（2）纤维蛋白原测定。

（3）凝血酶原时间测定（PT）及活化部分凝血酶时间（APTT）。

（4）全血凝块试验。抽取患者静脉血液 5 mL，正常应该在 6 分钟内凝固。若 10～15 分钟不凝固表示凝血功能轻度异常，若超过 30 分钟不凝固者则说明凝血功能严重异常。

（5）血浆鱼精蛋白副凝试验（简称 3P 试验）。正常时血浆内可溶性纤维蛋白单体复合物（SFMC）含量少，3P 试验阴性。而 DIC 时，可溶性纤维蛋白单体增多，鱼精蛋白虽可使之分解，但单体复合物可再聚合成不溶性纤维蛋白凝块而成胶冻状，3P 试验阳性。本方法简单、准确，但敏感性和特异性均较差，阳性时已是显性 DIC，且在 DIC 的早期和晚期均可阴性，阴性不能排除 DIC。

（6）纤维蛋白（原）降解产物（FDP）。85%～100% 的 DIC 患者血浆 FDP 升高，反映了纤溶酶对纤维蛋白原及纤维蛋白的水解作用。结果分析时应排除其他引起 FDP 升高的因素。

（7）D-二聚体测定。几乎所有 DIC 患者的 D-二聚体测定值均高于正常人，但该指标的敏感性很高，特异性较低，结果判定时需排除其他引起其升高的因素。原发性纤溶时纤维蛋白原的降解产物是 FDP，而继发性纤溶时其降解产物为 FDP 和 D-二聚体。可见，D-二聚体是鉴别原发性纤溶和继发性纤溶的关键性指标，同时还是血栓溶解疗法效果判定的重要监测指标。

（8）凝血因子活性的检测。由于凝血因子的大量消耗，严重出血症状发生时可有多种凝血因子的活性降低。

（9）动脉血气分析提示低氧血症和酸中毒，外周血涂片可有红细胞变性或有碎片，超过 10% 时有诊断参考价值。

（三）分子标志物检测

由于 DIC 的早期临床表现缺乏特异性，而常规检查项目在 DIC 的早期呈现阳性的测试几乎没有，而分子标志物的测定不但可以诊断早期 DIC，还可以推测 DIC 的进展阶段，对确诊价值较大。检查主要针对 DIC 的病理生理变化涉及的四大方面来进行，即凝血及抑制系统、纤溶及抑制系统、血小板系统、血管内皮系统。

1. 凝血及抑制系统

凝血系统启动的最直接的物质——凝血酶的生成在 PT、APTT 产生变化之前，但凝血酶的测定非常困难。为此，可采用分子标志物来证实凝血酶生成：证实凝固亢进状态和血栓倾向的早期指标有 F_{1+2}、TAT、FPA、SFMC。其中，F_{1+2} 的浓度直接反映凝血酶生成的全量，是反映凝血酶生成最敏锐的指标，TAT、FPA、SFMC 反映凝血酶生成的一部分。

（1）凝血酶原片段（F_{1+2}）。F_{1+2} 是在因子 Xa 裂解凝血酶原生成凝血酶过程中释放的一个多肽片段。F_{1+2} 血中浓度增高反映体内凝血酶生成的亢进，是血管内血栓形成的前奏。这是早期 DIC 进行抗凝治疗并防止多脏器功能衰竭的最佳时机。存在的问题：测定时间较长（约 2 小时）、试剂昂贵、敏感性太高、其浓度与年龄呈正相关等，故需要参考其他项目进行综合判断。

（2）凝血酶——抗凝血酶III复合物（TAT）。体内凝血酶一旦生成，很快与体内的 AT-III 结合生成 TAT。测定 TAT 的含量可反映体内凝血酶的生成。存在的问题：酶标法测定所需时间较长。

（3）纤维蛋白肽 A（FPA）。FPA 是在凝血酶使纤维蛋白原（Fg）转换成纤维蛋白过程中释放出的一种肽。通过 FPA 的测定可反映凝血酶的生成。DIC 患者使用肝素治疗时，增高的 FPA 会下降，因此可作为抗凝效果的监测指标。

（4）可溶性纤维蛋白单体复合物（SFMC）。SFMC 是由纤维蛋白单体（FM）与纤维蛋白原（Fbg）和纤维蛋白降解产物（FDP）相互聚合后形成，其检测 FM 的敏感性是 3P 试验的 20 倍以上。血液中检出 SFMC 提示凝血酶生成并导致纤维蛋白原向纤维蛋白的转换，是继而引起继发性纤溶的初级阶段，可作为 DIC 早期诊断指标之一。优点：敏感性和特异性高。缺点：酶标法测定时间较长。

（5）抗凝血酶III（AT-III）。AT-III 与肝素结合后抗凝血酶作用可以提高 1000 倍。在

DIC 等血栓性疾病时，AT-III由于消耗而减少，应当注意的是在肝病的蛋白合成功能障碍时，或肾病综合征所致的 AT-III从肾脏漏出时，AT-III的浓度也可降低。特别应当强调的是，在 DIC 使用肝素治疗时，有条件应当测定 AT-III的活性（DIC 时，由于消耗，AT-III的浓度往往降低），当 AT-III的活性低于 80% 时，肝素抗凝作用较差。

2. 血小板系统

（1）血小板血栓球蛋白（β-TG）和血小板第IV因子（PF-4）。血小板 α 颗粒中的特异蛋白质 β-TG 和 PF-4 的血浆水平增高是血小板活化的直接标志。DIC 时，血小板大量被破坏，血小板释放出 β-TG、PF-4，血浆中 β-TG 含量可显著上升，β-TG/PF-4 比率升高；当 β-TG 和 PF-4 同时升高时，在试管内血小板被激活的可能性较大。另外，当使用肝素时，PF-4 从血管壁游离出来，血中浓度升高。

（2）P-选择素（GMP-140）。P-选择素存在于血小板 α 颗粒膜上。DIC 时血小板活化，血浆中 GMP-140 含量增高。敏感性大于 85%，特异性约 70%。

3. 纤溶及抑制系统

（1）纤维蛋白降解产物（FDP）和 D-二聚体。

（2）纤溶酶抗纤溶酶复合物（PIC）。纤溶系的主体是纤溶酶，但纤溶酶形成后很快被 α 纤溶酶抑制物 α_2-PI 所中和，而很难直接测定纤溶酶，中和后的产物即 PIC。PIC 的半衰期仅数小时，而正常人血中不存在此物质，故血中测出 PIC 即可证实了纤溶反应的存在。

4. 血管内皮系统

DIC 时，血管内皮细胞受到破坏，对以上三大系统的调节发生障碍，从而导致血小板激活的亢进、凝血的亢进、纤溶的亢进或紊乱。

（1）血栓调节蛋白（TM）。TM 表达于血管内皮细胞表面，TM 与凝血酶 1:1 结合后，发挥抗凝作用。发生 DIC（尤其在合并多脏器衰竭），TM 呈异常高值，可作为判断 DIC 严重程度的指标。再者，在伴有多脏器功能不全（MOF）的 DIC 时，TM 与凝固纤溶系的指标（PIC、TAT、vW 因子、PAI-I、t-PA）不呈相关关系，故可把 TM 作为独立的血管损伤的分子标志物。

（2）组织因子途径抑制物（TFPI）。DIC 患者血浆游离 TFPI 水平显著降低，这提示前 DIC 存在高凝状态及 TFPI 的大量消耗。

（3）组织（型）纤溶酶原活化剂（t-PA）/纤溶酶原活化剂抑制物-1（PAI-1）。DIC 和前 DIC 患者血浆 PAI-1、t-PA/PAI-1 水平明显增高，尤其伴有器官衰竭的患者增高最明显，而纤溶活力的增强可能是预防 DIC 患者发生 MOF 的重要防御机制，t-PA 和 PAI 水平增高则是 DIC 患者预后不良的标志。

另外，组织因子（TF）是外源性凝血途径的启动因子，在产科疾病并发 DIC 的发病机制中占重要地位。如羊水栓塞、胎盘早剥时大量 TF 进入血液，可以激发 DIC 的发生。可作为一个检测指标。

六、产科 DIC 的治疗

DIC 治疗的总原则及目的如下：①去除产生 DIC 的基础疾病及诱因；②阻断血管内凝血及继发性纤溶亢进过程；③恢复正常血小板及凝血因子水平；④纠正休克及控制出血量。

（一）原发病的治疗或诱因的去除

治疗原发病的目的在于阻止促凝物质的释放，阻断 DIC 的诱发因素。密切监测凝血功能的变化，并根据凝血功能的改变程度，选择合适的产科处理措施。在产前合并 DIC 的患者，对于病情发展迅速且短期内难以结束分娩者应考虑手术终止妊娠。尽早娩出胎儿、胎盘，以及清除宫腔内容物。DIC 较为明显者在给予肝素治疗及补充凝血因子的基础上进行引产。

（二）抗生素的合理应用及抗休克治疗

细菌产生的内毒素是诱发 DIC 的因素，及时控制感染、减少内毒素的产生直接有利于 DIC 的治疗，亦可为去除诱因而行手术治疗时创造条件。及时清除感染病灶，并给予大剂量抗生素治疗。抗生素应用需注意以下几点：①抗菌治疗应及早开始，一步到位；②宜选用广谱抗生素或两种以上联合应用，如有细菌学监测，可给予敏感抗生素，否则应选择对革兰阴性菌有效的药物；③应根据患者临床情况，特别是肝、肾功能状态，确定用药方法及剂量；④密切观察病情，及时调整抗生素的种类和剂量。

休克造成机体微循环灌流不足、组织缺氧引起酸中毒等，应及时用 5% 碳酸氢钠予以纠正，低血容量造成的休克可补充输液或输血纠正，同时给予吸氧，纠正电解质紊乱。

抗休克必须采用扩血管升压药物。对 DIC 本身微循环衰竭引起的休克，一般抗休克治疗效果差，有待 DIC 的控制。

（三）抗凝治疗及其注意事项

1. 肝素的应用

（1）普通肝素的使用。DIC 时，肝素可防止血小板及各种凝血因子的消耗，阻断血栓形成，改善微循环，修复受损的血管内皮细胞。但肝素对于已形成的微血栓无效。肝素不通过胎盘，对胎儿是安全的。肝素的适应证与用量随病情而异。

急性羊水栓塞时 DIC 的发生较急，多在数分钟内出现严重症状，如急性呼吸衰竭、低血压、子宫强烈收缩及昏迷等，应及时处理。不应等实验室检查即可静脉注射，首剂 50 mg，然后再采用连续静脉滴注，滴注剂量以每小时 25～35U/kg 体重（肝素 1 mg=125U）。死胎滞留而伴有严重凝血功能障碍者，可静脉滴注肝素 50 mg，每 4 小时重复给药，24～48 小时后停用肝素再行引产。对妊娠高血压综合征患者，如存在慢性 DIC 或凝血功能亢进时，可早期开始肝素治疗。

（2）低分子量肝素的应用。低分子量肝素保留了抗因子 Xa 的活性而抗凝血酶的作用减弱，具有抗凝作用强、出血危险小、生物利用度高、不良反应少、安全等优点。但低分子量肝素可促进纤溶酶原活化剂的释放，增强纤维蛋白溶解作用，这对已有明显纤溶亢进的 DIC 患者的影响尚不了解。另一方面，标准肝素的抗凝血酶作用是 DIC 治疗的重要部分，低分子量肝素的抗凝血酶作用减弱从理论上讲不一定对 DIC 的治疗有利，其效果和优越性有待进一步证实。低分子量肝素用法，每天 200U/kg 体重，分两次皮下注射，用药间隔时间 8～12 小时，疗程 5～8 天。

（3）使用肝素注意事项如下。

1）以下情况慎用肝素。①既往有严重遗传性或获得性出血性疾病，如血友病等；②手术后 24 小时以内，或大面积创伤开放伤口未经良好止血；③严重肝病，多种凝血因子合成障碍，如纤维蛋白原低于 0.5 g/L；④近期有咯血的活动性肺结核、有呕血或黑便的活动性溃疡病。

2）以下情况禁用肝素：感染性休克、胎盘早剥、颅内出血或晚期 DIC 进入纤溶亢进状态时禁用肝素。

3）经常检查血 pH 值，及时纠正酸中毒，必要时补充叶酸及维生素。

4）严密观察肝素出血的毒副作用。最早出血为肾脏和消化道出血。

2. 丹参或复方丹参注射液

有扩张血管、抑制血小板聚集及抗凝作用。用法：30～60 mL，溶于 5% 葡萄糖液 200 mL 中，快速静脉滴注，每天 2～3 次，7～10 天为 1 疗程。可单独使用，重症 DIC 亦可与肝素合并应用，而且不需减少肝素用量。不良反应小，无明显禁忌证。

3. AT-III

在生理条件下，血浆中的 AT-III 占血浆抗凝活性的 75%～80%，凝血酶可以与 AT-III 相结合，生成凝血酶抗凝血酶复合物（TAT），从而使凝血酶失活。DIC 时 AT-III 降低，足量的 AT-III 可使肝素充分发挥作用，提高疗效。用法：第一天输注 1000～2000U，以后每日给予 500～1000U，疗程 5～7 天，使其在体内的活性达到 80%～160% 为宜。

4. 活化蛋白 C

在凝血启动过程中，凝血酶与血管内皮释放的 TM 结合成复合物，降解 PC，使之转变成有活化的 PC（APC）。在蛋白 S 存在时，APC 通过对因子 Va 及Ⅷ：C 的灭活而发挥抗凝作用，此外 APC 还能阻滞因子 Xa 与血小板的结合及促进纤维蛋白的溶解。APC 已经通过Ⅲ期临床试验，取得良好的效果。

（四）抗血小板药物的应用

1. 右旋糖酐

低或中分子右旋糖酐（肝素加入右旋糖酐内静滴效果较好）可以降低患者红细胞和血小板的黏附和凝聚，并有修复血管内皮细胞的作用，用量为 500～1000 mL/d；在严重出血倾向时，以选用中分子右旋糖酐为宜。

2. 双嘧达莫

双嘧达莫可抑制血小板磷酸二酯酶的活性，从而抑制血小板的聚集和释放反应。每次 400～600 mg，置于 100 mL 液体中静脉滴注，每 4～6 小时重复 1 次，24 小时剂量可达 1000～2000 mg。与阿司匹林合用可减半。

3. 阿司匹林

阿司匹林主要阻断血栓素的产生，而对 PGI-2 合成酶无影响，大剂量应用二者都要受到抑制，因血栓素酶对阿司匹林的敏感性高于前列腺素环氧酶，用量为 60～80 mg/d。

（五）血小板及凝血因子的补充

1. 补充血容量

新鲜全血。为防止 DIC 的加重及复发，在全血中加入适量肝素，每毫升全血中加入 5～10U，并计入全天肝素治疗总量。

2. 新鲜血浆

所含血小板及凝血因子与新鲜全血一致，由于去除了红细胞，一方面可减少输入容积，另一方面可避免红细胞破坏产生红细胞素等促凝血因素进入 DIC 患者体内，故是 DIC 患者较理想的血小板及凝血因子的补充制剂。

3. 纤维蛋白原

特别是用于有明显低纤维蛋白原症的 DIC 患者。每次用量 2～4 g，静脉滴注，以后根据血浆纤维蛋白原含量而补充，以使血浆纤维蛋白原含量达到 1.0 g/L。输纤维蛋白原 5～6 g 才增加 1 g 纤维蛋白原。

4. 血小板悬液

当血小板低于 50×10^9/L 而出血明显加剧时，可给予浓缩血小板，需要在充分抗凝治疗的基础上进行且需要足够量的血小板，首次剂量至少在 8U 以上，24 小时用量最好在 10～16U。

5. 维生素 K

为肝脏合成第 II、VII、IX、X 因子所必需，每天静脉滴注维生素 K_1 40 mg 可促进维生素 K 依赖的凝血因子的合成。

用中心静脉压监护补液速度与用量，以防补液过慢、过少，达不到迅速补充血容量的目的；又防补液过快、过多，发生心力衰竭。

（六）如何促进脏器功能的恢复

1. 保持适度的纤溶活力

保持适度的纤溶活力有助于防止和清除微循环内的纤维蛋白栓塞，对于维护组织灌流、防止栓塞坏死，具有重要意义。所以纤溶抑制剂不常规应用，只有当 DIC 的基础病因及诱发因素已经去除，DIC 处于纤溶亢进阶段且在肝素治疗的同时才能用适量的纤溶抑制剂。常用的有抑肽酶、6-氨基己酸、氨甲苯酸及氨甲环酸。

2. 溶栓治疗

只适用于纤溶功能低下、弥散性微血栓形成持续时间过长患者。可用促纤溶药物溶解血栓，改善组织血液供应，恢复脏器功能。常用链激酶、尿激酶。

3. 强心、升压

对伴有休克者,可给予多巴胺、间羟胺,增强心肌收缩力,增加心排血量,升高血压。

4. 脱水疗法

重症者,须早行脱水疗法,并及时补充营养和热量,以利脏器功能的恢复。

(七)关于 DIC 患者的终止妊娠方式问题

一般认为,除有产科指征或需紧急终止妊娠外,阴道分娩比剖宫产或子宫切除好,因为手术可使切口严重出血及腹腔内广泛出血。阴道分娩时尽量避免会阴侧切和软组织的损伤,产后应及时使用子宫收缩剂以减少出血。如需手术则应尽量在手术前纠正凝血机制紊乱。当存在明显的血小板减少性紫癜或持续的凝血障碍时,手术需推迟至补充新鲜血或凝血因子,待凝血功能改善后再实施手术。术中如子宫有损伤或出血,最好采取综合措施修补及止血,而不首先考虑切除子宫。

(八)子宫切除术的选用

急性羊水栓塞、重型胎盘早剥引发的 DIC,因促凝物质对子宫壁的刺激和发生在宫壁内微血管的栓塞与出血,均可减低子宫的收缩力,加重子宫出血。此种出血,注射子宫收缩剂、按压子宫,或宫腔内填塞纱布等措施,非但不能止血,反而将宫壁内的促凝物质挤入母血,加重 DIC;结束分娩后,留在子宫壁内的凝血活酶,仍有随血流经下腔静脉入右心和肺循环的可能,故在子宫出血不能控制时,需创造条件及早切除子宫。

七、产科 DIC 的预防

(一)加强妊娠期检查

及时发现妊娠高血压综合征、妊娠合并高血压、妊娠合并肝病、胎盘早剥、前置胎盘等病理妊娠,及时予以有效的治疗,尽可能减少发生产科 DIC 的诱因。

(二)避免使用促凝药物

妊娠中后期,血液处于高凝状态,应尽力避免使用可促进血小板凝聚的药物,如肾上腺素、高渗葡萄糖与高分子右旋糖酐。

(三)适时终止妊娠

终止妊娠的目的是去除诱因,对重度妊娠高血压综合征、胎盘早剥等,应及早终止妊娠。可依据病情选择分娩方式。

(四)严密观察和处理产程

严密观察与处理产程中的异常,避免子宫收缩过强、过密,对急产与子宫收缩过强者,及时予以镇静剂。

(五)合理应用缩宫素

用缩宫素静脉滴注引产或增强子宫收缩时,必须有专人守护,严密观察子宫收缩的频率与强度,随时调整滴速。

（六）防止羊水进入母血

避免在子宫收缩高峰时人工刺破胎膜，分娩中尽量减少和减轻软产道损伤，以防较多量羊水进入母体，发生急性羊水栓塞。

（七）严格手术操作

严格掌握手术指征、禁忌证和手术条件。按照手术常规操作，术中尽量减少产伤，尤其应避免对胎盘的损伤。

（八）预防感染

加强无菌消毒术，严防继发感染。如已存在感染病灶应使用足量的敏感抗生素治疗，及时控制感染。

（九）其他

积极纠正休克、酸中毒及水电解质平衡。

综上所述，DIC 病因多，临床表现多样复杂，且各期交叉存在，必须提高警惕，早期发现、早期诊断。产科 DIC 应以预防为主，应提高高危妊娠、分娩的认识和处理，防止 DIC 的发生。产科 DIC 发病急，一旦发生 DIC 应积极结束分娩，去除子宫内容物，阻断外源性凝血物质，病情可迅速好转、自然缓解，必要时可使用抗凝剂防止DIC的发展。

第五节　软产道损伤

软产道是由子宫下段、子宫颈、阴道、盆底及会阴等软组织所组成的弯曲管道。在妊娠期，软产道会发生一系列生理性改变，使其在分娩时能承受一定程度的压力和适当的扩张。如果在分娩过程中所需软产道扩张的程度超过其最大限度，或不能相应扩张，以及分娩时处理不当等，均可导致不同程度的软产道损伤。软产道损伤在产后出血中的发生率为 26%～35%，当产妇分娩后出现不明原因的休克，或者大量新鲜的阴道出血时要除外软产道损伤的发生，尤其是多产女性。临床中要重视导致软产道损伤的高危因素，早期发现和有效止血是关键。同时要给予正确的缝合，以预防远期盆底功能障碍的发生。软产道损伤主要包括外阴、会阴、阴道和宫颈的裂伤，产道血肿以及子宫破裂。

一、外阴、会阴、阴道裂伤

（一）疾病概述

多发生于会阴部正中线，同时伴有阴道口部的裂伤，常见于初产妇。发生原因如下所述。

（1）胎儿先露部径线过大，如巨大儿、枕后位、面先露等胎儿以较大径线通过产道或产道狭窄，使胎儿与产道不相适应。

（2）过期妊娠，胎头较硬而不易变形。

（3）产力过强，胎儿娩出过快或产道未充分扩张。

（4）产妇会阴体发育差，坚硬，不易扩张；或会阴体过长，会阴组织肥厚，扩张不足；或会阴陈旧性瘢痕及会阴白斑病变，使会阴缺乏弹性，伸展性差。

（5）产妇骨盆出口狭窄，耻骨弓角度＜90°，耻骨弓下段较大，胎儿娩出时胎头后移，使用骨盆出口的后三角区，使会阴体过度受压、强迫伸展而撕裂。

（6）会阴切开术切口过小。

（7）因滞产、营养不良及全身重度水肿而致会阴水肿，均易致裂伤。

（8）保护会阴手法不当，未协助胎头充分俯屈，且未充分使会阴松弛或娩胎肩时未继续保护会阴等，均可造成会阴、阴道裂伤，或过分保护会阴而将胎头推向前方，引起前庭、小阴唇破裂。

（9）产钳助产或手转胎头操作不当可造成阴道裂伤，甚至可继发宫颈、子宫下段裂伤。

（二）诊断

症状与体征：在分娩过程中，外阴、阴道裂伤多发生在后联合、大小阴唇、阴道口附近黏膜及阴道后联合浅层组织。如为复杂裂伤可使阴道两侧向上达阴道穹隆，深达直肠侧；向下可使会阴裂伤至肛门括约肌，甚至肛管及直肠。

按裂伤程度分为三度。

会阴Ⅰ度裂伤：指会阴皮肤及黏膜、前庭大腺黏膜、阴唇系带等处裂伤，但未累及肌层。

会阴Ⅱ度裂伤：指裂伤累及骨盆底肌肉和筋膜，但肛门括约肌仍保持完整，裂伤多延及阴道侧沟，常出血较多。

会阴Ⅲ度裂伤：指肛门括约肌全部或部分撕裂，甚至达直肠前壁，常伴有更深、更广的阴道与盆底组织裂伤，如不及时正确缝合，可遗留大便失禁等后遗症。

（三）治疗方案

1. 会阴裂伤治疗

会阴Ⅰ度裂伤需用丝线或肠线缝合；会阴Ⅱ度裂伤需逐层用肠线间断缝合，皮肤用丝线间断缝合。如能正确缝合，多数愈合良好；会阴Ⅲ度裂伤缝合，需要先辨清解剖关系，如直肠前壁损伤时，用细丝线或 3/0 肠线间断内翻缝合直肠壁，不穿过直肠黏膜。然后将断裂的肛门括约肌断端查清，用鼠齿钳提起，用 7 号丝线间断缝合 2 针，这是Ⅲ度裂伤缝合的关键。用肠线分层缝合肛提肌及阴道黏膜，应以处女膜为标志，将组织对合整齐。皮肤用丝线间断缝合。术后 5 天内给少渣、半流质饮食，术后给抗生素预防感染。用复方樟脑酊 4 mL，每天 3 次，共 3 天，以防止粪便污染伤口而影响愈合。3 天后给润肠药使大便软化，保持伤口清洁，严禁灌肠。

2. 复杂外阴、阴道裂伤的处理

如系阴道深层裂伤，主要用纱布压迫止血，可让助手示指进入直肠，在指引下进行深肌层的缝合，以避免缝合时穿透直肠黏膜。肌层缝合完毕后，观察无出血后，可继续缝合阴道黏膜、皮下脂肪组织及皮肤。在止血情况下，应用局部麻醉药及止痛药，即可完成手术，必要时也可在麻醉医生实施麻醉下进行手术。如出血较多，应迅速检查破裂情况，查清裂伤解剖部位，立即从底层向外用 0 或 1 号可吸收肠线分肌层及脂肪层进行缝合，缝合后，查看如有出血，则进行彻底止血后，再进行第二层缝合。缝合完毕后，要进行肛诊检查，以明确有无缝线穿透直肠黏膜。在不具备缝合复杂裂伤的医院如遇到这种情况，应立即用纱布填塞压迫止血，在保证输液通畅的情况下，迅速转上级医院处理。

二、宫颈裂伤

（一）疾病概述

初产妇分娩时宫颈常有轻度裂伤，深度<1 cm，多无出血，产后可自然愈合，但有可能使宫颈外口松弛，呈"一"字形。裂伤较深时，可发生不同程度的出血，如果不进行正确的缝合会引起产后出血或导致远期宫颈功能不全。当困难剖宫产中子宫切口延裂至宫颈时，应仔细缝合，术后严密监护生命体征，尤其是要及时发现缝合不当引起的腹腔内出血。

（二）诊断要点

阴道手术助产后均应常规检查宫颈，检查宫颈裂伤应在直视下，用阴道拉钩暴露宫颈，用 3 把无齿卵圆钳交替夹住宫颈并仔细检查是否有裂伤。宫颈两侧肌纤维组织少，撕裂易在此处发生，检查时应注意裂伤一般自子宫颈外口开始，然后向上扩展，可延至后穹隆，甚至累及子宫下段（如子宫下段有裂伤，属子宫破裂）。

其发生原因包括以下几种。

1. 自发性裂伤

（1）宫口未开全时产妇即用力屏气。

（2）子宫收缩过强，宫颈未充分扩张而被先露部冲破。

（3）相对头盆不称时，宫颈被压在胎头与骨盆之间，因压迫而致水肿、缺血、坏死、脱落。

2. 损伤性裂伤

宫口未开全即行阴道助产术，如产钳、胎头吸引、臀牵引造成宫颈裂伤。

（三）治疗方案

用两把无齿卵圆钳夹持裂口两侧，向下牵引，找到裂伤顶端，用 1 号可吸收肠线间断缝合，第一针必须缝合在裂伤顶端上 0.5 cm，使其能缝扎已回缩的血管，最后一针距宫颈外口 0.5 cm，以免产后宫颈回缩，引起宫颈狭窄。术后应用抗生素预防感染。失血过多应及时输血。

三、产道血肿

（一）疾病概述

由于分娩造成产道深部血管破裂，而皮肤、黏膜保持完整，血液不能外流，积聚于局部形成血肿称为产道血肿。可以发生于外阴、阴道、阔韧带，甚至达腹膜后，严重者致失血性休克，危及生命。

（二）诊断要点

1. 产道血肿的类型

按血肿发生的部位分为以下几点。

（1）外阴血肿。血肿局限于外阴部，局部肿胀隆起皮肤或黏膜表面发紫，肉眼即可发现。

（2）外阴、阴道血肿。血肿自阴唇扩展至阴道旁组织，常累及会阴及坐骨肛门窝，肉眼仅能发现外阴局部血肿。

（3）阴道血肿。血肿范围限于阴道旁组织，常发生于阴膜黏膜和肛提肌筋膜间的血肿，向阴道内突出。

（4）阔韧带内血肿。阴道上段、直肠或膀胱阴道中隔处血管断裂，在子宫旁及阔韧带内形成血肿，并可沿腹膜后间隙向上延至肾区。

2. 产道血肿的诱因

（1）产程异常。产程过快或产程延长者，胎头下降的冲力可直接造成组织损伤及组织深部血管受损撕裂，因阴道周围有丰富的静脉丛，并与痔下静脉、痔中静脉及膀胱下静脉丛相连通，一旦撕裂极易发生血肿。文献曾报道1例患者阴道分娩总产程<3小时，会阴完整，产后3天出院，一切正常。产后10天，因感到会阴和肛门处坠胀性疼痛而就诊，检查见阴道左侧壁血肿达20 cm×10 cm×8 cm，经切开清除血肿，缝扎止血后愈合。产程延长时，软产道深部血管因长时间受压发生坏死破裂也可引起出血。

（2）产道裂伤或会阴侧切时由于修补缝合技术不佳、止血不彻底，或者漏缝了已回缩的血管而引起血肿。

（3）凝血功能障碍如重度妊娠高血压综合征、肝病或血液病合并妊娠，使凝血因子、血小板等减少，分娩时如组织损伤，易发生血肿。

3. 症状

产后自觉阴道、肛门部剧烈胀痛，伴里急后重感，随时间延长而加重，如出血量多时，则有各种程度的失血表现。

4. 检查

外阴血肿可见阴唇膨大，皮肤黏膜表面呈紫色；阴道血肿多使一侧阴道壁向阴道腔膨出，阴道变窄，血肿壁组织十分紧张，表面黏膜呈紫色，触诊时剧痛；阔韧带血肿，由于疼痛症状不明显，往往产妇出现贫血或休克时才发生。在腹股沟韧带区或一侧处，可扪及包块且明显触痛。

（三）治疗方案

1. 外阴血肿

血肿直径＜5 cm，不继续增大，可冷敷，待其自然吸收，同时应用抗生素预防感染；如血肿直径＞5 cm 或观察中血肿继续增大，应手术治疗，选用局部麻醉或神经阻滞麻醉，选择黏膜侧血肿最突出处切开血肿腔，将腔内血块清除，对活动性出血应用丝线缝扎止血，应用冷生理盐水冲洗血肿腔，然后用 0 号肠线由血肿底部开始间断或荷包式缝合腔壁，避免无效腔，创面用丁字带加压防止渗血。

2. 阴道血肿

多为阴道黏膜下较深层血管破裂，应切开血肿，去除血块，缝合止血。因为阴道血管似网络交错的吻合支，给止血带来一定难度，如找不到出血点，只有大片渗血，可用吸收性明胶海绵敷于创面处，然后用 0 号肠线 "8" 字缝合血肿腔，术毕于阴道内填塞纱布，24～48 小时后取出。术后留置尿管。如血肿延伸至后穹隆，则不要盲目缝合结扎，一定要在麻醉下充分暴露术野，避免伤输尿管，必要时可剖腹探查止血，也可选用血管介入技术。

3. 阔韧带血肿

如阴道血肿累及阔韧带，一侧阔韧带处形成血肿，如病情稳定，全身情况尚好，可仅处理阴道血肿，阔韧带血肿任其自然吸收，用抗生素预防感染。如全身情况差，有失血过多表现，应剖腹探查，寻找出血点结扎，如找不到出血点而又有明显出血，止血无效时应行同侧髂内动脉及子宫动脉结扎。有时产妇分娩后无明显阴道出血，却出现血压下降伴有心率增快等休克表现时，虽然阴道检查未发现软产道损伤，在纠正休克的同时应行盆腔检查以早期发现侧附件区是否有包块存在，应警惕是否有阔韧带血肿形成的可能，以便早期发现、早期处理。

4. 血肿

血肿时间久、可疑感染者，不宜创面缝合，可用消毒纱条填塞血肿 24～48 小时取出，每天换 1 次，直至血肿基本愈合为止，因组织脆弱，应适度填塞，不宜过紧。

5. 介入治疗

在抢救难治性产后出血患者过程中，快速、及时、有效的处理方法是至关重要的。子宫切除和介入性子宫动脉栓塞术均是产后出血晚期采取的手段。1979 年，Heaston 等报道了首例在产后髂内动脉结扎后持续出血成功应用动脉栓塞止血的病例。此后，子宫动脉栓塞对于控制术后、流产后以及难治性的产后出血，在凝血功能正常的情况下，手术的成功率为 90%。介入治疗的优势在于保留了患者的生育功能，而且止血确切，因为在血管造影过程中我们可以清晰可见出血的血管，而且与单纯的血管结扎比较，栓塞术可以对小的血管网也进行栓塞。血管造影可以发现平均流速 1～2 mL/min 的血管溢出表现。与子宫切除术相比，介入治疗的优势显而易见。既往的研究报道，动脉栓塞作为保留子宫的治疗手段应用于各种类型的产后出血。根据出血的病理生理学基础，不同的疾病选择有所区别。

血管性介入治疗技术结束了部分产妇因产后出血常规治疗失败不得不切除子宫的历史，开创了一种治疗产后出血的新技术，为重度产后出血的治疗提供了一种简单、方便、有效、损伤小的方法。随着介入技术的日臻完善，该技术治疗成功率达 90%～100%，明显优于盆腔动脉的结扎术。

近年有采用动脉栓塞疗法治疗产道裂伤所致产后出血的报道，产程进展快或胎儿过大，往往可致胎儿尚未娩出时宫颈和（或）阴道已有裂伤。保护会阴不当、助产手术操作不当也可致会阴、阴道裂伤。会阴、阴道严重裂伤可上延达阴道穹隆、阴道旁间隙，甚至深达盆壁。传统治疗方法是寻找出血点、结扎止血、缝合血肿腔隙。而发生腹膜后血肿时则必须经腹、经阴道联合手术，手术困难，且有时创面广泛渗血不能缝合止血，或血肿超过 24 小时不宜创面缝合。相比之下，介入疗法栓塞髂内动脉则简便、安全、快速、有效。目前，在我国选择介入治疗的患者病情危重，产道裂伤所致产后出血的介入治疗术式常选择经皮双髂内动脉栓塞术（IIAE），由于盆腔供血呈明显的双侧性，因此仅栓塞一侧髂内动脉前干将导致治疗失败。

产道裂伤所致产后出血血管性介入治疗的目的是栓塞出血血管，因此栓塞剂的选择是十分重要的。目前临床常用的栓塞剂根据栓塞时间的长短分为：长效栓塞剂（如聚乙烯醇颗粒-PVA、海藻酸钠微球-KMG 等）、中效栓塞剂（新鲜吸收性明胶海绵颗粒）和短效栓塞剂（新鲜血凝块等）。根据病情需要，在产道裂伤所致产后出血中最常用的栓塞剂为新鲜吸收性明胶海绵颗粒，具体做法是将消毒的新鲜吸收性明胶海绵剪成直径 1～3 mm 大小的颗粒，溶入造影剂和抗生素中进行栓塞。其他的栓塞剂或者因栓塞强度过大导致子宫的坏死，如 PVA 或 KMG，或者栓塞时间较短，达不到治疗的目的，如新鲜血凝块。新鲜吸收性明胶海绵颗粒具有以下优点：①吸收性明胶海绵栓塞剂是无毒、无抗原性的蛋白类物质，其海绵框架可被红细胞填塞，在血管内引起血小板凝集和纤维蛋白沉积，并引起血管痉挛而达到较好的栓塞效果；②新鲜吸收性明胶海绵是可吸收的中效栓塞剂，14～19 天吸收，约 3 个月可以完全吸收，子宫动脉复通后可保全子宫的功能，最大限度地避免栓塞后并发症的发生；③新鲜吸收性明胶海绵只能栓塞至末梢动脉，不能栓塞毛细血管前动脉及毛细血管床，保证了毛细血管小动脉平面侧支循环的通畅，使子宫、膀胱、直肠等盆腔脏器获得少量血供，不致出现盆腔器官坏死。

介入栓塞髂内动脉方法：在一侧腹股沟处消毒、局部麻醉，扪及动脉搏动后，确定穿刺点。在穿刺针触及搏动后快速进针，拔去针芯，见搏动性血液从针尾喷出，插入导引钢丝。当导管插入一侧髂内动脉后，注射造影剂，观察到造影剂自血管外溢时，即可注入吸收性明胶海绵颗粒进行栓塞止血。造影示栓塞成功后拔去导管、导丝，局部压迫止血 15 分钟，加压包扎，卧床 24 小时以防止穿刺部位血肿形成。

介入栓塞髂内动脉无绝对禁忌证。相对禁忌证包括对造影剂慢性过敏，严重 DIC，失血性休克，严重的心、肝、肾及凝血功能障碍。

6. 产道血肿的预防

（1）产前预防。产道血肿常常发生于妊娠高血压、巨大儿、胎位不正、双胎等，故产前应做好围生期保健工作，重视妊娠并发症防治，对于胎位不正的妊娠期女性应在围生期及时纠正；应早期发现合并有妊娠高血压等具有高危因素的妊娠期女性，积极防治、及时处理是防治血肿扩展的有效措施。

（2）产时预防。对初产妇、巨大儿、妊娠高血压、急产、胎位不正及胎儿宫内窘迫急需缩短第二产程等产妇，应产时保护好产道，注意预防产道撕裂。如需实行胎头吸引、产钳等阴道助产，要掌握好时机，及时行会阴侧切，帮助胎头俯屈，以最小径线在子宫收缩间歇缓慢娩出，注意保护会阴；胎盘娩出后应及时检查产道，不仅要检查会阴切口，而且要检查阴道右侧壁，以免右侧及双侧壁血肿的发生。助产士应提高缝合技术，会阴切口及血肿切开时，缝扎必须超过裂口顶端 0.5 cm，不留无效腔，对于产道撕裂缝合要彻底。

（3）产后预防。产后血肿多发生在分娩后数分钟至 2 小时，因此要加强产后观察。产后 24 小时，尤其是产后 2 小时，应严密观察巡视，注意阴道有无明显出血，重视产妇主诉，如会阴、肛门坠痛，便急紧迫感，产妇出现不明原因的烦躁不安、面色苍白、脉搏和血压下降等休克表现，应进行阴道检查和肛门检查，及时发现血肿。

第九章　产褥疾病

第一节　产褥感染

一、概念

产褥感染是指分娩和产褥期生殖道受病原体侵袭而引起的局部或全身的感染，所感染的细菌是在分娩时或产后侵入生殖道，重者可形成产褥期败血症或脓毒血症，临床症状以体温升高为主。但是，产褥期发热亦可由生殖道以外的原因所致，如泌尿道、上呼吸道感染及乳腺炎等，以上情况所感染细菌可经血行播散达生殖道，使临床上难以区别。因此，多年来沿用将产后发热的发生率作为产褥感染的一种指标。定义为在分娩 24 小时后至 10 天内（即产后 2～10 天），按标准方法测量体温，每天 4 次，凡两次体温达到或超过 38℃者，称产褥期发热。如果不能证实产褥发热是由于其他原因所引起，均应诊断为产褥感染。

二、诊断思路

（一）病史要点

详细询问病史和分娩经过，对产后发热者需排除由生殖道以外的原因所致，如泌尿道、上呼吸道感染及乳腺炎等疾病。诊断必须注意鉴别产后发热的原因是否为产褥感染所致。正常产妇在产后 24 小时内可有轻度体温升高，一般不超过 38℃，可能与产时脱水和消耗有关。产后 3～4 天，又可因乳房充血、淋巴管肿胀引起发热，体温突然升高，但仅数小时或 10 小时左右即恢复正常。

（二）查体要点

全身检查和局部检查相结合，确定感染部位和严重程度。

（三）辅助检查

1. 常规检查

动态检查血常规、尿常规和 C-反应蛋白，了解有无感染征象。血白细胞计数升高，且有核左移。血清 C-反应蛋白测定：对可疑感染病例，可在亚临床期发现感染，有助于感染的早期诊断。子宫附件 B 超检查，可以对炎症包块做出定位诊断，也可及早发现宫腔残留，及时处理。彩超可确定有无静脉血栓及血栓的部位、大小，是弥漫性还是局限性，了解静脉血流是否通畅。

2. 其他检查

（1）CT 和 MRI 等检测手段可以对包块和脓肿做出定位和定性的诊断。

（2）细菌培养：伤口局部、阴道拭子、阴道分泌物、宫腔分泌物培养均有意义。如体温＞38℃以上并伴有寒战者，应做血培养，阳性则是菌血症的佐证。

（四）诊断标准

产褥感染因感染的部位不同而出现不完全相同的临床表现。

1. 软产道感染

软产道包括会阴、阴道、子宫颈。最常见的是会阴切开缝合伤口及会阴、阴道裂伤的感染。表现为局部红、肿、硬结、疼痛，以及伤口边缘坏死甚至裂开，创面可有脓性分泌物流出。有时引流不畅，可以形成脓肿，引起全身症状，如发热、寒战等。阴道感染可致阴道结缔组织炎、脓肿形成，或上行累及子宫旁结缔组织，从而形成盆腔炎。如宫颈裂伤较深而形成感染者，病原菌可经淋巴侵入宫旁结缔组织。

2. 子宫内膜炎及子宫肌炎

病原菌由胎盘剥离面侵入，扩散到整个子宫蜕膜层，引起急性子宫内膜炎。炎症往往累及邻近的表浅肌层，继续发展可扩散到深部肌层乃至浆膜层，因此，子宫内膜炎常伴有子宫肌炎。由于侵入的病原菌不同和产妇的抵抗力有差别，临床可分为轻型和重型。

（1）轻型。当侵入病原菌毒性较低且产妇抵抗力较强时，炎症主要局限于子宫内膜层。主要的病理改变为局部充血、水肿、白细胞浸润及内膜坏死。产妇于产后 3~4 天出现低热体温 38~38.5℃、下腹隐痛及阴道脓性分泌物增多，导致恶露混浊有臭味，脉搏稍快，宫底压痛、软，子宫复旧较慢。

（2）重型。当侵入的病原菌毒力强且产妇抵抗力低时，特别是剖宫产、阴道手术助产（如产钳、胎头吸引术、毁胎术等）、胎盘宫腔残留时，可形成严重感染。此时，病原菌迅速繁殖，直接向宫旁组织、盆腔腹膜扩散，甚至出现菌血症或败血症，出现严重的全身症状，如寒战、高热、脉速、嗜睡、头痛等。周围血象显示白细胞及中性粒细胞增高。但是局部症状可轻可重，有时无明显内膜反应；恶露不一定多，臭味亦不一致；虽子宫复旧较慢，但压痛有轻有重。正因为缺乏典型的局部体征，才容易造成误诊，故应引起注意，特别对有全身症状的患者，要进行盆腔脏器的详细检查，包括子宫附件 B 超检查，以便尽早发现宫腔残留，及时处理。

3. 盆腔结缔组织炎

盆腔结缔组织炎系由宫腔、阴道深度裂伤后病原体直接蔓延引起或由子宫内膜炎、子宫肌炎经淋巴扩散所致。炎性渗出物可沿阔韧带扩散达骨盆壁，向上经子宫角达髂窝，向后达直肠阴道隔。主要症状是：产后 3~4 天先出现子宫内膜炎症状，数日后体温继续上升或伴有寒战，随之出现双侧下腹疼痛及肛门坠胀。检查发现宫旁单侧或双侧结缔组织增厚，触痛，也可能有肿块形成。感染灶的渗液可以为脓性，脓液多积聚在子宫直肠窝、髂窝等处。单侧感染较重者，可将子宫推向对侧。如有脓肿形成，必须在行切开引流后病情才可得以控制，如脓肿自然向盆腔破裂，可形成盆腔腹膜炎或弥漫性腹膜炎。急性盆腔结缔组织炎的病程长短不一，有时可持续数月。

4. 附件炎

由感染自淋巴扩散引起盆腔结缔组织炎及腹膜炎，从而累及输卵管致卵巢炎、输卵管周围炎，波及卵巢、大网膜等导致输卵管伞端堵塞，也可形成附件脓肿。临床症状与盆腔结缔组织炎相似。查体时发现单侧或双侧输卵管增粗、附件包块及压痛。

5. 血栓性静脉炎

产后感染所致的血栓性静脉炎主要是由子宫壁胎盘附着面的血栓感染向上蔓延引起盆腔血栓性静脉炎。主要累及的静脉有卵巢静脉、子宫静脉、髂内静脉、髂总静脉及阴道静脉。临床症状主要为产后1～2周，继子宫内膜炎后，持续出现寒战、高热。此后可以出现高热与体温正常交替的弛张热，如此反复发作，可持续数周之久；伴有持续性下腹疼痛，疼痛可向腹股沟和肋脊角反射；查体发现腹部软而有深压痛，子宫活动受限及宫颈移动时引起剧痛。能触摸到增粗、触痛的静脉丛者较少。

如果盆腔静脉炎向下扩散，可形成下肢血栓性静脉炎。一般表现为在产后 7～9 天出现不明原因的低热及心动过速。局部症状则根据栓塞的部位不同而有所差异。如果发生在髂股静脉，阻碍下肢静脉血液回流，则出现疼痛性股白肿的典型症状。病程可维持数周，肿胀消退很慢。如血栓形成在小腿深层静脉，可有腓肠肌部和足底部疼痛和压痛。

6. 腹膜炎及脓毒血症

盆腔腹膜炎继发于子宫内膜炎、盆腔结缔组织炎或输卵管炎，严重而未得到有效控制者，可以发展成弥漫性腹膜炎，是产褥感染中最严重的感染，目前临床上已极为少见。

脓毒血症亦是临床上少见且极为严重的产后感染，由于感染的血栓化脓、液化、脱落而成为脓性栓子进入血循环，引起全身性脓毒血症。栓子也可在身体各重要部位形成转移性脓肿，如脑、肺、肾等。常迁延不愈，以致患者体质过度消耗，导致严重后果。

三、治疗措施

（一）支持疗法

给予患者容易消化及富于营养和维生素的饮食，注意补充水分，适当进行静脉补液。重症病例可行少量多次输血，以提高机体的抗病能力。纠正水、电解质紊乱，高热时可给予物理降温。一般应采取半卧位，便于恶露排出和炎症局限在盆腔。

（二）抗生素的应用

应该根据细菌培养结果和药敏试验结果有针对性地选择抗生素，但实际在临床上往往不可能在细菌培养结果出来之后才开始治疗。因此，一般是在等待细菌培养结果的同时就开始抗生素治疗，原则上选择广谱有效的抗生素。首选青霉素和氨基糖苷类抗生素联合治疗，亦可选用氨苄西林。青霉素对革兰阳性细菌和大部分厌氧菌有效。氨基糖苷类抗生素对大多数革兰阴性杆菌有效。如治疗 24～48 小时体温仍持续不降，则应加用林可霉素；对于病情严重者，应选用对需氧菌和对厌氧菌均有效的多种抗生素联合用药。如用药无效，需考虑有脓肿形成。

（三）盆腔脓肿的治疗

经抗生素治疗无效者，应考虑盆腔脓肿的可能。要做仔细的妇科检查、B 超检查以明确诊断。一般脓肿多位于子宫直肠窝，也可能在腹股沟韧带的上方。总之，应根据脓肿的部位选择最佳的穿刺或切开引流的位置。对盆腔脓肿突入阴道后穹隆者，可于该处先行穿刺，如抽出脓液，可切开放脓，然后插入橡皮管引流。盆腔蜂窝织炎化脓突入阴道穹隆时，亦依上法处理。对盆腔脓肿出现于腹股沟韧带上方者，可于该处行腹膜外切开引流。附件脓肿须剖腹检查，切除脓肿。

（四）血栓性静脉炎的治疗

如已确诊为血栓性静脉炎，而经大量抗生素治疗无效者，可考虑加用肝素治疗。具体用法为：每 6 小时静脉注射一次肝素，肝素 1 mg/kg（用 5% 葡萄糖液稀释）。一般 48 小时后体温可下降，体温下降后改为每天 2 次，持续用 4～7 天。在应用肝素的同时仍要用抗生素。如肝素治疗无效，则需进一步检查有无脓肿存在。若化脓性血栓不断扩散，可考虑结扎卵巢静脉、髂内静脉等，或切开病变静脉直接取栓。下肢血栓性静脉炎时宜抬高患肢。对盆腔血栓性静脉炎者，如有高热、剧痛或栓塞继续发展，应考虑结扎卵巢静脉，术后仍用抗生素并酌情使用肝素。

四、预后评价

正常情况下，虽然妊娠期女性的阴道内存在大量细菌，但细菌在子宫颈管即停止生长，从而得以保持宫腔内的无菌环境。胎膜早破时，阴道、宫颈内的细菌可以上行到达宫腔引起感染。有学者统计，破膜 6～12 小时，发生急性羊膜炎者占 5.3%。破膜超过 36 小时，感染可高达 53%，同时有胎盘和脐带的感染。更有研究指出，完整的羊膜也可有细菌进入。所以，多次肛诊或阴道检查、宫腔内操作可增加宫腔感染的概率。

产褥感染时，炎症病变可局限于创伤部位，如外阴、阴道、宫颈及子宫内膜等处。亦可通过淋巴系统或直接蔓延引起子宫肌炎、宫旁结缔组织炎、盆腔蜂窝织炎、盆腔腹膜炎和弥漫性腹膜炎。血栓性静脉炎起源于宫壁附着面的血栓感染，可形成盆腔内血栓性静脉炎和下肢血栓性静脉炎。如果感染部位的凝血块液化及血管内脓毒性小血块脱落，可产生迁延性脓肿，可以发生在脑、肺、肾等重要脏器。病原菌还可以直接通过血行播散，引起败血症、中毒性休克、DIC、肾衰竭等。在剖宫产分娩的病例中，缝合后的子宫壁切口可产生肌层组织缺血、坏死，有利于细菌繁殖。如有胎膜早破，羊膜腔内的细菌可直接污染腹膜。如果在急性期得到正确的治疗，基本可完全治愈。

五、最新进展

目前认为，产褥期阴道的生态极其复杂，有大量需氧菌和厌氧菌寄生，厌氧菌更占优势。产褥感染多数为内源性细菌所致。血供障碍、组织坏死均使局部组织缺氧，有利于厌氧菌的繁殖。而且，需氧菌的繁殖，以及在厌氧条件下吞噬细胞，杀菌系统的活力降低，都有利于厌氧菌感染的发展，可导致严重感染。产褥感染常见的病原菌有需氧性链球菌、大肠杆菌、厌氧性链球菌、厌氧类杆菌属、葡萄球菌、梭状芽孢杆菌、支原体、衣原体等 8 大类。在需氧性链球菌中，B 族溶血性链球菌致病性最强，可以引起严重产褥感染，甚至造成孕产妇死亡。厌氧菌多为与其他细菌混合感染。在梭状芽孢杆菌中，以产气荚膜杆菌的毒性最强。因其可释放大量外毒素造成红细胞膜破裂，故可引起严重的溶血、黄疸、血红蛋白尿，甚至急性肾衰竭。总之，产褥感染的病原菌种类繁多、致病强度不一、菌种因人而异，故一旦拟诊产褥感染，应行阴道分泌物及血液细菌培养，以便了解感染菌群及对药物的敏感性，有助于选用合理的抗菌药物。分娩时造成的宫颈、阴道、会阴，外阴损伤，也是细菌侵入的门户。另外，胎盘娩出后，其附着面是病原菌入侵、生长繁殖的主要位置，因此，若产后有宫腔操作，例如人工剥离胎盘、因部分胎盘胎膜残留而行刮宫术等，均会增加产褥感染的概率。产后宫腔内的蜕膜层极厚，并且为血性浸润状态，有大量小血管开口，均有利于细菌侵入。

产褥感染强调以预防为主。除了严格无菌操作、加强对妊娠期女性的卫生宣传教育和产前检查、分娩期提倡住院分娩外，操作还要规范轻柔，避免损伤。正确处理第三产程，预防产后出血；认真检查胎盘、胎膜是否完整，及时处理宫腔内残留；对有产道损伤者应及时正确进行缝合修补。产褥期应保持外阴清洁，使用消毒会阴垫、便盆及相关用具都要进行消毒。鼓励产妇早期下床活动，以利机体恢复和子宫复旧。一般在胎膜早破发生 12～24 小时内应及时予以抗生素治疗。对于剖宫产，近年来主张围术期抗生素应用，指在手术即将开始、术时至术后短期内用药，一般为术前 2 小时内至术后 12 小时内的短暂用药。大量临床资料表明，剖宫产围术期应用抗生素可以明显降低剖宫产术后感染率。药物的选择以青霉素族为首选，包括氨苄西林和头孢类抗生素都可作为预防用药。术前 1 小时开始，每 6 小时 1 次，连续用 2～3 次。中毒性休克的治疗，除大量应用抗生素外，须补充血容量、纠正酸中毒、应用血管舒张药及肾上腺皮质激素等。注意水、电解质平衡以及肾脏与心脏功能。发生 DIC 时应及早应用肝素。

第二节　晚期产后出血

一、概述

分娩 24 小时以后在产褥期内发生的子宫大量出血，称为晚期产后出血。以产后 1～2 周期间发病者居多，但也有迟至产后 6～8 周发病者。子宫出血持续或间歇，也可表现为突然阴道大量出血，同时有凝血块排出，常伴低热，因失血过多导致重度贫血，甚至发生失血性休克。

最常见的原因是胎盘胎膜残留及子宫复旧不良，少数是胎盘息肉所致。近年我国剖宫产率明显增高，致使切口裂开造成晚期产后大量出血病例屡见不鲜，多发生在术后 2～4 周。造成子宫切口裂开的主要原因有以下 4 种。

（一）子宫切口感染

子宫下段横切口距阴道很近，若为胎膜早破病例，加之产程延长、术中失血量多等因素，极易造成切口感染。由于切缘组织坏死、脱落，切口不能按时愈合，血管因肠线溶解后重新开放而致大量出血。

（二）切口过高或过低

若子宫下段切口过高，则切口相当于在解剖学内口（即子宫下段上端）水平。当胎儿娩出后，由于子宫体下部的收缩及缩复作用弱，使切口上缘变厚，切口下缘为子宫下段，切口下缘薄，造成切口缝合时极难按解剖层次对齐，从而导致创面接触不良，影响愈合过程。若子宫切口过低，则切口相当于在组织学内口（即子宫下段下端）水平，胎儿娩出后，切口下缘（为结缔组织占 90%，肌组织仅占 10% 的子宫颈部）局部血运不良，组织愈合能力差，导致切口不易愈合。不论切口过高还是过低，若并发感染更容易发生晚期子宫切缘出血。

（三）切口偏向左侧

因盆腔左侧为乙状结肠占据，妊娠末期的子宫常呈不同程度右旋，切开子宫前若未先复位易使切口偏向左侧，容易损伤子宫左侧血管或该部位血管被缝扎，致使局部血运不良，并发感染，极易发生晚期子宫切缘出血。

（四）缝扎组织不正确

缝扎组织不正确包括术中止血不彻底，未能将活跃性出血的血管分别结扎，或虽缝扎，但未扎紧；未能将子宫切口两角部回缩血管缝扎形成血肿；缝线结扎过紧或缝扎组织过多、过密，致使子宫切缘肌组织坏死；缝线结扎过松不能有效地闭合血管，均是影响子宫切口愈合的重要因素，导致晚期子宫切口大量出血。

对于晚期产后出血，重在预防，首先应做好分娩期的处理，防止产程延长、产妇过度疲劳，以免造成产后子宫收缩乏力性出血，尤其做好第三产程处理，切忌用手强行牵拉脐带或用钳子夹取胎盘，以免造成胎盘、胎膜残留。第三产程结束应仔细检查胎盘、胎膜是否完整，产道是否有损伤，若有异常应及时处理。严格掌握剖宫产的适应证，降低无指征的剖宫产率，手术时切口适度，切口两侧角度向上弧形剪开，切口缝合不宜过密、过紧，以免影响血液循环及造成子宫切口感染，致切口愈合不良，裂开出血。切口撕裂缝合治疗应间断或"8"字缝合，血管可以单独结扎。严格无菌操作，手术后应用抗生素预防感染。

二、诊断思路

（一）病史要点

分娩 24 小时以后在产褥期内发生子宫出血，常有第三产程或产后 2 小时内阴道出血量较多或曾怀疑有胎盘残留的病史。

阴道出血的时间因病因不同而异：副胎盘残留或部分胎盘残留时，阴道出血通常发生在产后 10 天左右；子宫胎盘部位复旧不全时，阴道出血常在产后 2～3 周；胎盘息肉所致的阴道出血，可在产后数周甚至在产后数月时发生；剖宫产子宫切口裂开所致的阴道出血，多发生在剖宫产术后 2～4 周。

阴道出血形式和阴道出血量也各有不同：或是阴道少量持续出血，或是阴道突然大量出血。胎盘残留常表现为反复阴道少量出血，也可以表现为突然阴道大量出血；子宫胎盘附着部位复旧不全多为突然大量出血且持续不断。胎盘息肉的阴道出血特点则是间歇出血或持续不断出血，后者更常见；子宫切口裂开的阴道出血多表现为突然、大量，可在短时间内处于失血性休克状态。阴道出血量过多可造成严重贫血，重症可致失血性休克，甚至危及生命。由于产妇抵抗力降低，极易并发感染，致使患者发热及恶露增多，伴有臭味。

（二）查体要点

妇科检查发现子宫复旧不良，子宫大且软，宫口松弛，有时在宫颈内口处可触到残留组织。若伴发感染，可出现低热与下腹部疼痛。对有子宫下段剖宫产史者，切口处有疼痛，可用手指在阴道内轻触切口部位有无血肿形成。

（三）辅助检查

（1）血红细胞计数及血红蛋白值，有助于确定贫血程度。血白细胞总数及分类有助于感染的诊断。

（2）宫腔分泌物涂片检查。有条件行宫腔分泌物培养并行药物敏感试验，有助于确定病原微生物的种类及选用有效的抗生素。

（3）B 超检查子宫大小、宫腔内有无残留物，以及剖宫产切口愈合状况等，有助于确定有无胎盘残留。

（4）尿妊娠试验有助于诊断胎盘残留及绒毛膜癌。

（5）病理检查。刮出子宫内容物行镜下检查，可见到变性绒毛或混有新鲜绒毛，而无胎盘附着部位的血管病变，诊断为胎盘残留。镜下见蜕膜坏死区混以纤维素、玻璃样变性蜕膜细胞和红细胞等，而未观察到绒毛组织，则诊断为蜕膜残留。镜下见蜕膜或子宫肌层内有壁厚、玻璃样变性的血管，管腔扩大，血管内栓塞，而无胎盘组织，有时再生的内膜及子宫肌层有炎性反应，诊断为胎盘附着部位复旧不全。胎盘组织残留宫腔刮出物肉眼可见残留的坏死胎盘组织与凝血块混在一起，时间过久可形成息肉。镜下见息肉外周有血液成分，中央部分有很多退化的绒毛埋在机化的血块中，见到绒毛即可确诊。剖宫产术后子宫切口裂开，送检裂开的切口边缘组织，在镜下可见到感染所致的坏死子宫肌组织，见有脓栓、白细胞浸润等炎性反应。

（四）诊断标准

分娩 24 小时后或产褥期内发生的阴道大量出血，一次或多次，持续或间断。

三、治疗措施

（一）一般处理

因阴道长时间出血或大量出血，在纠正贫血、补充血容量的同时，给予子宫收缩剂和广谱抗生素。若出现失血性休克，应立即抢救，积极纠正休克，并按不同病因进行处理。

（二）其他处理

出血多且怀疑为胎盘残留、胎膜残留、蜕膜残留或子宫胎盘附着部位复旧不全者，清除宫腔内容物多能奏效。排除产道损伤后，在抗感染、抗休克的同时行清宫术，术中可选用静脉滴注缩宫素，刮出物应送病理检查，以明确病因诊断。术后应继续应用广谱抗生素和子宫收缩剂。

（三）剖宫产术后子宫出血

若出血量少或稍多，应住院给予抗生素及子宫收缩剂，严密观察阴道出血量是否显著减少。若出现阴道大量出血则需及时抢救，怀疑胎盘、胎膜残留行刮宫术需慎重，因为剖宫产造成组织残留的情况极罕见，而且刮宫可以损伤胎盘附着处而出血，还可能造成原切口再损伤导致更多的出血。因此对剖宫产者清宫应慎用，操作前输液并备血，操作应轻柔，因刮宫有可能引起子宫出血过多，应做好开腹手术的术前准备。若已确诊为子宫切口再裂开，应尽快剖腹探查，若见组织坏死范围小、炎性反应轻、患者又无子女，可选择清创缝合以及子宫动脉或髂内动脉结扎止血而保留子宫。若见组织坏死范围广泛、炎性反应重，则应行子宫切除术。由于病灶在子宫下段，故以子宫全切除术为宜。术中应放引流，术后给予足量广谱抗生素。髂内动脉结扎术是一种安全有效的妇产科大出血急救止血方法，在无法控制的严重盆腔出血时能迅速有效地止血。

若确诊为绒毛膜癌，则进行化学治疗。

四、预后评价

晚期产后出血是产褥期严重的并发症，阴道出血量过多可造成严重贫血，重症可致失血性休克，甚至危及生命，如果不能得到正确有效的处理可致产妇死亡。胎盘残留及蜕膜残留及时行清宫、抗炎等治疗后多可治愈，剖宫产术后切口愈合不良通常保守治疗即可，胎盘附着部位子宫复旧不全经抗炎、止血等保守治疗多预后佳。提高产科质量是预防晚期产后出血的根本措施。

五、最新进展

随着介入放射的发展，盆腔造影栓塞已成为治疗妇产科急性大出血的有效方法之一。该方法安全可靠、损伤小、止血迅速，通过造影可准确了解盆腔动脉出血部位和出血情况，应用生物海绵选择性进行栓塞治疗。经皮髂内动脉造影栓塞术成功率高，方法简单，并发症少，避免开腹及子宫切除，能保留生育能力，值得推广，但必须在有设备和技术条件的医院进行。晚期产后出血原因不尽相同，但都是可以预防的，关键在于无论是阴道产还是剖宫产，都应严格掌握手术指征，规范操作，产时注意胎盘及胎膜的处理，尽量清除完整，并提高缝合技术。产后积极促进子宫复旧并预防产后感染，坚持母乳喂养，对于产后血性恶露持续延长者，应提高警惕、及时诊治以预防晚期产后出血的发生。

第三节 产褥期抑郁症

一、概述

产褥期抑郁症是产褥期精神障碍中最常见的一种类型，指产妇在产褥期内出现抑郁症状，发病时间一般在产后 2 周。导致产后抑郁症的确切原因不明，相关的诱发因素如下：①妊娠、分娩及产后整个过程中所发生的机体内在环境的变化，如感染、手术或精神创伤等；②心理因素，如家庭、夫妻关系导致的心理负担；③内分泌因素，如垂体、甲状腺功能低下；④家族及遗传因素，应该指出的是，对于抑郁症的概念和范围有明显的跨文化现象，即不同的文化和社会背景对抑郁症的诊断标准不同。即使在同一国家内，不同的社会文化背景其结果也可能有很大的不同。由于社会心理因素是主要的预示性指标之一，因此，关爱产妇，加强对产后抑郁的预防和护理，特别是社会心理上的护理，可以减少产后抑郁症的发生。

二、诊断思路

（一）病史要点

产后抑郁症发病急骤，多半在分娩后即有持续失眠，以抑郁、悲哀为主要特征，心情不愉快或易激惹，同时伴有疲劳、头痛、食欲缺乏、注意力不集中。症状明显，波动较大，时而缓解，时而复发，病程经过呈多样性及易变性。有陷入精神错乱或昏睡状态的倾向。病程可拖延较久，有的患者病程超过 1 年以上。

（二）查体要点

患者有时处于谵妄状态，表现有时间、地点、人物定向障碍和记忆障碍。有时处于感性精神状态，表现为焦虑、激动、抑郁，对自己和婴儿缺乏兴趣和注意，言语行动缓慢。严重者可以出现幻听、被害妄想和自罪感，甚至产生自杀或杀婴行为等抑郁症表现。

（三）辅助检查

无特殊检查。

（四）诊断标准

产褥期抑郁症至今尚无统一的诊断标准，许多医院采用美国《精神疾病的诊断与统计手册》（1994 年版）中制定的诊断标准，如下述。

在产后 4 周内出现下列 5 条或 5 条以上的症状，必须具备 1）、2）两条。

1）情绪抑郁。

2）对全部或多数活动明显缺乏兴趣或愉悦。

3）体重显著下降或增加。

4）失眠或睡眠过度。

5）精神运动性兴奋或阻滞。

6）疲劳或乏力。

7）遇事皆感毫无意义或自责感。

8）思维力减退或注意力溃散。

9）反复出现死亡想法。

10）在产后 4 周内发病。

三、治疗措施

（一）心理治疗

轻度抑郁症通过心理咨询，可以解除致病的心理因素（如婚姻关系不良、既往有精神障碍史等），尽量调整好家庭中的各种关系，让其家人对产褥期女性多加关心和照顾，或改换良好的环境，指导其养成良好睡眠习惯，而不加用任何抗抑郁症药物，继续母乳喂养。

（二）药物治疗

中度及重度抑郁症者，除以上心理治疗外，加用药物治疗，服药期间停止母乳喂养。使用抗抑郁症药物 5-羟色胺再吸收抑制剂，如氟西汀 20 mg/d，分 1～2 次服用，据情况可增至 80 mg/d。也可用帕罗西汀、舍曲林等。三环类抗抑郁药物阿米替林 50 mg/d，分 2 次口服，逐渐增至 150 mg/d。

四、预后评价

产褥期初次发病者治愈的比例为 40%，有 60% 的产后抑郁症会在以后复发。产后抑郁虽然是自限性疾病，但它却是发生产后抑郁症的危险因素，在产后的一段时间内仍对产妇有影响。产后女性精神症状恢复的因素中，社会心理因素和生物学因素起着同样重要的作用，因此对产后抑郁易患人群，要提前做好预防工作，给她们以良好的家庭和社会支持，使产后抑郁症的发生率降低到最低水平。

五、最新进展

国外研究表明，在产褥期，特别是产后 3 个月内，即使是正常的产妇，在情绪方面仍然是不稳定的。一般来说，妊娠期女性在妊娠中期是心理最稳定的时期，但行为上是消极、被动的，而且依赖性增加。至妊娠晚期，因意识到分娩需由自己完成，故依赖性减少并充满对婴儿的期待。临产后以及在分娩过程中，由于疼痛的刺激，可再度出现强烈的依赖性，即所谓的暂时性心理退化现象。这种情况随分娩结束而好转，多数产妇感到心情舒畅。然而，内向型性格、保守和固执的产妇，其依赖性、被动性、忧郁和缺乏信心较为明显。其中部分产妇在产后可进一步发展成为产后郁闷、焦虑等，即所谓的产后抑郁综合征。

研究表明，多次妊娠、有流产及引产史者产后抑郁症的发生率显著提高，有不良生育史者抑郁症的发生率亦显著提高，这些因素均可能作为一种负性生活事件，对产妇造成很大压力和精神创伤，进而促发产褥期抑郁症。因此，大力宣传妇幼保健知识，增加对妊娠期的身心健康的关注，定期进行检查，以便及时发现问题，早期防治。

分娩方式与产后喂养方式对产褥期抑郁症的影响：多数研究发现，产钳助产的产妇产褥期抑郁症发生率高于剖宫产及自然分娩组，但对于剖宫产与自然分娩产妇产褥期抑郁症发生率的比较，得出的结论不大一致。部分研究认为，剖宫产中产褥期抑郁症的发生率明显高于自然分娩。由于手术可能给女性带来创伤和并发症，在没有特殊情况时，还是提倡自然分娩。母乳喂养为影响产后抑郁的危险因素，母乳喂养者发生产后抑郁的危险较人工喂养者高，这也从另一个角度说明产后抑郁情绪可能与血中高水平的催乳素有关。

参考文献

[1]邬玲仟. 孕产前筛查与精准诊断[M]. 上海：上海交通大学出版社，2020.04.

[2]陆国辉. 产前遗传病诊断 第2版 上[M]. 广州：广东科技出版社，2020.01.

[3]成立红. 妇产科疾病临床诊疗进展与实践[M]. 昆明：云南科学技术出版社，2020.09.

[4]李巧珍. 精编妇产科疾病诊治要点与技巧[M]. 长春：吉林科学技术出版社，2019.05.

[5]刘慧. 妇产科疾病临床诊疗新进展[M]. 长春：吉林科学技术出版社，2019.08.

[6]汤继云. 临床妇产科疾病诊断与治疗[M]. 长春：吉林科学技术出版社，2019.03.

[7]胡相娟. 妇产科疾病诊断与治疗方案[M]. 昆明市：云南科学技术出版社，2020.07.

[8]张晓冬. 临床妇产科疾病诊治处理[M]. 武汉：湖北科学技术出版社，2018.09.

[9]王生玲. 新编临床妇产科疾病诊疗学[M]. 西安：西安交通大学出版社，2018.06.

[10]温丽宏. 新编妇产科疾病诊断与治疗[M]. 长春：吉林科学技术出版社，2019.03.

[11]秦丽丽. 现代妇产科疾病手术学[M]. 北京：科学技术文献出版社，2017.09.

[12]史文天. 临床妇产科疾病诊疗学[M]. 长春：吉林科学技术出版社，2017.09.

[13]宋昌红. 妇产科疾病现代诊断与治疗[M]. 长春：吉林科学技术出版社，2017.09.

[14]朱晓芬. 妇产科疾病临床诊断与治疗[M]. 上海：上海交通大学出版社，2018.06.

[15]张冬雅. 妇产科疾病治疗与健康指导 下[M]. 长春：吉林科学技术出版社，2016.04.

索　引